R. Kurowski, V. Deseniß

Anästhesie in Frage und Antwort

Vakat

R. Kurowski, V. Deseniß

Anästhesie

In Frage und Antwort

Mit Intensivmedizin, Notfallmedizin und Schmerztherapie

3., erweiterte Auflage

Fragen und Fallgeschichten
zur Vorbereitung auf die mündliche Prüfung
für den 2. und 3. Teil des medizinischen Staatsexamens

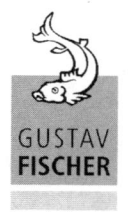

Gustav Fischer Verlag
Lübeck · Stuttgart · Jena · Ulm

Zuschriften und Kritiken an:
Gustav Fischer Verlag, Lektorat Medizin, Königstr. 10, 23552 Lübeck

Wichtiger Hinweis
Die (pharmakotherapeutischen) Erkenntnisse in der Medizin unterliegen einem laufenden Wandel durch Forschung und klinische Erfahrungen. Autoren und Herausgeber dieses Werkes haben große Sorgfalt darauf verwendet, daß die in diesem Werk gemachten (therapeutischen) Angaben (insbesondere hinsichtlich Indikation, Dosierung und unerwünschten Wirkungen) dem derzeitigen Wissensstand entsprechen. Das entbindet den Benutzer dieses Werkes aber nicht von der Verpflichtung, anhand der Beipackzettel zu verschreibender Präparate zu überprüfen, ob die dort gemachten Angaben von denen in diesem Buch abweichen, und seine Verordnung in eigener Verantwortung zu bestimmen.

Die Deutsche Bibliothek – CIP-Einheitsaufnahme
Kurowski, Rüdiger:
Anästhesie in Frage und Antwort : mit Intensiv- und Notfallmedizin und Schmerztherapie ; Fragen und Fallgeschichten zur Vorbereitung auf die mündliche Prüfung für den 2. und 3. Teil des medizinischen Staatsexamens / R. Kurowski ; V. Deseniß. – 3. Aufl. – Lübeck ; Stuttgart ; Jena ; Ulm : G. Fischer, 1998
    ISBN 3-437-41236-1

Alle Rechte vorbehalten
1. Auflage März 1993
2. Auflage Januar 1996
3. Auflage August 1998

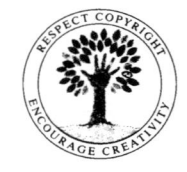

© 1998 Gustav Fischer Verlag

Das Werk einschließlich aller seiner Teile ist urheberrechtlich geschützt.
Jede Verwertung außerhalb der engen Grenzen des Urheberrechtsgesetzes ist ohne Zustimmung des Verlages unzulässig und strafbar. Das gilt insbesondere für Vervielfältigungen, Übersetzungen, Mikroverfilmungen sowie die Einspeicherung und Verarbeitung in elektronischen Systemen.

Satz: Medienkontor Lübeck (medienkontor.com)
Umschlagfoto: DOEHRINGs, Lübeck
Umschlag: prepress | ulm
Druck: Franz Spiegel Buch, Ulm

Printed in Germany

98 99 00 01 02   5 4 3 2 1

Vorwort

Wir freuen uns, daß innerhalb recht kurzer Zeit wieder eine Neuauflage des Buches »Anästhesie in Frage und Antwort« erscheinen konnte (und mußte), zeigt uns dies doch, daß das Konzept und der Inhalt Anklang bei den BenutzerInnen gefunden haben.

Die Fragen wurden erneut gründlich überarbeitet, Unschärfen in einigen Antworten beseitigt und einige Kapitel um Fragen zu den moderneren Anästhesieverfahren und Medikamenten erweitert.

Völlig neu konzipiert und aufgenommen wurde das Kapitel zur Schmerztherapie. Wir halten die Inhalte dieses Bereiches nicht nur für Anästhesisten und für die Prüfung für wichtig: Es gilt, den Status als schmerztherapeutisches Entwicklungsland, den Deutschland immer noch hat, zu ändern. Wir würden uns sehr freuen, wenn unser Buch auch dazu einen kleinen Beitrag leisten könnte!

An dieser Stelle sei dem Gustav-Fischer-Verlag und vor allem unserer Lektorin Frau Dr. Lütke für die Geduld und die gute Zusammenarbeit gedankt.

Wir hoffen auch weiterhin auf ein reges Echo bei den Prüflingen des Faches Anästhesie, Intensiv-, Notfall- und Schmerztherapie und sind für Kritik und Anregungen auch in Zukunft sehr dankbar.

Allen Prüflingen ein gutes Gelingen und viel Erfolg!

Rüdiger Kurowski, Volker Deseniß,
Lübeck im März 1998

Vorwort zur 1. Auflage

Böse Zungen behaupten, die Anästhesie setze sich aus einem bißchen Intensiv- und Notfallmedizin, aus handwerklichen Fähigkeiten und der Kenntnis von ungefähr 25 Medikamenten zusammen. Dieser Verunglimpfung treten wir entschieden entgegen. Wahr ist aber, daß man die Pharmakologie der »25 Medikamente« (es sind noch einige mehr) für die Prüfung aus dem Effeff beherrschen sollte. So haben wir bei der Auswahl der Fragen, die aus Gedächtnisprotokollen von Staatsexamina des 2. und 3. Abschnitts der Ärztlichen Prüfung an deutschen Universitäten stammen, großen Wert auf die Pharmakologie der gebräuchlichen Anästhetika gelegt.

Die Gliederung der Kapitel ist an den aktuellen GK für das Fach Anästhesie, Intensiv- und Notfallmedizin angelehnt und soll es den BenutzerInnen ermöglichen, das prüfungsrelevante Wissen zu überprüfen und zu erweitern. Das gezielte Durcharbeiten einzelner Abschnitte erlaubt es, in kurzer Zeit eine intensive Wiederholung und Auffrischung des Stoffes mit der Beseitigung von Wissenslücken zu verbinden.

Bei den Kapiteln zur Intensiv- und Notfallmedizin sind Überschneidungen mit der Inneren Medizin und Chirurgie unvermeidlich. Wir haben uns hier weitgehend auf die Fragen beschränkt, die in der postoperativen Intensivmedizin von Bedeutung sind und von AnästhesistInnen gestellt wurden, wenn Notfallmedizinische Aspekte zum Prüfungsgegenstand wurden.

Die Ausnahmesituation der mündlichen Prüfung bereitet vielen Kandidaten nach wie vor erhebliche Probleme. Das Üben einer frei formulierten und gut strukturierten Antwort im Frage-Antwortspiel in einer Lerngruppe hilft dabei, Ängste abzubauen und Sicherheit für den Prüfungstag zu gewinnen. Um auch weiterhin die erforderliche Nähe zur Prüfungssituation zu behalten, sind wir auf Anregungen und Kritik der Benutzer angewiesen und für diesbezügliche Vorschläge sehr dankbar.

Für die Prüfung wünschen wir allen Kandidaten jetzt schon alles Gute und viel Erfolg!

Rüdiger Kurowski, Volker Deseniß
Lübeck im Januar 1993

Inhaltsverzeichnis

1 Anästhesie

1.1	**Narkosevorbereitung**	**2**
1.1.1	Prämedikationsvisite	2
1.1.2	Prämedikation	6
1.1.3	Auswahl des Narkoseverfahrens	8
1.2	**Narkosesysteme und Beatmung**	**10**
1.2.1	Narkosesysteme	10
1.2.2	Beatmung während der Narkose	14
1.3	**Allgemeinanästhesie**	**16**
1.3.1	Narkoseverfahren	16
1.3.2	Pharmakologie der i.v.-Narkotika	21
1.3.3	Pharmakologie der Muskelrelaxantien	24
1.3.4	Pharmakologie der volatilen Anästhetika	28
1.3.5	Pharmakologie der Opiate	32
1.3.6	Pharmakologie der Neuroleptika	36
1.3.7	Praktisches Vorgehen	37
1.4	**Regionalanästhesie**	**40**
1.4.1	Anatomische und physiologische Grundlagen der Nervenleitung	40
1.4.2	Lokalanästhetika	42
1.4.3	Intravenöse Regionalanästhesie	46
1.4.4	Blockade peripherer Nerven	47
1.4.5	Plexusanästhesien	48
1.4.6	Spinalanästhesie	52
1.4.7	Periduralanästhesie	57
1.5	**Anästhesie bei Patienten mit Vorerkrankungen und bei alten Menschen**	**62**
1.5.1	Kardiovaskuläres System	62
1.5.2	Hämatologisches System	64
1.5.3	Respiratorisches System	67
1.5.4	Lebererkrankungen	70
1.5.5	Nierenerkrankungen	72
1.5.6	Endokrinologische Störungen	73
1.5.7	Neuro-muskuläres System	75
1.5.8	Adipositas und Sucht	77
1.5.9	Schock und Verbrennungen	78
1.5.10	Anästhesie bei alten Menschen	79
1.6	**Anästhesie in den speziellen Fachgebieten**	**81**
1.6.1	Neurochirurgie	81
1.6.2	Ophthalmologie	83
1.6.3	HNO und Kieferchirurgie	85
1.6.4	Herz- und Gefäßchirurgie	87
1.6.5	Thoraxchirurgie	88
1.6.6	Abdominalchirurgie	90
1.6.7	Urologie	92
1.6.8	Anästhesie in Gynäkologie und Geburtshilfe	93
1.6.9	Anästhesie im Kindesalter	**98**
1.7	**Narkosekomplikationen**	**102**
1.7.1	Maligne Hyperthermie	102
1.7.2	Laryngospasmus	104
1.7.3	Bronchospasmus	105
1.7.4	Aspiration	106
1.7.5	Luftembolie	108
1.7.6	Anaphylaxie	109
1.7.7	Versehentliche intraarterielle Injektionen	110
1.7.8	Totale Spinalanästhesie	111
1.7.9	Hypoxämie	112
1.7.10	Zentralanticholinerges Syndrom	**113**
1.8	**Infusionstherapie**	**114**
1.8.1	Prinzipien und Grundlagen der Infusionstherapie	114
1.8.2	Infusionslösungen	118
1.8.3	Behandlung von Störungen des Wasser-, Elektrolyt- und Säure-Basen-Haushaltes	121
1.9	**Unmittelbare postoperative Versorgung**	**127**
1.9.1	Organisation und Aufgaben der postoperativen Überwachung	127
1.9.2	Prinzipien der postoperativen Analgesie	129
1.9.3	Indikationen zur Intensivüberwachung	131

2 Intensivmedizin

2.1 Überwachung — 134
- 2.1.1 Herz-Kreislauf-Monitoring — 134
- 2.1.2 Atmungsüberwachung — 137
- 2.1.3 Neuromonitoring u.a. — 139

2.2 Behandlung — 141
- 2.2.1 Beatmung — 141
- 2.2.2 Pharmakologie — 145
- 2.2.3 Parenterale Ernährung — 147
- 2.2.4 Transfusionsmedizin — 151
- 2.2.5 Blutreinigungsverfahren — 157
- 2.2.6 Physiotherapie — 159

2.3 Pflege auf der Intensivstation — 162
- 2.3.1 Dekubitusprophylaxe — 162
- 2.3.2 Trachealtoilette und Tracheostoma — 163
- 2.3.3 Hygiene — 164

2.4 Spezielle Aspekte — 166
- 2.4.1 Lunge — 166
- 2.4.2 Schock — 168
- 2.4.3 Gerinnungsstörungen — 170
- 2.4.4 Akutes Nierenversagen — 172
- 2.4.5 Verbrennungen — 173
- 2.4.6 Zerebrale Aspekte — 175
- 2.4.7 Lungenembolie — 177
- 2.4.8 Tetanus — 178
- 2.4.9 Polytrauma — 179

3 Notfallmedizin
- 3.1 Akute Störungen der Atmung — 182
- 3.2 Akute Herz-Kreislaufstörungen — 185
- 3.3 Akute Funktionsstörungen des Zentralnervensystems — 188
- 3.4 Stoffwechselstörungen — 190
- 3.5 Polytrauma — 192
- 3.6 Verbrennungen — 193
- 3.7 Wichtige Intoxikationen und allergische Reaktionen — 196

4 Schmerztherapie

4.1 Physiologie des Schmerzes, Anatomische Grundlagen — 200

4.2 Schmerzdiagnostik, Spezielle Schmerzanamnese — 202

4.3 Therapieverfahren — 204
- 4.3.1 Schmerzmedikamente — 204
- 4.3.2 Regionalanästhesien — 206
- 4.3.3 Physikalische Therapien — 208
- 4.3.4 Akupunktur — 209
- 4.3.5 Adjuvante Medikamente — 210

4.4. Spezielle Schmerztherapie — 211
- 4.4.1 Tumorschmerz — 211
- 4.4.2 Kopfschmerz — 212
- 4.4.3 Postzosterische Neuralgie — 215
- 4.4.4 Phantomschmerz — 216
- 4.4.5 Sympathische Reflexdystrophie (Morbus Sudeck) — 217
- 4.4.6 Polyneuropathie — 219

4.5 Therapiekontrolle — 220

Index — 221

Erfahrungen und Tips

Prüfungsvorbereitung

Zur optimalen Prüfungsvorbereitung empfiehlt es sich, neben dem Einzelstudium Lerngruppen zu bilden. Zwei bis drei Monate sollten sich die Teilnehmer der Lerngruppen etwa 2–3mal pro Woche treffen. Vor jedem Treffen sollte ein Thema vereinbart werden, das für das nächste Mal vorbereitet wird. Dies erhöht die Motivation zum regelmäßigen Lernen und ermöglicht gleichberechtigte und ergänzende Diskussionen. Punkte, die dem Einzelnen während des Einzelstudiums unklar geblieben sind, sollten notiert und in der Gruppe vorgestellt und beraten werden. Auf diesem Weg kann man das eigene Wissen kontrollieren und Sicherheit gewinnen.

Das Lernen in Lerngruppen hilft Ängste vor der freien Rede abzubauen und trainiert das freie und strukturierte Antworten. Durch regelmäßiges Treffen wird der Kontakt zu den anderen Studierenden aufrecht gehalten. Meist stellt man zudem fest, daß das Lernen in der Gruppe mehr Spaß macht, als zu Hause oder in der Bibliothek allein vor seinen Büchern zu hocken. Und wenn man dann doch einmal in ein »Tief« fällt, schaffen es andere meist wesentlich besser, die Stimmung und das Selbstbewußtsein wieder zu heben

Verhalten während der Prüfung

Es empfiehlt sich, sich als Prüfungsgruppe bei den Prüfern vorzustellen. Nur wenige Prüfer sind zu einem Gespräch nicht bereit. Viele Prüfer geben Tips und Hinweise, worauf man sich vorbereiten sollte, oder nennen Themen, die sie auf keinen Fall abfragen. Alle Prüflinge sollten nach der Vorbereitungszeit einen ähnlichen Wissensstand haben. Extrem schlechte oder extrem gute Prüflinge stören die Gruppendynamik und können Prüfer zu sehr verärgern, bzw. begeistern. Beim 3. Staatsexamen wird die Prüfung meist zweigeteilt, d.h. zuerst werden ein oder mehrere Patienten untersucht, und später erfolgt die eigentliche mündliche Prüfung. Vielfach wird auf den zuvor untersuchten Patienten eingegangen, so daß man die freie Zeit zwischen den Prüfungsteilen nutzen sollte, sich über das Krankheitsbild des Patienten genauer zu informieren.

Die Kleidung zur Prüfung sollte man innerhalb der Gruppe besprechen: »etwas feiner als sonst« hat sich bewährt; es muß nicht gleich Anzug oder Kostüm sein. Auf alle Fälle sollte man sich in seiner Haut einigermaßen wohlfühlen. Natürlich kann man für eine Prüfung nicht den Typ abstreifen, der man ist. Trotzdem sollte man sich bewußt machen, daß manche Verhaltensweisen eher verärgern und nicht zu einer angenehmen Prüfungssituation beitragen. Sicherlich ist es gut, eine Prüfung selbstbewußt zu bestreiten. Arroganz und Überheblichkeit jedoch sind, selbst wenn man exzellent vorbereitet und die Kompetenz des Prüfers zweifelhaft ist, fehl am Platz. Jeder Prüfer kann einen, so er möchte, vorführen und jämmerlich zappeln lassen. Also: besser keinen vermeidbaren Anlaß dazu liefern. Genauso unsinnig und peinlich ist es, devot und unterwürfig zu sein.

Auch wenn man vor der Prüfung gemeinsam gelitten, während der Vorbereitungszeit von der Gruppe profitiert hat, geht es in der Prüfung um das eigene Bestehen, die eigene Note. Man braucht sich darüber nichts vorzumachen. Trotzdem sollte man in der Prüfung fair bleiben und z.B. nicht aus freien Stücken gerade die Fragen und Themen aufgreifen, an denen sich der Mitprüfling die Zähne ausgebissen hat.

Häufige Frageformen

Offene Fragen: Dies ist die häufigste Frageform. Die Antwort sollte strukturiert und flüssig erfolgen. Ziel ist es, möglichst lange zu reden, sich gleichzeitig aber nicht in unwichtigen Dingen zu verlieren. Viele Prüfer unterbrechen dann den Redefluß und dies kann enorm verwirren. Schon in den Vorbereitungsmeetings sollte man sich zur Beantwortung der Fragen eine gute Struktur angewöhnen, z.B. Definition – Ätiologie – Symptomatik – Diagnostik – Therapie. Es empfiehlt sich, im Schlußsatz eine neue Problematik in der man sich gut auskennt anzuschneiden, die der Prüfer aufgreifen kann.

Nachfragen: Im Anschluß an eine offene Frage kommt es oft zu einigen Nachfragen, die das angeschnittene Thema vertiefen. Dabei wird der Schwierigkeitsgrad der Fragen meist höher. Die Prüfer tasten sich an die Grenzen der Prüflinge heran.

Fallbeispiele: Fallbeispiele eignen sich immer gut, praktische Belange abzufragen. Daher sind sie besonders in den handwerklichen Fächern sehr beliebt. Es besteht die Chance,
daß sich zwischen Prüfer und Prüfling ein kollegiales Gespräch entwickelt.

Eindeutige Beschreibungen und charakteristische Krankheitsbilder machen die Beantwortung der Frage meist einfach. Zu Anfang sollte immer auf mögliche Differentialdiagnosen eingegangen werden. Vorsicht ist bei Krankheitsbildern geboten, über die man nicht viel weiß. Der Prüfer könnte sie bei einer weiteren Frage aufnehmen und man gerät arg ins Schwitzen. Also sich selbst keine *Grube* graben.

Fragen zu Röntgenbildern: In Anästhesieprüfungen ist die Beurteilung von Röntgenbildern sehr beliebt. Oft beginnt die Prüfung sogar auf diese Art und Weise. Wichtig ist, sich nicht sofort auf den pathologischen Befund zu stürzen, der meist offensichtlich ist. Besser ist es, Übersicht zu beweisen, indem man systematisch das Röntgenbild analysiert: »Es handelt sich um eine Röntgenaufnahme des Thorax im p.a.-Strahlengang eines 45jährigen Patienten. Die knöchernen Anteile sind, soweit beurteilbar, unauffällig. Das Zwerchfell ...«

Probleme während der mündlichen Prüfung

Während einer mündlichen Prüfung können vielfältige Probleme auftreten, die man im Gegensatz zur schriftlichen Prüfung sofort und möglichst souverän managen muß.
- Kann man eine Frage nicht beantworten, braucht man nicht sofort zu verzweifeln. Auf Nachfragen oder Bitten um weitere Informationen formuliert der Prüfer seine Frage oft anders. Dies kann auch sinnvoll sein, wenn man merkt, daß man am Prüfer vorbeiredet.
- Was ist jedoch, wenn es nicht zum »Aha-Effekt« kommt? Ein Problem, das nur schwer zu lösen ist. Die meisten Prüfer helfen weiter oder wechseln das Thema. Selbst wenn eine Frage nicht beantwortet wird, ist dies noch lange kein Grund durchzufallen.
- In Prüfungssituationen beginnen viele Prüflinge vor Aufregung zu stottern oder sich zu verhaspeln. Dies ist normal. Vor und während einer Prüfung darf man aufgeregt sein, dafür hat jeder Prüfer Verständnis. Übertriebene Selbstsicherheit löst sogar bei manchen Prüfern Widerwillen und Antipathie aus.
- Sehr unangenehm wird die Situation, wenn Mitstreiter »abstürzen« Die Prüfung spitzt sich zu und der Prüfer reagiert verärgert. Hier hilft nur der Leitsatz: Ruhig bleiben. Der Gedanke, daß der Prüfer sich ebenfalls unwohl fühlt und kein persönliches Interesse hat, die Situation weiter zu verschärfen, erleichtert ungemein.
- Gelassen die Fragen der anderen geschehen lassen. Das Gefühl »alle guten Fragen sind schon weg, ehe ich an die Reihe komme« ist nicht außergewöhnlich.

- Häufig ist ein Prüfer bekannt dafür, daß er besonders »gemein« und schwer prüft. Bemerkenswert ist jedoch, daß die Kritik oft von früheren Prüflingen stammt, die entweder durchgefallen sind oder die Prüfung mit einer schlechten Note bestanden haben. Weiß man jedoch, daß dies nicht der Fall sein kann, weil man die Informationsquelle kennt, hilft nur eins: Lernen, Lernen, Lernen.
- Manche Prüfer fragen, ob zur Notenverbesserung eine weitere Fragenrunde gewünscht wird. Eine solche Chance sollte man sich nicht entgehen lassen, da man nur gewinnen kann.

1 Anästhesie

1.1. Narkosevorbereitung

1.1.1 Prämedikationsvisite

Frage: Welchem Zweck dient die Prämedikationsvisite?

Antwort: Der Anästhesist sollte versuchen, ein Vertrauensverhältnis zu dem Patienten aufzubauen. Es sollen Informationen über den Patienten, seine Vorerkrankungen und den bevorstehenden operativen Eingriff gesammelt werden. Bei der Auswahl des Narkoseverfahrens sollten die Wünsche des Patienten, soweit möglich, berücksichtigt werden. Der Patient muß über den Ablauf der Narkose und ihre Risiken aufgeklärt werden, eine schriftliche Einwilligung in das geplante Vorgehen ist einzuholen. Des weiteren muß man ihm die seine Mitarbeit betreffenden Dinge, wie Nahrungskarenz, Verzicht auf Schmuck und (Zahn-)Prothesen am Operationstag erklären. Nach Überprüfung der Laborwerte und technischen Untersuchungen wird eine entsprechende Prämedikation verordnet.

Eine gute Strukturierung ist bei solchen allgemeinen Fragen besonders wichtig, man beginnt mit dem Einfachen und erwähnt das Spezielle zuletzt. Oft bietet sich, wie bei dieser Antwort, eine chronologische Gliederung an.

Frage: Welche Ängste stehen bei den Patienten meist im Vordergrund?

Antwort: Viele Patienten haben Angst, bei einer noch nicht ausreichenden Narkose bereits operiert zu werden, während der Operation zu erwachen oder nach dem Eingriff starke Schmerzen zu haben. Andere befürchten, während der Narkose intime Dinge zu erzählen oder nicht mehr aus ihr zu erwachen. Es ist wichtig, daß der Anästhesist diese Ängste ernst nimmt und auf sie eingeht.

Frage: Welche Punkte sind in der anästhesiologischen Anamnese besonders wichtig?

Antwort: Wichtig ist, sich ein genaues Bild über die Vorerkrankungen des Patienten zu machen. Interessant sind hier vor allem Erkrankungen, die das kardiovaskuläre System, Lunge, Niere und Leber betreffen, außerdem Stoffwechselerkrankungen, Nervenleiden, Bluterkrankungen, Blutgerinnungsstörungen, Augenerkrankungen und Allergien. Es ist eine genaue Medikamentenanamnese zu erheben, ebenso ist nach Alkohol- und Nikotinkonsum zu fragen. Man sollte sich über früher durchgeführte Narkosen, deren Verlauf und eventuell aufgetretene Schwierigkeiten informieren. Auch Narkosekomplikationen in der Familie des Patienten sind von Interesse.

!? Frage: Wie gehen Sie bei der körperlichen Untersuchung vor?

Antwort: Die allgemeine körperliche Untersuchung konzentriert sich vor allem auf das kardiopulmonale System. Die Auskultation von Herz und Lunge wird grundsätzlich bei jedem Patienten durchgeführt. Im speziellen ist auf Hinweise auf bevorstehende Intubationsschwierigkeiten zu achten. Dazu untersucht man die Beweglichkeit der Halswirbelsäule und der Kiefergelenke, läßt den Patienten bei geöffnetem Mund die Zunge herausstrecken und inspiziert die Zähne. Bei bevorstehender rückenmarksnaher Regionalanästhesie wird der Lumbalbereich auf Beweglichkeit und Verknöcherungen untersucht, außerdem erfolgt eine orientierende neurologische Untersuchung der unteren Extremitäten. Für Punktionen in Frage kommende Venen werden inspiziert; sofern die A. radialis punktiert werden soll, ist der Allen-Test durchzuführen. Falls spezielle Lagerungen geplant sind, ist die Beweglichkeit des Patienten entsprechend zu prüfen.

!? Frage: Nennen Sie bitte ein übliches Einteilungsschema zur Abschätzung des Narkoserisikos.

Antwort: Es gibt verschiedene Schemata zur Abschätzung des Narkoserisikos. Gebräuchlich ist z.B. das der American Society of Anesthesiologists:

Risikogruppe	
1	Gesunder Patient
2	Erkrankung mit leichter Störung des Allgemeinbefindens
3	Erkrankung mit schwerer Störung des Allgemeinbefindens
4	Lebensbedrohlich erkrankter Patient
5	Moribunder Patient

Wichtig ist vor allem, durch die Narkose besonders gefährdete Patienten zu erkennen und gegebenenfalls einen erfahrenen Anästhesisten zu Rate zu ziehen.

> **Frage:** Können Sie etwas über den rechtlichen Rahmen der Aufklärung des Patienten erzählen?

Antwort: Da es sich bei jeder Form der Anästhesie um eine Körperverletzung im juristischen Sinne handelt, ist eine Einwilligung hierin in Kenntnis aller relevanten Gesichtspunkte notwendig. Die dazu nötigen Informationen hat der Arzt dem Patienten zu vermitteln. Die Ausführlichkeit dieser Informationen ist vom Aufklärungsbedürfnis des Patienten abhängig. Das Aufklärungsgespräch vor elektiven Eingriffen hat spätestens am Vortag zu erfolgen.

> **Frage:** Welche Sonderfälle gibt es?

Antwort: Vor dringenden Notoperationen, vor denen nicht ausreichend Zeit für ein Aufklärungsgespräch zur Verfügung steht, kann auf dieses verzichtet werden. Bei Kindern sind die Erziehungsberechtigten aufzuklären. Die wichtigsten Punkte des Aufklärungsgespräches sind schriftlich zu fixieren und sowohl vom Patienten als auch vom Anästhesisten zu unterschreiben.

Eine eher schwierige Frage. Falls man nicht weiß, worauf der Prüfer hinaus will, besser um eine Erläuterung bitten.

> **Frage:** Über welche Risiken ist der Patient aufzuklären?

Antwort: Grundsätzlich ist der Patient über bei dem geplanten Verfahren häufig auftretende bzw. hierfür typische Risiken aufzuklären. Bei einer Intubationsnarkose sind dies: Zahnschäden, Stimmbandläsionen, Kreislaufstörungen, Muskelkater, allergische Reaktionen. Seltene aber typische Komplikationen der rückenmarksnahen Lokalanästhesie sind die Nervenwurzelläsion oder die Meningitis. Die Aspiration, die natürlich auch bei anderen Narkoseformen vorkommen kann, ist eine typische Komplikation der Maskennarkose.

> **Frage:** Wie lange sollte die letzte Nahrungsaufnahme bei einem elektiven Eingriff vor der Narkose zurückliegen?

Antwort: Vor elektiven Eingriffen wird im allgemeinen eine Nahrungskarenz von mindestens 6 Stunden verlangt. Üblicherweise fordert man die Patienten auf, am Vortag der Operation ab 22.00 Uhr nicht mehr zu essen, zu trinken oder zu rauchen. Zu beachten ist, daß einige Medikamente wie z.B. Opioide die Magenentleerung verzögern, so daß eine längere Nahrungskarenz erforderlich wird. Schwangere im dritten Trimenon gelten prinzipiell als nicht nüchtern.

1.1.1 Prämedikationsvisite

⁉ Frage: Welche Medikamente würden Sie präoperativ absetzen, welche nicht?

Antwort: Grundsätzlich gilt, Herz- und Kreislaufmedikamente sowie antiasthmatische Medikationen zu belassen. Die antidiabetische Medikation ist den Erfordernissen anzupassen. Patienten, die auf orale Antidiabetika eingestellt sind, werden in der Regel präoperativ auf Altinsulin umgestellt.

Bezüglich der antihypertensiven Therapie gibt es unterschiedliche Meinungen. Einige Anästhesisten befürchten Blutdruckspitzen z.B. während der Intubation, daher verabreichen sie auch morgens vor der Operation antihypertensive Medikamente. Andere bevorzugen es, am Operationsmorgen keine blutdrucksenkenden Mittel zu geben und den Blutdruck während der Operation mit einem Nitroperfusor gezielt zu steuern. Hier ist die kurze Halbwertzeit des Nitros von einigen Minuten von Vorteil; die Wirkung eines am Morgen verabreichten, langwirksamen Antihypertensivums kann hingegen nicht mehr beeinflußt werden.

> Gibt es verschiedene Auffassungen zu einem Thema, so kann man das gern erwähnen. Dies zeigt, daß man sich mit der Materie befaßt hat. Äußerungen des Prüfers sollte man jedoch besser nicht in Frage stellen.

⁉ Frage: Welche Laborwerte sollten präoperativ überprüft werden?

Antwort: Das Ausmaß der Laboruntersuchungen ist abhängig von den Vorerkrankungen des Patienten. Routinemäßig werden im allgemeinen bestimmt:

- Hämoglobinwert, Hämatokrit
- Serumelektrolyte: Na, K, Ca
- Gerinnungsstatus: Quick-Wert, PTT und Thrombozytenzahl
- Retentionswerte: Kreatinin, Harnstoff
- Serumparameter für Leberfunktion bzw. -schädigung: GPT, GOT, γ-GT, Bilirubin.

⁉ Frage: Welche Rückschlüsse ziehen Sie aus dem Hämoglobin- und Hämatokritwert?

Antwort: Der Hämoglobinwert gibt Aufschluß über die Sauerstoffbindungskapazität des Blutes. Er kann infolge von Blutungen erniedrigt oder beispielsweise bei respiratorischer Insuffizienz reaktiv erhöht sein. Junge gesunde Patienten können Hb-Abfälle bis weit unter die Norm kompensieren, bei Patienten mit kardiovaskulären Erkrankungen sollte man darauf achten, daß ein Hb-Wert von etwa 10 g/100 ml sowohl prä- als auch intraoperativ nicht unterschritten wird, gegebenenfalls müssen Erythrozytenkonzentrate transfundiert werden. Der Hämatokritwert gibt Auskunft über den Hydratationszustand. In diesem Zusammenhang geben die Bestimmung der Serumwerte für Natrium und Albumin weitere Hinweise.

> Der Hämatokritwert korreliert meist mit dem Hämoglobinwert. Von praktischer Bedeutung ist vor allem der HK-Schnelltest, der zur Beurteilung des Blutverlustes bei großen Operationen verwendet werden kann.

Frage: Welche sonstigen technischen Untersuchungen sind präoperativ durchzuführen?

Antwort: Ein EKG sollte bei allen Patienten unabhängig vom Alter abgeleitet werden. Eine Röntgenaufnahme des Thorax ist routinemäßig etwa ab dem 30. Lebensjahr zu fordern. Beim Vorliegen einer obstruktiven oder restriktiven Lungenerkrankung und vor großen thorakalen oder abdominellen Eingriffen sollte eine Lungenfunktionsüberprüfung mittels „LUFU", also Lungenvoluminabestimmung, und eine BGA erfolgen. Die Untersuchungsbefunde sollten grundsätzlich nicht älter als 2 Wochen sein. Bei Patienten in schlechtem Allgemeinzustand, mit neu aufgetretenen Erkrankungen oder vor größeren Operationen sind selbstverständlich entsprechend neuere Untersuchungsbefunde zu fordern.

Wie auch in vielen anderen Bereichen gibt es bei den Richtlinien für die präoperativ durchzuführenden Untersuchungen klinikinterne Besonderheiten, die man kennen sollte.

Frage: Welche Untersuchungen sollten speziell bei älteren Menschen vor elektiven Eingriffen erfolgen?

Antwort: Da bei diesen Patienten häufig eine koronare Herzerkrankung vorliegt, ist zur Beurteilung der kardialen Situation ein Belastungs-EKG hilfreich. Ersatzweise ist die Erstellung eines Myokardszintigramms mit Dipyridamol sinnvoll, falls Kontraindikationen für eine Ergometrie bestehen, oder eine Ergometrie nicht möglich ist. Echokardiographisch lassen sich Aussagen über die linksventrikuläre Funktion machen.

1.1.2 Prämedikation

Frage: Zur Prämedikation können Medikamente am Abend und am Morgen vor der Operation verabreicht werden. Welche Wirkungen sollen damit erzielt werden?

Antwort: Die Auswahl und Dosierung der Medikamente erfordert eine gezielte Indikationsstellung. Entscheidend sind die Art der bevorstehenden Operation, das ausgewählte Narkoseverfahren sowie natürlich die psychische und somatische Situation des Patienten. Eingriffe in Mund und Rachen beispielsweise indizieren die Atropingabe, da eine Unterdrückung der Speichelsekretion erwünscht ist; bei Lokalanästhesie ist vor allem bei unruhigen, ängstlichen Patienten eine ausreichende Sedierung erforderlich. Je nach Bedarf sind Anxiolyse, Sedierung, antiemetischer Effekt, Anhebung

1.1.2 Prämedikation

des Magensaft-pH, Antihistaminwirkung, Analgesie und die Dämpfung der vagalen Reflexe erwünscht.

Frage: Welche Medikamente werden üblicherweise zur Prämedikation eingesetzt?

Antwort: Am Abend vor der Operation werden meist Benzodiazepine eingesetzt, Barbiturate werden eher selten verwendet. Am Operationstag kann man ebenfalls ein Benzodiazepin oder eine Kombination aus einem Neuroleptikum, einem Analgetikum und einem Anticholinergikum verabreichen. Meist reicht allerdings für Erwachsene die Gabe von Tranxilium am Vorabend und am Operationsmorgen aus. Kinder werden in der Regel mit Midazolamsaft am Operationstag prämediziert.

Frage: Aber dann sind sie doch nicht mehr nüchtern!?

Antwort: Eine so geringe Menge Flüssigkeit kann toleriert werden, außerdem wird dadurch der Magensaft-pH-Wert leicht angehoben. Die Nüchternheitsgrenzen sind bei Säuglingen und Kleinkindern ohnehin ein wenig anders zu setzen. Klare wäßrige Flüssigkeiten dürfen bis zu 3 Std. präoperativ noch aufgenommen werden. Für Milch gilt hingegen die 6-Stunden-Grenze.

Frage: Können Sie vielleicht ein Beispiel für eine klassische Prämedikation eines gesunden Erwachsenen vor einem HNO-Eingriff nennen?

Antwort: Zur Nacht: 5 mg Nitrazepam (Mogadan®) per os.
Morgens: 0,5 mg Atropin i.m., 10 mg Triflupromazin (z.B. Psyquil®) i.m., 25 mg Pethidin (z.B. Dolantin®) i.m.

Oft macht es einen guten Eindruck, wenn man ein praktisches Beispiel anführen kann. Dosierungsangaben werden aber nur selten verlangt.

Frage: Welche Indikationen gibt es denn heute noch für eine Prämedikation mit Atropin?

Antwort: In den allermeisten Fällen wird heute auf die Atropingabe verzichtet. Üblich ist die Prämedikation mit Atropin nur noch vor einer Bronchoskopie, vor Thoraxoperationen und bei sehr kleinen Kindern, wenn ein „trockener Mund" nötig ist. Bei den Kleinkindern wird das Atropin dann oft rektal appliziert.

Eine typische Nachfrage, wenn der Prüfer mit der Antwort nicht ganz zufrieden ist.

Frage: Sie erwähnten die Gruppe der Benzodiazepine. Können Sie uns die Wirkungsweise dieser Medikamente näher erläutern?

Antwort: Benzodiazepine wirken anxiolytisch, sedierend, zentral muskelrelaxierend, schlafanstoßend und antikonvulsiv. Die Wirkung wird durch die Bindung an spezifische Benzodiazepinrezeptoren vermittelt, wodurch die zentral hemmende Wirkung der γ-Aminobuttersäure verstärkt wird.

Frage: Was wissen Sie über das Wirkprofil der Neuroleptika? Welche Substanzen aus dieser Gruppe werden zur Prämedikation eingesetzt?

Antwort: Neuroleptika haben eine antipsychotische, eine sedierende und eine antiemetische Wirkkomponente. Sie können extrapyramidale Störungen hervorrufen und setzen die Krampfschwelle herab. Bedeutung haben vor allem die Phenothiazine, die Butyrophenone und die Thioxanthene. Außerdem kann man die Neuroleptika nach ihrer Wirkstärke einteilen: Hochpotente Neuroleptika haben eine stark antipsychotische und schwach sedierende, schwachpotente Neuroleptika eine schwach antipsychotische und stärker sedierende Wirkung. Zur Prämedikation werden Vertreter aus der letztgenannten Gruppe verwendet, z.B. Promethazin (z.B. Atosil®) oder Levomepromazin (z.B. Neurocil®).

1.1.3 Auswahl des Narkoseverfahrens

Frage: Welche Kriterien halten Sie für die Auswahl eines geeigneten Narkoseverfahrens für wichtig?

Antwort: Bei dem ausgewählten Narkoseverfahren sollten
- die Risiken für den Patienten auf ein Minimum reduziert und
- die Wünsche des Patienten, soweit fachlich vertretbar, berücksichtigt werden.
- Für den Operateur müssen optimale Arbeitsbedingungen geschaffen werden.

Daher müssen die Vorerkrankungen, das Alter und die Kooperationsfähigkeit des Patienten, die Lage des OP-Gebietes, die Operationsdauer sowie die postoperativen Notwendigkeiten in die Überlegungen einbezogen werden.

Fallbeispiel

Es wird ein 40jähriger Mann mit Unterschenkelfraktur nach einem Sturz vom Fahrrad in die Klinik eingeliefert. Welches Anästhesieverfahren schlagen Sie vor?

Antwort: Da es sich um einen Eingriff an den unteren Extremitäten handelt, ließe sich eine Spinalanästhesie durchführen.

Frage: Welche Vorteile bietet dieses Verfahren?

Antwort: Der Patient ist wach und atmet selbst. Eine Intubation ist nicht erforderlich, daher entfallen auch die damit verbundenen Risiken. Die Schutzreflexe bleiben erhalten. Aus diesem Grund ist dieses Verfahren bei nicht nüchternen Patienten von Vorteil.

> Einige Prüfer unterbrechen die Prüfline durch häufige Zwischenfragen. Man sollte versuchen, ruhig zu bleiben und sich auf den Fragestil des Prüfers einzustellen.

Frage: Würden Sie bei einem 20jährigen Patienten genauso handeln?

Antwort: Bei jüngeren Patienten sollte die Spinalanästhesie aufgrund des häufig auftretenden sogenannten postspinalen Kopfschmerzes nicht durchgeführt werden. In einem solchen Fall würde man eher eine Intubationsnarkose durchführen. Die Meinungen gehen da aber etwas auseinander: Da der postspinale Kopfschmerz bei Verwendung der heute gebräuchlichen dünnen Nadeln sehr selten geworden ist, kann auch hier eine „Spinale" durchgeführt werden.

Frage: Welche anderen Kontraindikationen für die rückennahen Lokalanästhesien gibt es?

Antwort: Kontraindikationen sind: Ablehnung durch den Patienten, Sepsis, lokale Infektionen im Punktionsbereich, ausgeprägte Deformierungen der Wirbelsäule, schwere Herzinsuffizienz oder KHK, unkooperativer Patient, Schock, Hypovolämie, einige neurologische Erkrankungen, Gerinnungsstörungen und Medikamente (z.B. ASS).

1.2 Narkosesysteme und Beatmung

1.2.1 Narkosesysteme

Frage: Zur Durchführung einer üblichen Inhalationsnarkose müssen einige technisch-apparative Voraussetzungen erfüllt sein. Was meine ich damit?

Antwort: Es sollte eine maschinelle Beatmungsmöglichkeit gegeben sein, die volatilen Anästhetika müssen dosiert zuführbar sein, beispielsweise über einen Verdampfer, Sauerstoff und Lachgas müssen zur Verfügung stehen, deren Flow einstellbar und meßbar sein. CO_2 muß mittels eines CO_2-Absorbers aus der Rückatmungsluft entfernt werden. Eine Absaugungseinrichtung und ein Ambu-Beutel müssen vorhanden sein. Als Monitoring müssen mindestens ein EKG-Monitor und eine Möglichkeit zur Blutdruckmessung zur Verfügung stehen. Desweiteren sind ein Diskonnektionsalarm, ein Spirometer und eine Meßmöglichkeit für die inspiratorische Sauerstoffkonzentration vorgeschrieben.

Frage: Welche unterschiedlichen Narkosesysteme kennen Sie?

Antwort: Man kann die Narkosesysteme in offene, halboffene, halbgeschlossene und geschlossene Systeme einteilen.

Frage: Was können Sie über offene Systeme erzählen?

Antwort: Offene Systeme sind praktisch nur noch von historischer Bedeutung. Hierbei wurde meist Äther auf eine Maske getropft, auf der es verdampfte und direkt eingeatmet wurde. Vorteile dieses Systems sind der geringe technische Aufwand und die Einsetzbarkeit an jedem Ort. Nachteilhaft ist die fehlende Kontrollierbarkeit des Exspirationsvolumens und der Narkosegaskonzentration. Die frei verdampfenden Narkosegase stellten außerdem ein Belastung für das OP-Personal dar.

Frage: In der täglichen Routine hat man es ja meist mit dem halbgeschlossenen und gelegentlich mit dem halboffenen System zu tun. Wie unterscheiden sich diese Systeme?

Antwort: Bei dem halboffenen System wird das Exspirationsgemisch direkt an die Außenluft abgegeben, das Inspirationsgasgemisch wird jedoch über einen getrennten Schenkel zugeführt, so daß im Gegensatz zum offenen System keine Rückatmung erfolgt. Wegen des geringen Atemwegswiderstandes dieser Systeme werden sie gern bei Kindern eingesetzt. Der Frischgasflow muß bei den Spülgassystemen das 3–4fache des Atemminutenvolumens betragen. Das Atemminutenvolumen kann bei diesem System nicht gemessen werden.

Das halbgeschlossene System ist das Standardsystem für Erwachsene. Es ist als Kreissystem ausgelegt, bei dem das Exspirationsgasgemisch über einen CO_2-Filter dem Inspirationsgemisch beigemischt wird. Eine Frischgasmenge von 3–5 Litern pro Minute wird ständig dem Kreissystem zugeführt, die gleiche Gasmenge wird entzogen.

Frage: Wofür wird bei dem halbgeschlossenen System ein CO_2-Absorber benötigt?

Antwort: Bei dem halbgeschlossenen Narkosesystem handelt es sich um ein Kreissystem, bei dem große Teile des Exspirationsgasgemisches dem Inspirationsgasgemisch zugeführt werden. Um ein Ansteigen des CO_2-Anteiles zu vermeiden, muß das CO_2 stetig dem System entzogen werden. Dies geschieht durch eine exotherme chemische Reaktion mittels einer Absorber-Patrone, die Natron- oder Bariumkalk enthält.

Frage: Woran erkennen Sie die Notwendigkeit, die CO_2-Absorberpatrone auszutauschen?

Antwort: Dem im Absorber enthaltenen Natron- oder Bariumkalk ist ein Indikatorfarbstoff beigemischt. Durch einen Farbumschlag von farblos nach violett wird die Erschöpfung der Kapazität angezeigt.

Frage: Sie erwähnten außerdem noch das geschlossene System. Was ist das Besondere hierbei?

Antwort: Das geschlossene System ist ebenfalls ein Kreissystem, dem nur soviel Sauerstoff und Narkosegas zugesetzt werden, wie der Patient tatsächlich verbraucht. Das abgeatmete CO_2 wird durch einen CO_2-Absorber entfernt. Diese Systeme werden wegen ihrer schlechten Steuerbarkeit nicht im Routinebetrieb eingesetzt.

> **!? Frage:** Womit wird die Konzentration des Narkosegases geregelt?

Antwort: Die volatilen Anästhetika werden mit Verdampfern oder Vergasern vom flüssigen in den gasförmigen Zustand überführt. Diese Geräte sind auf jeweils ein Anästhetikum geeicht, so daß strengstens darauf geachtet werden muß, daß beispielsweise ein Enfluranverdampfer ausschließlich mit Enfluran befüllt wird. Mittels einer Skala läßt sich die Gaskonzentration einstellen. Verdampfer und Vergaser sind zwar temperatur- und luftdruckkompensiert, trotzdem sollte die Narkosegaskonzentration im Inspirationsschenkel gemessen werden.

> **!? Frage:** In einem Kreissystem sind an bestimmten Stellen Meßsonden angebracht. Welche Parameter müssen damit mindestens bestimmt werden können?

Antwort: Bei einer Intubationsnarkose sollten stets das exspiratorische Volumen mittels Spirometer oder elektronischer Messung, der Beatmungsdruck, die inspiratorische O_2-Konzentration und Narkosegaskonzentration bestimmt werden. Die Messung der exspiratorischen CO_2-Konzentration ist außerdem hilfreich, wird jedoch aus ökonomischen Gründen meist nur bei speziellen Narkosen angewendet.

> **!? Frage:** Das Narkosegerät sollte vor jeder Narkose vom Anästhesisten überprüft werden. Wie gehen Sie dabei vor?

Antwort: Wichtig ist die Prüfung des Systems auf Dichtigkeit und die Funktionsüberprüfung des Beatmungsgerätes. Die Gaszuleitungsschläuche und der Schlauch der Narkosegasabsaugung müssen ordnungsgemäß mit den entsprechenden Wandventilen verbunden sein. Der Atemkalk muß eine ausreichende Absorbtionskapazität aufweisen. Des weiteren muß ein funktionstüchtiger Ambu-Beutel vorhanden sein. Die Absaugeinrichtung muß betriebsbereit sein.

1.2.1 Narkosesysteme

!? Frage: Welche Teile des Narkosesystems tauschen Sie vor jeder Narkose aus?

Antwort: Die in- und exspiratorischen Atemschläuche einschließlich des Y-Stückes und der während der Narkoseeinleitung verwendeten Maske werden grundsätzlich vor jeder Narkose gewechselt. Sofern der Atemkalk verbraucht ist, wird dieser ebenfalls ausgetauscht.

Hier gibt es teilweise klinikinterne Besonderheiten.

!? Frage: Welche Parameter sind an jedem Narkosegerät, abgesehen von den Alarmgrenzen, auf den Patienten abgestimmt einzustellen?

Antwort: An jedem Narkosegerät sind prinzipiell Atemzugvolumen, Atemfrequenz, Inspirations-Exspirationsverhältnis, Frischgasflow und Narkosegaskonzentration einzustellen. Darüber hinaus gibt es bei moderneren Geräten Besonderheiten, wie z.B. eine einstellbare Drucklimitierung.

!? Frage: Während einer mehrstündigen, bisher komplikationslosen Operation fällt das Narkosegerät plötzlich vollständig aus, ohne daß Sie die Ursache kennen können. Was tun Sie?

Antwort: Vorrangig ist in einem solchen Fall die Aufrechterhaltung der Beatmung. Man kann also zunächst versuchen, das Narkosegerät auf manuelle Beatmung umzuschalten. Führt dies nicht sofort zum Erfolg, so wird der Patient zunächst mit dem separaten Ambu-Beutel weiterbeatmet.

Da nun keine weitere Zufuhr von Narkosegas mehr erfolgt, muß die Narkose nötigenfalls mit Injektionsnarkotika solange aufrecht erhalten werden, bis wieder ein funktionsfähiges Narkosegerät zur Verfügung steht.

1.2.2 Beatmung während der Narkose

Frage: Bei länger dauernden Narkosen wird im allgemeinen eine maschinelle Beatmung durchgeführt. Welche verschiedenen Respiratortypen gibt es?

Antwort: Es gibt volumen-, druck- und zeitgesteuerte Systeme. Weit verbreitet sind volumengesteuerte Respiratoren. Bei diesem Typ wird die Atemfrequenz und das Atemzugvolumen vorgewählt. Im Allgemeinen sind diese Geräte mit einem einstellbarem Druckbegrenzer kombiniert. Bei druckgesteuerten Respiratoren wird die Inspirationsphase nach Erreichen eines vorgewähltem Beatmungsdruckes beendet. Zeitgesteuerte Respiratoren schalten nach einem vorgewählten Zeitintervall von Inspiration auf Exspiration um.

Frage: Was versteht man unter einer kontrollierten Beatmung?

Antwort: Die kontrollierte Beatmung ist das bei gewöhnlichen Intubationsnarkosen übliche Beatmungsschema. Charakteristisch hierfür ist die Ausschaltung des normalem Atemantriebes, die Atmung erfolgt ohne Mithilfe des Patienten passiv durch die Maschine.

Frage: Wie unterscheidet sich hiervon die assistierte Beatmung?

Antwort: Bei der assistierten Beatmung ist das Atemzentrum nicht völlig ausgeschaltet, es erfolgt zunächst eine aktive Inspirationsbewegung durch den Patienten. Der hierdurch entstehende Unterdruck löst eine getriggerte, passive Überdruckbeatmung durch den Respirator aus.

Frage: Die maschinelle Beatmung während der Narkose wird meist nach dem gleichen, üblichen Schema durchgeführt. Wie nennt man diesen „Grundtyp" der maschinellen Beatmung?

Antwort: Hierunter versteht man die intermittierende Überdruckbeatmung. Während der Überdruckphasen findet die Inspiration statt, die Exspiration erfolgt passiv während der übrigen Zeit.

IPPV:
„**i**ntermittent
postive
pressure
ventilation"

1.2.2 Beatmung während der Narkose

!? Frage: Welches andere Beatmungsmuster läßt sich gut zur Narkoseausleitung einsetzen?

Antwort: Hier bietet sich beispielsweise die SIMV-Beatmung an. Erfolgt während des sogenannten Erwartungsfensters eine aktive Inspirationsbewegung des Patienten, so wird der Triggermechanismus des Respirators ausgelöst und ein Beatmungshub abgegeben. Bleibt die aktive Inspirationsbewegung aus, so erfolgt automatisch eine kontrollierte Beatmung durch die Maschine mit vorgewählter Frequenz und Atemzugvolumen, so daß die Sauerstoffversorgung des Patienten stets gesichert bleibt.

SIMV:
„**s**ynchronizised **i**ntermittent **m**andatory **v**entilation".

!? Frage: In welchen Fällen führt man eine Beatmung mit einem PEEP durch?

Antwort: Unter einer PEEP-Beatmung versteht man eine Beatmung mit einem positiven endexspiratorischen Druck. Hierduch erhöht sich die funktionelle Residualkapazität, die Diffusionskapazität und der Atemwegsmitteldruck. Das Shuntvolumen wird vermindert. Somit wird durch den PEEP ein günstiger Effekt erreicht, wenn durch einen intrapulmonalen Rechts/Links-Shunt eine Hypoxie bedingt wird.

PEEP:
„**p**ositve **e**nd**e**xpiratory **p**ressure"

!? Frage: Was versteht man unter CPAP?

Antwort: Hierunter versteht man eine kontinuierliche Erhöhung des Atemwegsdruckes bei Spontanatmung. Die Wirkung entspricht der PEEP-Beatmung.

CPAP:
„**c**ontinous **p**ositive **a**irway **p**ressure"

1.3 Allgemeinanästhesie

1.3.1 Narkoseverfahren

Frage: Kennen Sie Kontraindikationen für Inhalationsnarkosen?

Antwort: Inhalationsnarkosen sind absolut kontraindiziert, wenn eine Maligne Hyperthermie beim Patienten selbst bekannt oder in der Familie aufgetreten ist, wenn nach bereits vorgenommenen Inhalationsnarkosen Leberschädigungen auftraten, wenn der Patient sich in einem Bestrahlungszyklus befindet, oder wenn spezielle Kontraindikationen der einzelnen Inhalationsnarkotika zu berücksichtigen sind. Herzinsuffizienz, Schock, Lebererkrankungen und intrakranielle Eingriffe gelten als relative Kontraindikationen.

Frage: Nennen Sie doch einmal ein paar Operationen, die in Maskennarkose durchgeführt werden können.

Antwort: Kriterien für die Durchführbarkeit einer Maskennarkose sind:
- Operationsdauer unter 20 Min.
- ein geeignetes OP-Gebiet und
- Rückenlagerung.

Selbstverständlich spielen auch die Notwendigkeit einer Relaxation, die Vorerkrankungen und das Alter des Patienten eine Rolle. Man kann Maskennarkosen also – wenn der Operateur schnell ist – zur Herniotomie, zur Zirkumzision bei Kindern, zur Abrasio in der Gynäkologie und evtl. zum Gewinnen von Probeexzisionen einsetzen.

Frage: Haben Sie schon einmal eine Larynxmaske gesehen?

Antwort: Ja. Die Larynxmaske stellt sozusagen einen Kompromiß zwischen externer Maske und Endtrachealtubus dar. Der Ansatzring wird im Larynx so plaziert, daß nach dem Auffüllen des „Cuffs" oberhalb des Kehlkopfes ein gasdichter Abschluß erreicht wird.

Frage: Welche Vorteile sehen Sie denn gegenüber den anderen beiden erwähnten Beatmungstechniken?

Antwort: Der Vorteil besteht darin, daß es sich um ein gleichermaßen gewebeschonendes wie sicheres Verfahren handelt. Das Intubationsrisiko wird insofern verringert, als Zähne, Stimmbänder und Trachea geschont werden. Außerdem können auch zahnlose Patienten nun mit einer Maske problemlos beatmet werden. Der Nachteil besteht vor allem darin, daß die Aspirationsgefahr selbst bei sehr gutem Sitz der Maske noch höher als bei einem endotracheal intubierten Patienten ist. Auch ist die Larynxmaskenbeatmung nicht bei allen Eingriffen möglich oder zu empfehlen.

Frage: Dann nennen Sie doch bitte mal ein paar Indikationen und Kontraindikationen für die Larynxbeatmung.

Antwort: Die klassischen Indikationen unterscheiden sich nicht wesentlich von denen, die für die externe Maskenbeatmung gelten. Man kann dies Verfahren gut bei kleineren Eingriffen wei z.B. Metallentfernungen, Herniotomien, Mamma-PEs und anderen Eingriffen bis zu einer OP-Dauer von ca. 40 Min. anwenden. Kontraindiziert ist die Larynxmaskenbeatmung bei Eingriffen mit erhöhtem Aspirationsrisiko, z.B. großen Baucheingriffen, OPs bei nicht nüchternen Patienten oder bei Eingriffen im Kopf/Halsbereich.

In den Angloamerikanischen Ländern wird die Indikation wesentlich weiter gefaßt. Z.T. werden sogar Hemikolektomien und mehrstündige OPs unter Larynxmaskenbeatmung durchgeführt.

Frage: Welche Patienten werden *immer* intubiert?

Antwort: Erstens Patienten, die nicht nüchtern sind, zweitens solche Patienten, die aufgrund der Operation relaxiert werden müssen, drittens Patienten mit einer OP im Kopf-Halsbereich oder Operationen, die länger als 20 Min. dauern. Aber auch Patienten mit einer Operation in einer ungünstigen Lagerung (in Bauchlagerung oder falls der Pat. umgelagert werden muß), müssen eigentlich immer intubiert werden.

Zur Abrasio wird gelegentl. auch relaxiert, und dann vorsichtig mit der Maske kontrolliert beatmet. Dieser Eingriff ist eine Ausnahme.

Frage: Was versteht man unter einer balancierten Anästhesie?

Antwort: Durch die balancierte Anästhesie werden bei einem minimalen Einsatz der einzelnen Medikamente optimale erwünschte Wirkungen erreicht. Diese erwünschten Wirkungen sind: **Narkose** – also Bewußtlosigkeit mit Amnesie, **Schmerzfreiheit** und **Muskelrelaxation**. Im Rahmen der balancierten Anästhesie können einzelne Komponenten nach Bedarf gezielt verstärkt werden und die Nebenwirkungen, die bei Mononarkosen auftreten würden, bleiben gering.

Frage: Welche Medikamente finden zur „balanced anaesthesia" Verwendung?

Antwort: Die Narkose wird durch das intravenöse Einleitungsnarkotikum herbeigeführt und durch ein volatiles Anästhetikum aufrecht erhalten.
Die Schmerzfreiheit wird durch Opiatgabe erzielt; Lachgas komplettiert diese Wirkung.

Zur Muskelrelaxation werden die Relaxantien – meist bei länger dauernden OPs die nichtdepolarisierenden Relaxantien – eingesetzt. Auch einige volatile Anästhetika haben eine leicht relaxierende Wirkkomponente.

Frage: Kennen Sie eine Mononarkose?

Antwort: Die klassische Mononarkose ist die Äthernarkose. Mononarkosen sind heute eigentlich nicht mehr gebräuchlich – die Vorteile einer kombinierten Therapie sind zu groß. Früher – aber auch heute noch in Entwicklungsländern – hat man z.B. mit Äther Mononarkosen durchgeführt. Äther hat gute narkotische, analgetische und muskelrelaxierende Eigenschaften. Leider ist Äther aber ziemlich explosibel und führt in seiner langen An- und Abflutungsphase zu einem stark ausgeprägten Exzitationsstadium, in dem es zu Übelkeit und Erbrechen kommen kann.

Frage: Das Exzitationsstadium ist eines der Narkosestadien, die Guedel 1920 zur Narkosetiefebeurteilung beschrieb. Welche Stadien gibt es noch?

Antwort:
- 1. Stadium: Analgesie. Der Patient verliert das Bewußtsein; alle Reflexe, die Atemtätigkeit und die Kreislauffunktion sind unbeeinflußt.
- 2. Stadium: Exzitation mit unkontrollierter zentraler Reflexsteigerung.
- 3. Stadium: Toleranzstadium, verschiedene Stufen. Muskeltonus und Atemtätigkeit nehmen schrittweise ab, die Pupillen werden weit.
- 4. Stadium: Asphyxie. Es sollte natürlich nie erreicht werden. Die Pupillen sind weit und reaktionslos, der Patient atmet nicht, und die vegetative Kreislaufsteuerung ist ausgeschaltet.

Die Guedel-Narkosestadien gelten streng genommen nur für die damals übliche Äther-Mononarkose.

Frage: Wo spielen die Stadien denn heute noch eine Rolle?

Antwort: Bei der Maskeneinleitung von Kindern kann man manchmal sehen, wie die Stadien der Reihe nach durchlaufen werden. Sonst sind die typischen Zeichen aber durch die anderen Medikamente, z.B. Barbiturate und Relaxantien, maskiert. Trotzdem muß man sich hüten, während der Ausleitung im Exzitationsstadium zu extubieren. Das kann zum Laryngospasmus führen.

Frage: Was verstehen Sie unter einer Neuroleptanästhesie?

Antwort: Eine NLA ist eine Kombinationsnarkose, die durch ein Neuroleptikum und ein Opiat aufrechterhalten wird. Meistens kommen dabei Dehydrobenzperidol (DHB) und Fentanyl zum Einsatz.

Frage: Wird eine NLA immer ganz streng nur mit Opioiden und Neuroleptika durchgeführt?

Antwort: Seit der Entwicklung der NLA hat diese zahlreiche Modifikationen erfahren. Da DHB keine Schlafinduktion herbeiführt, wird heute meist mit einem i.v.-Narkotikum eingeleitet; dies kann ein Barbiturat oder auch ein Benzodiazepin wie z.B. Midazolam sein. Außerdem finden oft zusätzlich Muskelrelaxantien Anwendung. Manche Anästhesisten ersetzen das Neuroleptikum auch während der ganzen Operationsdauer durch Benzodiazepine. Dadurch konnten manche der Nachteile der NLA aufgehoben werden. Ob diese Narkosen dann allerdings noch NLA genannt werden können, finde ich zweifelhaft.

> Es schadet nicht immer, auch mal eine eigene Meinung oder Einschätzung zu vertreten, wenn dies auf fachlich sicherem Boden geschieht.

Frage: Zu welchen Eingriffen werden Neuroleptanästhesien gemacht?

Antwort: Haupteinsatzgebiet der Neuroleptanästhesie ist die Neurochirurgie. Auch in der HNO werden gelgentlich zu Innenohroperationen Neuroleptanalgesien durchgeführt. Neuroleptanästhesien kommen im wesentlichen für langdauernde Operationen in Frage, sollten aber nur zur Anwendung kommen, wenn eine ausreichende postoperative Überwachung gewährleistet ist.

> Bei der Neuroleptanalgesie wird im Gegensatz zur Neuroleptanästhesie (NLA) kein O_2/Lachgasgemisch, sondern ein O_2/Raumluftgemisch verwendet.

!? Frage: Wo liegt die Hauptgefahr der Neuroleptanästhesien?

Antwort: Die Hauptgefahr besteht darin, daß relativ große Fentanylmengen appliziert werden müssen. Durch die Rückverteilung aus Fettgewebsdepots, den sogenannten „langsamen Kompartimenten", besteht das Risiko einer Remorphinisierung ca. 1–3 Stunden nach der Applikation der letzen Einzeldosis. Dabei können Fentanylspiegel im Blut erreicht werden, die so hoch sind, daß es zu einer erneuten Atemdepression und zum „silent death" kommt.

!? Frage: Was verstehen Sie unter einer TIVA?

Antwort: TIVA ist eine Abkürzung für die **T**otal **I**ntra**v**enöse **A**nästhesie. Bei dieser Narkoseform werden keine Inhalationsnarkotika eingesetzt. Alle Medikamente zur Einleitung und Aufrechterhaltung der Narkose werden intravenös appliziert. Meist werden hierbei Propofol (Disoprivan) als Narkotikum, Remifentanil oder Alfentanil als Analgetikum und z.B. Vecuronium als Relaxans benutzt.

!? Frage: Für welche Eingriffe würden Sie denn eine TIVA vorschlagen?

Antwort: Bisher gibt es noch keine absoluten Indikationen für dieses Verfahren. Einer der Vorteile der TIVA besteht darin, daß die Narkosedauer und -tiefe aufgrund der kurzen Halbwertszeit der eingesetzten Medikamente gut steuerbar sind. Deshalb eignet sich die TIVA v.a. zur Durchführung kürzerer Operationen, z.B. im Rahmen des ambulanten Operierens. Eine weitere Indikation ist die Kurznarkose zur Durchführung einer Bronchoskopie.

1.3.2 Pharmakologie der i.v.-Narkotika

> **Frage:** Warum setzt die Wirkung der intravenösen Einleitungsmedikamente schnell ein, und warum wirken sie dann aber nur kurz?

Antwort: Zur Vorstellung der Verteilung der Einleitungsmedikamente im Körper ist das sogenannte Dreikompartimentmodell entwickelt worden. Das erste Kompartiment ist das Blut. Hier wird das Medikament zum großen Teil an Plasmaeiweiße gebunden. So erreicht es das zweite Kompartiment: die gut durchbluteten Organe wie Gehirn, Lunge, Herz. Die intravenösen Einleitungsmedikamente sind alle recht lipophil, so daß sie schnell ins ZNS eindringen und dort ihre Wirkung entfalten. Die Wirkstoffe werden dann langsam im Sinne einer gleichmäßigen Verteilung ans Blut abgegeben und gelangen dann in die schlechter durchbluteten Organe – das dritte Kompartiment. Hierzu ist z.B. das Fettgewebe zu zählen. Die Wirkdauer wird also durch Umverteilungsprozesse und nicht durch Ausscheidungs- oder Abbauvorgänge limitiert.

Diese Medikamente haben recht gute hypnotische, aber kaum analgetische oder relaxierende Eigenschaften. Ausnahmen sind Ketamin und die Benzodiazepine. Ersteres ist gut analgetisch wirksam, die Benzodiazepine wirken zentral muskelrelaxierend.

> **Frage:** Warum tritt die Wirkung langsamer ein, wenn Sie das Medikament nur zögernd injizieren?

Antwort: Bei langsamer Injektion wird der Anteil des an die Plasmaeiweiße gebundenen Wirkstoffs höher. In dieser Form kann die Blut-Hirn-Schranke natürlich nur schlecht überwunden werden.

> **Frage:** Welche Nebenwirkungen werden bei der Gabe kurzwirkender Barbiturate zur Narkoseeinleitung beobachtet?

Antwort: Die unerwünschten Wirkungen von Thiopental und Methohexital gleichen sich weitgehend. Regelmäßig kommt es zu Blutdruckabfällen und einer kompensatorischen Tachykardie. Deshalb ist bei Patienten mit Herzinsuffizienz und KHK Vorsicht geboten. Die Spontanatmung der Patienten wird einige Zeit unterdrückt, also muß man kontrolliert beatmen.

Es kann zur Broncho- oder Laryngospasmen kommen, und obwohl echte allergische Reaktionen selten sind, tritt recht häufig eine Histaminliberation auf, die sich z.B. in einem Flush äußert. Venenreizungen sind bei Thiopental seltener als bei Methohexital.

Eine weitere, wenn auch ungefährliche Nebenwirkung, sind die Geschmacksirritationen. Man sollte den Patienten darüber informieren, „daß es gleich ein wenig nach Knoblauch riechen wird".

⁉ Frage: Können Sie etwas zur Dosierung von Thiopental sagen?

Antwort: Thiopental wird zur i.v. Einleitung mit ca. 3–5 mg/kgKG dosiert. Da es sich um eine 2,5%ige Lösung handelt, sind das also ungefähr 10–14 ml bei einem 70 kg schweren Patienten (1 ml = 25 mg). Bei hypovolämischen, hypoproteinämischen und alten Patienten sowie bei Patienten mit schlechtem AZ muß die Dosis reduziert werden. Zur rektalen Narkoseeinleitung muß man wesentlich höher dosieren; nämlich ca. 25–40 mg/kgKG.

⁉ Frage: Etomidat ist ja nun relativ nebenwirkungsarm. Wissen Sie, warum man es trotzdem nicht häufiger zur Narkoseeinleitung einsetzt?

Antwort: Etomidat zeigt zwar geringe unerwünschte Wirkungen auf Atmung und Kreislauf – Schmerzstimuli und die Laryngoskopie können aber exzessive Blutdruckanstiege und Herzfrequenzsteigerungen hervorrufen. Dem begegnet man, indem man vorher 0,1 mg Fentanyl injiziert. Wirklich unangenehm ist aber der starke Injektionsschmerz, der auf einer Venenreizung beruht. Diese Reizung verursacht postoperativ dann auch gehäuft Thrombophlebitiden. Das möchte man dem Patienten nicht zumuten. Inzwischen wird Etmoidate auch in einer Fettemulsion angeboten, die wesentlich weniger venenreizend ist.

Außerdem kommt es relativ oft zu Myoklonien, unwillkürlichen Muskelbewegungen und bei nicht prämedizierten Pat. zu regelrechten Exzitationsphänomenen.

Trotzdem ist Etomidat vor allem in der Notfallmedizin seiner Nebenwirkungsarmut wegen ein beliebtes Injektionsnarkotikum.

Dosierung: 0,2 mg/kgKG = ca. 6–8 ml.

⁉ Frage: Warum gelten psychiatrische Erkrankungen als Kontraindikation für die Anwendung von Ketamin?

Antwort: Ketamin ist chemisch mit den Halluzinogenen, z.B. LSD, verwandt und kann Alpträume oder Horrortrips verursachen. Dies ist aber gerade bei psychiatrischen Patienten u.U. geeignet, das Krankheitsbild exazerbieren zu lassen.

Frage: Kennen Sie noch andere Nebenwirkungen des Ketamins?

Antwort: Ketamin steigert den Hirndruck und den intraokulären Druck, die Atemfrequenz und die Speichelsekretion. Durch eine zentrale Sympathikusstimulation nehmen die Herzfrequenz und der Blutdruck zu, ebenso das Herzzeitvolumen. Aus diesen Nebenwirkungen ergeben sich dann auch die Kontraindikationen für die Ketanest-Anwendung.

> Wegen der verstärkten Speichelsekretion muß Ketamin immer mit Atropin kombiniert werden.

Frage: Wo aber liegen die Vorteile von Ketamin, warum nimmt man es überhaupt noch?

Antwort: Ketamin ist vor allem zur Narkoseeinleitung auf der Straße bzw. bei Notfallpatienten günstig. Es wirkt analgetisch und normalisiert (scheinbar) die Kreislaufsituation im Volumenmangelschock. Außerdem bleiben die Schutzreflexe weitgehend erhalten.

> Achtung: die Schocksymptomatik wird nur maskiert. Die Zentralisation nimmt zu – die Volumengabe darf keinesfalls versäumt werden!

Frage: Wie werden Benzodiazepine zur i.v.-Einleitung dosiert?

Antwort: Es gibt zwar Anhaltspunkte für die Dosierung, entscheidend ist aber, daß man nach Wirkung dosiert. Das ist deshalb nötig, weil die Reaktionsweise auf Benzodiazepine wie Diazepam, Flunitrazepam und auch Midazolam individuell unterschiedlich ist. Man titriert also die Gabe bis zum Bewußtseinsverlust.

> Prüfer hören immer gern, wenn man die Dosierung nach der Wirkung in den Vordergrund stellt.

Frage: Wenn Propofol während der ganzen Operationsdauer über einen Perfusor gegeben wird, darf man es nicht mit anderen Lösungen, z.B. an einem Drei-Wege-Hahn, mischen. Wissen Sie, warum nicht?

Antwort: Disoprivan ist eine Substanz, die nur durch den Lösungsvermittler Sojaöl und ein Eiphosphatid in Lösung gehalten wird. Die Mischung mit anderen Infusionslösungen würde das sensible Verhältnis stören und zu einer Ausfällung der Wirksubstanz führen. Damit würde die Wirksamkeit beeinträchtigt werden.

Frage: Es gibt eine Besonderheit in der Stimmungslage des Patienten, wenn er nach einer Propofolanästhesie erwacht. Können Sie sich vorstellen, was ich meine?

Antwort: Nach einer Propofolanästhesie erwachen die Patienten relativ schnell. Die Substanz hat keine analgetische Wirkung, aber wenn der Patient durch andere Medikamente schmerzfrei ist, herrscht eine gelöste, heitere Grundstimmung vor. Das geht manchmal so weit, daß die Patienten geradezu euphorisch sind.

1.3.3 Pharmakologie der Muskelrelaxantien

Frage: Was können Sie mir zu den Muskelrelaxantien erzählen?

Antwort: Muskelrelaxantien sind Medikamente, die an der motorischen Endplatte durch die Hemmung der neuromuskulären Erregungsübertragung eine Relaxierung der quergestreiften Muskulatur bewirken. Je nach Wirkmechanismus kann man depolarisierende und nicht-depolarisierende periphere Relaxantien unterscheiden. Davon sind die zentral wirkenden Relaxantien abzugrenzen, die in der Anästhesie allerdings kaum angewandt werden. Der einzige gebräuchliche Vertreter der depolarisierenden Muskelrelaxantien ist Succinylbischolin. Die nicht-depolarisierenden bzw. stabilisierenden Relaxantien wie Pancuronium, Alcuronium, Vecuronium und Atacurium unterscheiden sich nicht im Wirkmechanismus, wohl aber in Pharmakokinetik und Metabolismus.

Frage: Würden Sie den Wirkmechanismus des Succinylbischolin bitte noch einmal etwas näher erläutern?

Antwort: Succinylbischolin ist eine Substanz, die mit dem postsynaptischen Acetylcholinrezeptor eine Verbindung eingeht, dort eine Depolarisation an der Membran der Muskelzelle auslöst, aber nicht durch die Acetylcholinesterase abgebaut werden kann. Deshalb wird das Molekül nicht sofort wieder vom Rezeptor entfernt und sorgt somit für eine Dauerdepolarisation. Da das aus den präsynaptischen Vesikeln abgegebene Acetylcholin die Rezeptoren somit nicht erreicht, ist die neuromuskuläre Erregungsweiterleitung blockiert: der Muskel ist gelähmt.

1.3.3 Pharmakologie der Muskelrelaxantien

!? Frage: Was ist denn ein Dualblock?

Antwort: Im Gegensatz zum Phase I-Block oder Depolarisationsblock kommt es bei Gabe zu hoher Mengen von Succinylbischolin zum Phase II- oder Dualblock. Dabei handelt es sich um eine kompetitive Hemmung, die einem Nicht-Depolarisationsblock vergleichbar ist.
Deshalb ist der Dualblock auch durch Cholinesterasehemmer antagonisierbar, was beim Depolarisationsblock nicht möglich ist. Man muß aber beachten, daß nach Antagonisierung des Phase II-Blocks der Phase I-Block noch für ca. 5 Min. wirksam bleibt. Erst dann haben die Pseudocholinesterasen des Plasmas das Succinylbischolin abgebaut!

!? Frage (anerkennend): Das haben Sie sich aber schön draufgeschafft – welche Dosierungsobergrenze müssen Sie also einhalten?

Antwort: Normalerweise dosiert man Succinylbischolin mit 1–2 mg/kgKG. Repetitionsdosen sind möglich, wobei eine Obergrenze von insgesamt 5 mg/kgKG nicht überschritten werden sollte.

!? Frage: Unter welchen Umständen kommt es zu einer prolongierten Wirkdauer des Succinylbischolin?

Antwort: Normalerweise beträgt die Wirkdauer ca. 3–5 Min. Wenn eine verminderte Pseudocholinesteraseaktivität im Plasma herrscht, ist diese Zeit verlängert.
Das kann auf einem angeborenen Mangel beruhen, kann aber auch physiologisch bei Neugeborenen, in der Spätschwangerschaft oder im Wochenbett sein oder an einer verminderten Produktion liegen. Diese kann ihre Ursache in einer Lebererkrankung oder einer Mangelernährung haben.

Ein angeborener Mangel tritt immerhin bei 0,1 % aller Patienten auf!

!? Frage: Zählen Sie bitte kurz wichtige Nebenwirkungen des Succinylbischolin auf.

Antwort: Es kann zu Herzrhythmusstörungen, Hyperkaliämien, Histaminfreisetzungen und zu verschiedenen Folgen der auftretenden Muskelfaszikulationen kommen. Dazu gehören die Steigerung des intragastralen, intraokulären und intrakraniellen Drucks sowie der postoperative „Muskelkater". Die Muskelfaszikulationen erreichen typischerweise zunächst die kleinen Muskeln in Hand und Fuß, dann die Extremitäten, Kopf, Hals und zuletzt den Stamm.

!? Frage: Wie lassen sich diese Faszikulationen vermeiden?

Antwort: Man kann den Patienten „präkurarisieren". Das heißt, man gibt vor der Succinylbischolininjektion eine kleine Menge eines nicht-depolarisierenden Relaxans vorweg, z.B. 1 mg Pancuronium.

!? Frage: Welche Kontraindikationen gibt es für die Anwendung von nicht-depolarisierenden Muskelrelaxantien?

Antwort: Die nicht-depolarisierenden Relaxantien sind bei primären Myopathien, bei Myasthenia gravis und beim Lambert-Eaton-Syndrom kontraindiziert.

!? Frage: Wunderbar Frau ..., und wie unterscheiden sich diese Relaxantien hinsichtlich ihrer Wirkungsdauer?

Antwort: Die relaxierende Wirkung setzt bei allen gebräuchlichen stabilisierenden Muskelrelaxantien nach ca. 1–2 Min. ein und hält
- bei Vecuronium ca. 20 Min.
- bei Alcuronium ca. 20–30 Min.
- bei Atacurium ca. 30–40 Min.
- bei Pancuronium ca. 40–50 Min.
- bei Cis-atracurium ca. 30–40 Min.
- bei Rocuronium ca. 35–45 Min. an.

Die genaue Wirkdauer hängt allerdings bei Alcuronium und Pancuronium wesentlich von der Nierenfunktion ab, weil sie zum größten Teil unverändert renal ausgeschieden werden. Vecuronium wird hepatisch metabolisiert, so daß die Wirkzeit bei einer Leberinsuffizienz verlängert sein kann. Atacurium unterliegt der Hoffmannschen Elimination.

!? Frage: Was ist die Hoffmannsche Elimination?

Antwort: Atacurium wird weder hepatisch metabolisiert noch unverändert renal ausgeschieden. Das Wirkmolekül soll sich selbständig „zersetzen". Dieser Zerfallsprozess ist am ehesten dem radioaktiven Zerfall eines Atoms vergleichbar. Die Wirkdauer von Tracrium soll deshalb unabhängig von Leber- oder Nierenerkrankungen des Patienten immer relativ konstant bei 30–40 Min. liegen.

1.3.3 Pharmakologie der Muskelrelaxantien

Frage: Cis-atracurium ist eines der Stereoisomere des Atracuriums. Wo liegen die Vorteile des Cis-Atracuriums gegenüber dem Atracurium?

Antwort: Das Ausmaß der unspezifischen Histaminliberation ist beim Cis-Atracurium wesentlich geringer als beim Atracurium. Deshalb kommt es seltener zu anaphylaktoiden Reaktionen, Flush, Laryngo- oder Bronchospasmen. Ansonsten unterscheiden sich die pharmakologischen Daten der beiden Medikamente nicht wesentlich.

Frage: Das Succinylcholin ist in den letzten Jahren ein wenig in Verruf gekommen, wissen Sie weshalb?

Antwort: Succinylcholin kann in seltenen Fällen als Nebenwirkung eine maligne Hyperthermie auslösen. Aus diesem Grunde wird es vielerorts nur noch für die sogenannte „Ileuseinleitung" bei nicht-nüchternen Patienten eingesetzt. Inzwischen sind zwei neue nicht-depolarisierende Muskelrelaxantien verfügbar, die das Succinylcholin in seiner Bedeutung ggf. noch weiter zurückdrängen werden.

Frage: Welche Muskelrelaxantien meinen Sie denn damit?

Antwort: Das Rocuronium (Esmeron) entfaltet seine volle relaxierende Wirkung bereits innerhalb der ersten 60 Sek. nach Applikation, damit könnte es das Succinylcholin in seiner Bedeutung bei der Ileuseinleitung ablösen. Das Mivacurium hat die kürzeste Wirkdauer aller nicht-depolarisierenden Muskelrelaxantien und ist deshalb insbesondere für Kurznarkosen gut geeignet.

Frage: Mit welchen Medikamenten kann man die Wirkung der nicht-depolarisierenden Muskelrelaxantien aufheben?

Antwort: Da die nichtdepolarisierenden Relaxantien mit Acetylcholin um die Rezeptoren konkurrieren – es handelt sich ja um eine kompetitive Hemmung – kann eine Erhöhung der Acetylcholinkonzentration im synaptischen Spalt die Wirkung der Relaxantien beenden. Die ACH-Konzentration wird indirekt über die Hemmung des Abbaus, also durch Acetylcholinesterasehemmstoffe erhöht. Man verwendet dazu Neostigmin oder Pyridostigmin.

⁉ Frage: Welche Nebenwirkungen der Cholinesterasehemmer kennen Sie und wie kann man diese zumindest teilweise abmildern?

Antwort: Die Cholinesterasehemmer sind indirekte Parasympathomimetika, sie wirken nämlich gleichermaßen an den nikotinischen wie muskarinischen Synapsen. Es kommt also zu einer gesteigerten Sekretion im Mund und im Bronchialsystem, es können Bronchospasmen und Bradykardien ausgelöst werden, die Darmmotilität nimmt zu, die Pupillen werden eng. Man kann die muskarinartigen Nebenwirkungen durch Gabe von 0,5 mg Atropin abmildern.

Insgesamt sind die Muskarinartigen Nebenwirkungen bei Pyridostigmin weniger ausgeprägt als bei Neostigmin.

⁉ Frage: Gibt es Patienten, die Sie möglichst nicht antagonisieren sollten?

Antwort: Aus den geschilderten Nebenwirkungen ergeben sich auch die Kontraindikationen für die Antagonisierung:
- Asthma bronchiale
- Bradyarrhythmien und AV-Blöcke
- Mechanischer Ileus
- Harnwegsobstruktionen.

Vollrelaxierte Patienten sollten ebenfalls nicht antagonisiert werden. Die Risikopatienten werden dann statt dessen nachbeatmet.

Es spricht nicht gerade für den Anästhesisten, wenn eine Antagonisierung nötig wird. Falls es doch einmal dazu kommt: engmaschige Kontrolle, weil die Relaxanswirkung die Wirkdauer des Antagonisten überschreiten kann!

1.3.4 Pharmakologie der volatilen Anästhetika

⁉ Frage: Was ist der MAC-Wert eines Narkosegases?

Antwort: Der MAC-Wert ist der Wert der **M**inimalen **A**lveolären **C**oncentration eines Narkosegases. Er ist dadurch definiert, daß bei 50 % der untersuchten Probanden keine Abwehrbewegung mehr auf einen definierten Schmerzreiz erfolgt. Er ist vom Alter des Patienten, von anderen gleichzeitig gegebenen Medikamenten und der Körpertemperatur abhängig und ist bei den unterschiedlichen volatilen Anästhetika verschieden.

1.3.4 Pharmakologie der volatilen Anästhetika

⁉ Frage: Was für eine Aussage über ein Narkosegas trifft der Blut/Gas- oder Öl/Gas-Koeffizient?

Antwort: Der Blut/Gas-Koeffizient ist ein Maß für die „Blut"- also Wasserlöslichkeit eines Gases und sagt etwas über die Anflutungszeit des volatilen Anästhetikums aus. Ein hoher Blut/Gas-Koeffizient bedeutet, daß es lange dauert, bis ein Gleichgewicht der Partialdrucke im Blut und in den Alveolen hergestellt ist. Die Anflutungszeit ist also relativ lang. Der Öl/Gas-Koeffizient sagt dagegen etwas über die Lipidlöslichkeit des Gases aus und bestimmt damit die narkotische Potenz. Je höher der Öl/Gas-Koeffizient, desto mehr Gas dringt ins ZNS ein, und desto stärker wirkt es narkotisch.

Halothan hat von allen Narkosegasen den höchsten Blut/Gas- und den höchsten Öl/Gas-Koeffizienten. Es flutet also langsam an, ist dann aber gut narkotisch wirksam. Lachgas dagegen hat niedrige Blut/Gas- und Öl/Gas-Koeffizienten und flutet deshalb schnell an, wirkt aber kaum narkotisch.

⁉ Frage: Würden Sie uns einmal das Wirkprofil und die Nebenwirkungen des Lachgases beschreiben?

Antwort: Lachgas ist ein schnell anflutendes, farb- und geruchloses Gas, das gute analgetische, schlechte hypnotische und keine relaxierenden Wirkungen hat. N_2O kann zu einer mäßigen Steigerung des ICP führen, weshalb es bei Hirndruck nicht angewandt werden sollte. Auf die Atmung und die Atemwege hat es keine nachteiligen Wirkungen, aber es kann zu einer leichten Myokardsuppression kommen. Nach Langzeitnarkosen mit Lachgas wurden Myelosuppressionen beobachtet; Lachgas diffundiert in luftgefüllte Hohlräume wie z.B. Mittelohr, Darm, bei Pneumothorax in den Pleuraspalt und in den Tubuscuff.

Außerdem fördert Lachgas die Aufnahme der anderen volatilen Anästhetika. Aufgrund dieses „second gas"-Effektes fluten jene unter gleichzeitiger N_2O-Inhalation schneller an.

⁉ Frage: Wissen Sie etwas über die Metabolisierungsgrade der verschiedenen volatilen Anästhetika?

Antwort: Die volatilen Anästhetika werden zum größten Teil unverändert wieder über die Lunge abgeatmet. Ein kleinerer Teil wird hepatisch metabolisiert. Dieser Anteil beträgt bei Halothan rund 20 %, bei Enfluran und bei Sevofluran ca. 2 %, bei Isofluran ca. 0,2 % und bei Desfluran nur noch ca. 0,02 %.

Frage: Welche Herz-Kreislaufwirkungen des Halothans halten Sie für bedeutsam?

Antwort: Am Herzen wirkt Halothan negativ inotrop, weil es die kalziumabhängigen ATPasen hemmt. Die Aktivität des Sinusknotens wird ebenfalls gehemmt, so daß es zu AV-Ersatzrhythmen kommen kann.
Auf der anderen Seite sensibilisiert Halothan das Myokard gegenüber von Katecholaminen, so daß auch eine gesteigerte Arrhythmiebereitschaft besteht.
Der Blutdruck sinkt dagegen infolge einer direkten Wirkung auf die glatte Gefäßmuskulatur. Durch Umverteilungsphänomen kommt es zu einer verminderten Leberdurchblutung.

Letzteres wird auch bei Enfluran beobachtet und ist der Grund dafür, daß bei Halothan- oder Enflurannarkosen hepatisch metabolisierte Medikamente wie z.B. Fentanyl länger wirken!

Frage: Worauf beruht die halothanbedingte Leberschädigung?

Antwort: Beim Halothanmetabolismus in der Leber entstehen Abbauprodukte, die hepatotoxisch wirken können. Dazu wird die Trifluoressigsäure gezählt, vor allem aber freie Radikale. Außerdem wird eine Induktion autoaggressiver Prozesse durch Halothan diskutiert, die wesentlich für die Halothanhepatitis verantwortlich sein sollen.
Während eines Bestrahlungszyklusses ist die Anwendung von Halothan kontraindiziert, weil es verstärkt zur Bildung von Lebertoxinen kommen kann.

Deshalb sollten innerhalb von 6–8 Wo. keine Halothanwiederholungsnarkosen durchgeführt werden.

Frage: Wenn Sie Enfluran zur Inhalationsnarkose verwenden, benötigen Sie weniger Opiate und weniger Muskelrelaxantien als sonst. Woran liegt das?

Antwort: Enfluran hat eine gute hypnotische, nur eine schwach analgetische, aber eine gut relaxierende Wirkung. Letzteres schränkt den Bedarf peripherer Muskelrelaxantien ein. Da dieses Gas außerdem die Leberdurchblutung reduziert und dadurch den Metabolismus anderer Medikamente indirekt verlangsamt, wird auch der Verbrauch hepatisch abgebauter Pharmaka – wie z.B. Fentanyl – geringer.

1.3.4 Pharmakologie der volatilen Anästhetika

⁉ Frage: Welche unerwünschten Wirkungen ruft das Enfluran am Gehirn hervor?

Antwort: Enfluran führt zu einer Abnahme des peripheren Widerstandes durch Gefäßdilatation. Am Gehirn wird durch die zerebrale Gefäßdilatation, vor allem der venösen Kapazitätsgefäße, der Hirndruck erhöht, so daß Enfluran bei intrakraniellen Eingriffen nicht eingesetzt werden sollte.
Bei höheren Gaskonzentrationen unter gleichzeitiger Hyperventilation sind gehäuft sogenannte Krampfpotentiale im EEG nachzuweisen. Deshalb wird Enfluran auch zu Narkosen bei Epileptikern nicht benutzt.

⁉ Frage: Kennen Sie Kontraindikationen für die Isofluran-Narkose?

Antwort: Isofluran ist ein recht gut verträgliches Isomer des Enflurans mit nur wenigen Kontraindikationen. Wie alle halogenierten Kohlenwasserstoffe sollte es in der Frühschwangerschaft nicht eingesetzt werden. Auch eine maligne Hyperthermie in der Anamnese stellt eine Kontraindikation dar. Auf den Hirndruck hat Isofluran relativ geringe Einflüsse, so daß die Anwendung dieses Gases in der Neurochirurgie kontrovers diskutiert wird.

⁉ Frage: Können Sie uns auch etwas über die neueren Gase Desfluran und Sevofluran erzählen?

Antwort: Desfluran und Sevofluran sind volatile Anästhetika der jüngsten Generation. Beide zeichnen sich durch einen sehr niedrigen Blut-/Gas-Verteilungskoeffizienten aus, so daß sie sehr schnell anfluten und bei Beendigung der Narkose auch schnell wieder aus dem Körper eliminiert werden. Die Patienten erwachen nach Beendigung der Gaszufuhr sehr schnell. In unserer Abteilung werden diese Gase bisher noch nicht eingesetzt, so daß ich noch keine persönlichen Erfahrungen hiermit sammeln konnte.

Es kann einem in keinem Fall als Nachteil ausgelegt werden, wenn man mit neueren Medikamenten noch keine eigenen Erfahrungen gemacht hat. Trotzdem sollte man kurz berichten, was man aus der Literatur darüber weiß!

⁉ Frage: Wo liegen denn mögliche Vorteile des Sevoflurans gegenüber z.B. Enfluran?

Antwort: Sevofluran hat einen ganz akzeptablen Geruch und reizt die Atemwege wesentlich weniger als Enfluran. Deshalb kann Sevofluran auch gut zur inhalativen Narkoseeinleitung bei Kindern und natürlich auch bei

Erwachsenen eingesetzt werden. Außerdem hat Sevofluran einen direkt bronchodilatatorischen Effekt, der dem des Halothans vergleichbar ist. Insofern eignet sich dieses Gas zur Narkose bei asthmakranken Patienten. Außerdem wird dem Sevofluran auch ein direkt muskelrelaxierender Effekt zugeschrieben, so daß sich die Wirkung der nicht-depolarisierenden Muskelrelaxantien potenziert.

Frage: Was versteht man denn unter dem Compound A?

Antwort: Sevofluran wird bei niedrigem Frischgasflow und hoher Gaskonzentration physikalisch oder chemisch im CO_2-Atemkalk-Absorber gebunden. Der genaue Mechanismus dieser Interaktion ist noch nicht geklärt. Man spricht vom Compound A. Bei Narkosen im Low-flow-Modus steht dann unter Umständen das Sevofluran nicht mehr in ausreichender Konzentration zur Verfügung, so daß die Narkosetiefe nicht mehr ausreicht. Aus diesem Grund ist Sevofluran für Low-flow-Narkosen nicht geeignet.

1.3.5 Pharmakologie der Opiate

Frage: Wissen Sie, was Opioide sind?

Antwort: Opioide sind synthetische, zentralwirkende Analgetika, die vor allem durch die Stimulation spezieller Rezeptoren im Gehirn und Rückenmark ihre Wirkung entfalten.

Diese Rezeptoren werden physiologischerweise durch die körpereigenen Endorphine und Enkephaline besetzt.

Frage: Welche Opiatrezeptortypen kennen Sie?

Antwort: Man kann µ-, κ-(kappa)- und σ-(sigma)-Rezeptoren unterscheiden. Die einzelnen Opioide stimulieren meist jeweils vorwiegend eine spezielle Gruppe von Rezeptoren und rufen dadurch unterschiedliche Wirkungen hervor. Stimulation am µ-Rezeptor bewirkt:
- Analgesie
- Atemdepression
- Bradykardie
- Euphorie
- Miosis
- Sucht.

κ-Agonisten bewirken an diesem Rezeptor:
- Analgesie
- Sedierung
- aber keine Atemdepression.

Der σ-Rezeptor ist von geringer klinischer Bedeutung, an ihm werden zentral stimulierende Effekte erzielt: so kommt es zu einer sympathikotonen Erregungslage, zu Übelkeit und Halluzinationen.

Frage: Können Sie ein paar Beispiele für μ-Rezeptor-agonistische und antagonistische Substanzen nennen?

Antwort: Am μ-Rezeptor wirken Fentanyl, Alfentanyl, Sufentanil, Remifentanil, Piritramid, Pethidin und Morphin agonistisch. Buprenorphin ist ein Antagonist mit „intrinsic activity", Naloxon ist ein Antagonist ohne intrinsische Aktivität. Pentazocin wirkt am κ-Rezeptor agonistisch und gleichzeitig am μ-Rezeptor antagonistisch.

Frage: Warum wirkt Fentanyl atemdepressiv?

Antwort: Die Stimulation der μ-Rezeptoren durch Agonisten verursacht eine zentrale Dämpfung. Die Dämpfung der vegetativen Hirnstammregionen vermindert den Atemantrieb. Der Anstieg des $paCO_2$ bewirkt dann keine Erhöhung der Atemfrequenz oder des Atemzugvolumens, weil die Empfindlichkeit für diesen physiologischen Reiz herabgesetzt ist.

Frage: Was versteht man unter dem „silent death" nach Opiatgabe?

Antwort: Die Opioide werden hepatisch metabolisiert und die Abbauprodukte renal ausgeschieden. Da sich die Opioide aufgrund ihrer Lipophilie jedoch im gesamten Fettgewebe verteilen, kann es zu Rebound- bzw. Remorphinisierungsphänomenen kommen, wenn die Opiate wieder ins Blut gelangen.
Ein Patient, der zunächst ansprechbar und atemsuffizient war, hört dann einfach auf zu atmen. Das kann auch noch Stunden nach der Operation passieren, und deshalb spricht man von einem „silent death".

⁉ Frage: Worauf beruht diese Remorphinisierung denn?

Antwort: Der genaue Mechanismus der Remorphinisierung ist nicht bis ins letzte geklärt. Es werden verschiedene Hypothesen diskutiert: Es könnte sich um die Reabsorption vom im Magen kumulierten oder im enterohepatischen Kreislauf befindlichen Fentanyls handeln. Evtl. wird auch ein Teil des unverändert glomerulär filtrierten Fentanyls in den Tubuli resorbiert.

Eine dritte Hypothese besagt, daß das im peripheren Fettgewebe befindliche Fentanyl bei der Wiedererwärmung des bis dahin hypothermiebedingt zentralisierten Patienten plötzlich ausgeschwemmt wird, oder bei pH-Schwankungen vermehrt freigesetzt wird.

Der Begriff der Remorphisierung ist insgesamt umstritten. Es gibt auch Autoren, die davon ausgehen, daß es sich bei dem „silent-death" lediglich um einen unbemerkt gebliebenen Opioidüberhang handelt. Die Patienten sind dann nur vorübergehend durch die äußere Ansprache und die mit dem Narkoseende einhergehenden Stimulationen atemsuffizient gewesen!

⁉ Frage: Für welche Indikationen sehen Sie Vorteile des Sufentanils gegenüber dem Fentanyl?

Antwort: Sufentanil ist wie das Fentanyl ein spezifischer µ-Agonist, jedoch mit wesentlich stärkerer analgetischer Potenz und mit stärker sedierender Komponente. In einigen Häusern wird Sufentanil alternativ zu Fentanyl eingesetzt, teilweise sogar als Monoanästhetikum.

Sufentanil ist gut geeignet zur Analgesie bei langzeitbeatmeten Patienten. Aufgrund seiner guten Lipidlöslichkeit kann Sufentanil in einer speziellen Aufbereitungsform auch in der Geburtshilfe als analgetisches Adjuvans in den PDK gegeben werden.

⁉ Frage: Wie für alle dem Fentanyl verwandten Verbindungen ist auch für Remifentanil eine Thoraxrigidität als mögliche Nebenwirkung beschrieben. Wodurch kann man das Risiko dieser Nebenwirkung vermindern?

Antwort: Wenn man gleichzeitig, besser noch vorweg, ein Benzodiazepin injiziert, tritt die Thoraxrigidität seltener und weniger stark ausgeprägt auf. In schweren Fällen muß der Patient muskelrelaxiert werden. Die Nebenwirkung läßt sich aber auch durch eine langsamere Injektionsgeschwindigkeit abschwächen.

Pharmakologie der Opiate

!? Frage: Wann ist die Indikation zur Opiatantagonisierung gegeben?

Antwort: Die Indikation zur Opiatantagonisierung ist in der Notfallmedizin bei Intoxikationen mit resultierender Ateminsuffizienz und bei postoperativen Opiatüberhängen gegeben. Das kommt aber eigentlich nur vor, wenn entweder während der Operation sehr große Opiatmengen gegeben wurden oder kurz vor dem Operationsende noch einmal eine Opiatportion injiziert worden ist.

> Beim Opiatüberhang kann man einen typischen Atemtyp, die sogenannte Kommandoatmung, beobachten.

!? Frage: Welche Kontraindikationen für die Antagonisierung sind Ihnen bisher begegnet und was hat man dann statt dessen getan?

Antwort: Die häufigste Kontraindikation für die Opiatantagonisierung mit Naloxon ist die KHK. Naloxon kann nämlich per se Tachykardien und Blutdruckanstiege auslösen. Auch Patienten nach intrakraniellen Eingriffen oder mit Hirndrucksymptomatik sollten kein Naloxon erhalten, weil dieses Medikament den Hirndruck steigern kann. Diese Patienten müssen statt dessen nachbeatmet werden, bis der Fentanylüberhang abgebaut ist.

!? Frage: Können Sie jetzt noch etwas zur Wirkdauer der Antagonisten sagen?

Antwort: Naloxan wirkt dosisabhängig 15–50 Min., Levallorphan und Nalorphin bis zu 4 Stunden. Es muß also beachtet werden, daß die Möglichkeit eines Fentanylrebounds auch noch nach dem Wirkende des Antagonisten gegeben ist. Deshalb müssen antagonisierte Patienten engmaschig überwacht werden.

> Levallorphan und Nalorphin sind partielle Agonisten. In hoher Dosierung können sie selbst atemdepressiv wirken.

1.3.6 Pharmakologie der Neuroleptika

Frage: Was ist DHB?

Antwort: Dehydrobenzperidol ist ein Neuroleptikum aus der Gruppe der Butyrophenone. Es wirkt zentral dopaminantagonistisch und wird im Rahmen der Neuroleptanästhesie zur Sedierung eingesetzt. DHB hat außerdem eine stark antiemetische Wirkung. Die therapeutische Breite ist groß, trotzdem gibt es Nebenwirkungen, aus denen sich auch die Kontraindikationen für den DHB-Einsatz ableiten lassen.

Frage: Nennen Sie bitte drei der Nebenwirkungen.

Antwort:
- DHB kann ein medikamentöses Parkinsonoid auslösen oder bei Parkinsonkranken eine Exazerbation der Symptomatik hervorrufen.
- DHB hat eine alphablockierende Nebenwirkung, so daß es zu Blutdruckabfällen und orthostatischen Dysregulationen kommen kann.
- Die Neuroleptika senken die Krampfschwelle. DHB ist deshalb geeignet, bei prädisponierten Patienten epileptische Anfälle auszulösen.

Frage: Haben Sie schon einmal etwas vom „psychischen Gefängnis" gehört?

Antwort: Die Neuroleptika führen zur Sedierung und Dämpfung motorischer Aktivitäten. Der so entstehende Eindruck von Ruhe und Teilnahmslosigkeit täuscht jedoch mitunter: Innerlich können die Patienten sehr unruhig sein. Dieses Phänomen nennt man psychomotorische Entkopplung oder auch psychisches Gefängnis – ein subjektiv äußerst unangenehmer Zustand.

1.3.7 Praktisches Vorgehen

Fallbeispiel

Stellen Sie sich vor, Sie werden in den Einleitungsraum gerufen. Man sagt Ihnen, der Patient für die nächste Operation sei nun da. Wie gehen Sie vor?

Antwort: Ich begrüße den Patienten und stelle mich zuerst vor, falls ich ihn nicht von der Prämedikationsvisite her schon kenne. Danach frage ich ihn noch einmal nach seinem Namen, damit Verwechselungen ausgeschlossen sind. Ich erkundige mich, wie er geschlafen habe, seit wann er nüchtern sei und wie es ihm jetzt gehe. Dann kann ich mich noch einmal vergewissern, welche Operation geplant ist, überprüfe die relevanten Laborbefunde, die anderen Untersuchungsergebnisse und das Vorliegen der Einverständniserklärung. Dann erkläre ich ihm kurz, was jetzt als nächstes passieren wird.

Das Narkosegerät sollte bereits auf Funktion und Dichtigkeit überprüft sein, bevor der Patient in den Vorraum gebracht wird. Falls der Patient noch Fragen hat, kann er sie jetzt stellen. Nachdem Blutdruckmessung und EKG angeschlossen sind, lege ich einen venösen Zugang, beginne mit der Infusion einer kristallinen Lösung, frage den Patienten, ob wir nun mit der Narkose beginnen können und leite dann die Narkose ein.

Eine Frage, die auf den ersten Blick sehr einfach erscheint. Diesem Prüfer kommt es aber sicher auf Vollständigkeit an, deshalb: nicht gleich auf die Apparate stürzen, sondern die menschliche Seite ruhig betonen.

Frage: Beschreiben Sie doch einmal, wie Sie eine Einleitung zur Intubationsnarkose durchführen!

Antwort: Nach den allgemeinen Vorbereitungen und dem „Check-up" des Narkosearbeitsplatzes präoxygeniere ich den Patienten über einige Minuten mit 100 % Sauerstoff. Dann präkurarisiere ich den Patienten z.B. mit 1 mg Vecuronium oder mit 5 mg Atacurium und gebe das intravenöse Einleitungsnarkotikum. Nach dem Erlöschen des Lidreflexes beginne ich mit der Sauerstoff-Maskenbeatmung, gebe gleichzeitig eine Intubationsdosis Succinylbischolin und intubiere nachdem die Relaxierung vollständig ist.

Nach Überprüfung der Tubuslage mittels Auskultation wird ein Guedeltubus eingelegt und der Endotrachealtubus fixiert. Das Atemgemisch wird auf 1/3 O_2, 2/3 N_2O und eine angemessene Konzentration des volatilen Anästhetikums eingestellt und der Patient mit einer Vollwirkdosis des nicht-depolarisierenden Relaxans relaxiert. Damit ist die Einleitungsphase beendet.

Frage: Wozu dient die Präoxygenierung?

Antwort: Durch die Präoxygenierung wird eine Sicherheitsreserve für den Fall einer verzögerten Intubation geschaffen. Dies geschieht zum einen durch eine leichte Erhöhung des Hb-Sättigungsgrades, zum anderen wird der Stickstoffanteil der Raumluft aus der Lunge verdrängt, so daß in den Lungen ein Sauersoffreservoir entsteht. Deshalb sinkt bei einer 3–5minütigen Präoxygenierung der Sauerstoffpartialdruck im Blut erst nach einer 4–5minütigen apnoischen Phase auf den Ausgangswert zurück.

Frage: Können Sie bitte schildern, welche Komplikationen bei der Intubation möglich sind?

Antwort: Es kann zu einer Fehlintubation in den Oesophagus kommen, oder es kommt zur einseitigen Intubation in einen Hauptbronchus. Verletzungen sind an den Zähnen, an den Stimmbändern, natürlich aber auch an den Mundschleimhäuten oder der Trachea möglich. Außerdem können – vor allem wenn zu früh intubiert wird – kardiovaskuläre Reflexe, Laryngospasmen oder Erbrechen mit Aspiration ausgelöst werden.

Frage: Anhand welcher Parameter beurteilen Sie die Tiefe der Narkose?

Antwort: Kriterien zur Beurteilung der Narkosetiefe können Atemtätigkeit, Blutdruck und Herzfrequenz, Muskeltonus, Reflexe, Schweißproduktion und Tränenfluß sein. Im Rahmen einer balanced anaesthesia verhindern die gegebenen Medikamente jedoch die meisten Parameter.

Wichtigste Beurteilungsparameter sind deshalb die Herzfrequenz, der Blutdruck, die Pupillenweite und die Schweißproduktion. Bei einer zu flachen Narkose treten Veränderungen im Sinne einer sympathikotonen Erregungslage auf, die Pupillen sind allerdings eng. Bei einer zu tiefen Narkose werden die Pupillen weit und die Kreislauffunktionen gedämpft.

Frage: Woran müssen Sie denken, wenn intraoperativ eine Tachykardie auftritt?-

Antwort: Grundsätzlich kann die Tachykardie ihre Ursache in einer zu geringen Gaskonzentration, Fehlern am Narkosegerät, operativen Manipulationen oder in einer spezifischen Reaktion des Patienten haben.

Wenn gleichzeitig der Blutdruck ansteigt, könnte die Narkose zu flach sein. Fällt gleichzeitig der Blutdruck, so liegt der Frequenzanstieg evtl. an einem Volumenmangel oder an einer intraoperativ auftretenden Herzinsuffizienz. Kommt zur Tachykardie und dem Blutdruckabfall noch eine Hautrötung oder Urtikaria, so liegt der Verdacht auf einen anaphylaktischen Schock nahe.

!? Frage: Warum sollte ein Anästhesist zumindest einige theoretische Kenntnisse vom operativen Vorgehen während des geplanten Eingriffes haben?

Antwort: Zum einen ermöglichen diese Kenntnisse das Vorhersehen von vegetativen Reaktionen des Patienten, die durch die chirurgischen Manipulationen ausgelöst werden. Ein Beispiel dafür wären die Blutdruckschwankungen, die beim Zug an der Mesenterialwurzel auftreten. Zum zweiten kann der Anästhesist so den Stand der Operation abschätzen und sich rechtzeitig auf das nahe oder eben noch nicht so nahe Ende der Operation einstellen. Dadurch wird die Entscheidung über die Gabe und Dosierung von Relaxantien und Opioiden gegen Ende des Eingriffs erleichtert.

!? Frage: Nehmen wir also an, die letzten Relaxantien- und Opioidgaben liegen ausreichend lange zurück, so daß keine Überhänge befürchtet werden müssen. Wie geht die Narkoseausleitung vor sich?

Antwort: Zunächst wird die Dosierung der volatilen Anästhetika reduziert, schließlich ganz abgestellt. Man reduziert dann das Atemminutenvolumen am Respirator. Dadurch wird der arterielle pCO_2 langsam angehoben. Kurz vor dem Ende der Operation wird auf Handbeatmung umgestellt, die Lachgaszufuhr unterbrochen und mit reinem Sauerstoff beatmet. Diese Beatmung wird zunächst mit langsam sinkendem AMV durchgeführt, bei Einsetzen der Spontanatmung wird auf eine assistierende Beatmung übergegangen. Sobald die Eigenatmung des Patienten ausreichend ist und die Reflexe wieder auslösbar sind, kann die Extubation vorbereitet werden.

Manche Anästhesisten beschleunigen die Elimination der Narkosegase aus dem Blut durch eine forcierte Hyperventilation. Die Patienten wachen dann allerdings sehr abrupt und unsanft auf.

!? Frage: Warum wird zum Schluß mit 100%igem Sauerstoff beatmet?

Antwort: Nach dem Abstellen der N_2O-Zufuhr muß mit einer 100%igen Sauerstoffkonzentration beatmet werden, um einer Diffusionshypoxie vorzubeugen. Die Diffusionshypoxie entsteht durch eine beschleunigte N_2O-Abgabe aus dem Blut in die Alveolen, sobald der alveoläre Lachgaspartialdruck absinkt. Das Lachgas würde dort aber den Sauerstoff verdrängen und so zur Hypoxie und schließlich Hypoxämie führen.

1.4 Regionalanästhesie

1.4.1 Anatomische und physiologische Grundlagen der Nervenleitung

Frage: Beschreiben Sie bitte den Aufbau eines peripheren Nerven.

Antwort: Periphere Nerven enthalten meist sensible, motorische und vegetative Fasern, d.h. es sind gemischte Nerven. Der Aufbau entspricht einem festgelegten anatomischen Prinzip. Innen liegen die Axone, deren Neurone sich in den sensiblen Ganglien, Vorderhörnern des Rückenmarks oder den vegetativen Ganglien befinden.

Sie unterscheiden sich in der Dicke und im Myelinisierungsgrad. Jedes Axon ist von einer Bindegewebshülle, dem Endoneurium, umschlossen. Mehrere solcher Nervenfasern werden durch das Perineurium zum Faszikel, mehrere Faszikel durch das Epineurium zum peripheren Nerven zusammengefaßt. Innerhalb des Epineuriums verlaufen oft longitudinal ernährende Blutgefäße.

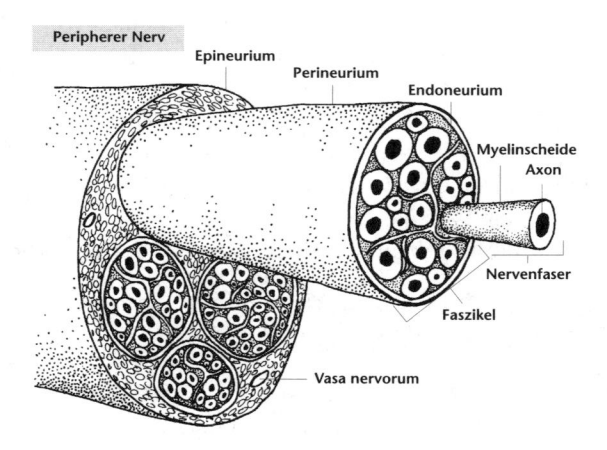

Abb. 1.1: Aufbau eines peripheren Nerven

1.4.1 Anatomische und physiologische Grundlagen der Nervenleitung

⁉ Frage: Wie wird ein Nervenimpuls fortgeleitet?

Antwort: An der Zellmembran des Neurons wird durch die Na/K-ATPase ein Ionengradient aufrecht erhalten, der zu einem negativen Membranpotential führt. Bei Erregung der Zelle werden membranständige Natriumkanäle geöffnet, so daß es zu einem Natriumeinstrom und somit zu einem kurzzeitigen Zusammenbrechen des elektrischen Potentials kommt. Nachfolgend wird durch den Kaliumausstrom wieder eine Depolarisation herbeigeführt.

Bei myelinisierten Nervenfasern können sich diese Prozesse nicht ungehindert kontinuierlich ausbreiten. Wegen der Isolation durch die Schwann'schen Zellen sind Depolarisierung und Repolarisierung an die Orte der Ranvier'schen Schnürringe gebunden. Das Aktionspotential „überspringt" die Isolationszonen: man spricht von Saltatorischer Erregungsleitung. Diese erfolgt wesentlich schneller, als es in marklosen Nerven der Fall ist.

⁉ Frage: Was ist Schmerz?

Antwort: Schmerz wird als eine unangenehme sensorische und emotionale Erfahrung definiert, die auf einer echten oder potentiellen Gewebeschädigung beruht. Er kann somit als Symptom oder Warnsignal verstanden werden. Durch Schmerzen werden lokale und generalisierte Abwehrmechanismen vegetativer, reflektorischer und bewußter Art ausgelöst.

⁉ Frage: Welche Komponenten sind an der Schmerzentstehung, Weiterleitung und Verarbeitung beteiligt?

Antwort: An der Schmerzentstehung können nozizeptive, neurale (Neuralgien, Deafferenzierung) und zentralnervöse, sowie psychische Faktoren beteiligt sein. Die Erregungen werden von den Nozizeptoren in schnell leitenden dünnen, markhaltigen A-delta Nervenfasern und langsam leitenden dünnen, marklosen C-Fasern über das Hinterhorn und den kontralateralen Vorderseitenstrang zum Thalamus, Limbischen System und Cortex weitergeleitet.

1.4.2 Lokalanästhetika

Frage: Kennen Sie verschiedene Gruppen von Lokalanästhetika? Bitte nennen Sie ein paar Beispiele.

Antwort: Dem chemischen Aufbau folgend kann man zwei Gruppen von Lokalanästhetika unterscheiden: Ester und Amide. Ihre Wirksamkeit ist vergleichbar, während metabolischer Abbau und allergene Potenz sich in beiden Gruppen unterscheiden.

Zu den Lokalanästhetika vom Estertyp gehören: Tetracain, Procain und Chlorprocain. Sie werden durch die Pseudocholinesterase abgebaut und können in Form ihres Metaboliten Paraaminobenzoesäure allergische Reaktionen auslösen. Im deutschen Sprachraum sind diese Substanzen wenig gebräuchlich. Lokalanästhetika vom neueren Amidtyp sind: Lidocain, Prilocain, Mepivacain, Bupivacain und Etidocain. Ihr Abbau erfolgt in der Leber. Allergische Reaktionen sind hier sehr viel seltener.

Frage: Worauf beruht die Wirksamkeit dieser Medikamente?

Antwort: Der Wirkort der Lokalanästhetika ist die Zellmembran exzitabler Gewebe. Je nach gewähltem Anästhesieverfahren muß das Medikament dabei die umgebenden Hüllen des Nerven durch Diffusion überwinden. Aufgrund ihrer basischen Eigenschaften sind die Lokalanästhetika in undissoziierter Form lipophil und dringen in die Nervenzelle ein. Dort entsteht das Kation als aktive Form, welches über eine Hemmung des Natriumeinstroms an den Natriumkanälen eine Stabilisierung des Nervenzellmembranpotentials bewirkt. Es kommt also zu einem Nicht-Depolarisationsblock, Aktionspotentiale werden nicht weitergeleitet.

Die basische Eigenschaft der Lokalanästhetika ist der Grund für ihre Unwirksamkeit im sauren, entzündlichen Milieu!

Frage: Haben Sie schon einmal etwas von einem Differenzialblock gehört?

Antwort: Ja. Nach der Injektion eines Lokalanästhetikums kann man eine festgelegte Abfolge des Wirkeintrittes an verschiedenen Fasern beobachten. Zuerst werden die sympathischen Funktionen, dann die sensiblen und zuletzt die motorischen gehemmt. Dies hängt mit dem Myelinisierungsgrad und der Dicke der Nervenfasern zusammen. Dickere (motorische) und stark myelinisierte Fasern sind wesentlich weniger empfindlich gegenüber den Lokalanästhetika als dünne und marklose.

> **Frage:** Welche Kriterien beziehen Sie in die Auswahl des geeigneten Lokalanästhetikums ein?

Antwort: Die einzelnen Lokalanästhetika unterscheiden sich hinsichtlich ihrer Wirkstärke, Toxizität, ihrer Anschlagszeit und Wirkdauer. Diese Unterschiede sind vor allem in dem Grad der Lipophilie, im pK_a-Wert und im Ausmaß der Proteinbindung begründet.

Da der individuelle pharmakologische Toxizitätsgrad der Lokalanästhetika durch Beachtung der spezifischen Dosierungsobergrenzen in seiner Wichtigkeit zurücktritt, spielt die Anschlagzeit und Wirkdauer die größte Rolle bei der Auswahl der geeigneten Substanz. Dabei ist die geplante Anästhesietechnik sowie die Art und Dauer des Eingriffs Entscheidungsgrundlage.

> **Frage:** Was müssen Sie bezüglich der Dosierung der Lokalanästhetika berücksichtigen?

Antwort: Auch die Dosierung des geeigneten Lokalanästhetikums hängt von der Art des geplanten Anästhesieverfahrens und den gewünschten Effekten ab. Sie kann durch die Konzentration und das Volumen des zugeführten Lokalanästhetikums verändert werden.

Dabei muß zur Blockade dickerer Nervenfasern eine höhere Konzentration gewählt werden, für dünnere Fasern sind geringere Konzentrationen erforderlich. Die Menge des Lokalanästhetikums beeinflußt vor allem seine Ausbreitung und ist deshalb abhängig zu machen vom Verfahren und dem Anästhesiegebiet.

> **Frage:** Manchmal werden Lokalanästhetika in besonderer Aufbereitungsform oder mit Zusätzen versehen eingesetzt. Wozu macht man das?

Antwort: Durch verschiedene Adjuvantien sollen die physikalischen oder pharmakokinetischen Eigenschaften der Lokalanästhetikalösungen verändert werden.

!? Frage: Welche Zusätze kennen Sie?

Antwort: Durch Zusatz von **vasopressorisch wirksamen Substanzen** wie Adrenalin, Phenylephrin oder Octapressin wird eine lokale Vasokonstriktion erreicht. Durch die verzögerte Resorption verlängert sich die Wirkdauer, und die Toxizität wird relativ gesenkt. **Carbonisierung** der Lokalanästhetika senkt den intrazellulären pH der Nervenzelle und verbessert so die Qualität der Blockade. Durch **Zusatz von Zuckern** kann das spezifische Gewicht der Lösungen erhöht werden. Diese hyperbaren Lösungen erlauben bei subarachnoidaler Gabe eine durch die Lagerung steuerbare Anästhesieausdehnung.

> Bei periduraler Gabe kann die vasodilatatierende Wirkung des CO_2 und die schnellere Freisetzung der Base allerdings erhöhte Blutspiegel erzeugen.

!? Frage: Wie kann es zu einer Intoxikation mit Lokalanästhetika kommen?

Antwort: Zu einer Toxikose durch Lokalanästhetika kann es kommen, wenn zu hohe Plasmaspiegel des Medikaments erreicht werden. Für das Auftreten von Symptomen ist außerdem die Anflutungsgeschwindigkeit von entscheidender Bedeutung. Die absolute Überdosierung durch zu hohe Konzentrationen oder zu großes injiziertes Volumen kann bei Beachtung der zulässigen Höchstmengen leicht vermieden werden.

Zu einer relativen Intoxikation kann es bei intravasaler Gabe, rascher Resorption, einem reduzierten metabolischen Abbau oder herabgesetzten individuellen Toleranzgrenzen kommen. Die intravasale Injektion muß durch sorgfältiges Aspirieren unbedingt vermieden werden. Die Resorptionsgeschwindigkeit hängt vom Injektionsort, den pharmakologischen Eigenschaften und der Verwendung von Zusätzen wie Adrenalin oder CO_2 ab. Der metabolische Abbau und die individuellen Toleranzgrenzen sind nicht beeinflußbar.

!? Frage: Bei welchen Regionalanästhesieverfahren werden die höchsten Blutspiegel erreicht?

Antwort: Die höchsten Plasmaspiegel werden bei der Interkostalblockade erreicht, die niedrigsten bei der Spinalanästhesie. Dazwischen liegen in absteigender Reihenfolge die Caudalanästhesie, die lumbale PDA, die Plexus-brachialis-Blockade, der 3 in 1 Block und die subkutane Infiltrationsanästhesie.

Frage: Worin äußert sich die Intoxikation?

Antwort: Da Lokalanästhetika ihre Wirkungen an allen exzitablen Geweben entfalten, können zu hohe Plasmaspiegel verschiedene Intoxikationserscheinungen hervorrufen. Diese Wirkungen betreffen vor allem das ZNS und das kardiovaskuläre System. Es lassen sich zwei Phasen unterscheiden:
- 1. Phase der Stimulation durch Dämpfung hemmender Einflüsse
- 2. Phase der Depression durch generalisierte Dämpfung der Hirnfunktion und kardiovaskuläre Depression.

In der ersten Phase stehen Unruhe, Verwirrtheit, Zittern, Muskelzuckungen und tonisch-klonische Krämpfe im Vordergrund. Nach dieser Erregungsphase mündet das Krankheitsbild in eine zentrale Atemlähmung und Koma, Bradykardie, RR-Abfall und Schock ein.

Frage: Was tun Sie, wenn Zeichen der Intoxikation auftreten?

Antwort: Da es kein spezifisches Antidot gegen Lokalanästhetika gibt, ist die Therapie darauf ausgerichtet, die Vitalfunktionen zu sichern und irreversible ZNS-Schäden durch langanhaltende Krämpfe zu vermeiden. Der Patient wird in Schocklagerung gebracht, und es wird rasch Volumen in Form von kristalloiden Lösungen gegeben. Es ist sofort Sauerstoff zuzuführen, der Patient sollte entweder aufgefordert werden zu hyperventilieren, oder er sollte über Maske/Tubus beatmet werden.
Es wird Diazepam in Dosen bis zu 30 mg i.v. zugeführt, bei schwerer kardiovaskulärer Depression außerdem evtl. Atropin, Akrinor und Katecholamine. Wenn kein Erfolg eintritt, ist nach den allg. Richtlinien eine kardiopulmonale Reanimation durchzuführen.

Neben der Hypoxämieprophylaxe wird durch Hyperventilation die Krampfschwelle gegenüber dem Lokalanästhetikum heraufgesetzt.

Frage: Welche Formen klinischer Anwendung von Lokalanästhetika kennen Sie?

Antwort: Die Verfahren zur Unterbrechung der afferenten Nervenleitung können auf verschiedenen Ebenen des peripheren Nervensystems und des Rückenmarks angewendet werden. Man unterscheidet Lokalanästhesien von Regionalanästhesien und diese noch einmal in periphere und rückenmarksnahe Blockaden.

Die IVRA nimmt eine Sonderstellung ein: sie wird zu den Regionalanästhesieverfahren gezählt, ist aber vorwiegend an den Endaufzweigungen der Nerven wirksam.

Region	Verfahren	Wirkort
Lokalanästhesie		
Peripher	Oberflächenanästhesie Hautquaddel Flächeninfiltration	Nervenendaufzweigungen
Regionalanästhesie		
Peripher	Nervenblockaden Plexusanästhesie	Nervenendaufzweigungen Peripherer Nerv Nervenplexus
Rückenmarksnah	Paraventraler Wurzelblock Periduralanästhesie	Spinalganglion Spinalwurzel Rückenmark
	Spinalanästhesie	Spinalwurzel Rückenmark

1.4.3 Intravenöse Regionalanästhesie

Frage: Können Sie kurz die Technik einer intravenösen Regionalanästhesie beschreiben?

Antwort: Nachdem an der zu operierenden Extremität ein venöser Zugang gelegt wurde und an ihr mit Esmarchbinde und Staumanschette eine Blutleere hergestellt wurde, werden ca. 30–60 ml Lokalanästhetikum in niedriger Konzentration injiziert. Der Manschettendruck sollte dabei am Arm 300, am Bein 500 mmHg betragen, um eine vorzeitige Ausschwemmung der Lösung mit systemischen Intoxikationen zu verhindern. Das Lokalanästhetikum darf keine vasokonstriktorischen Zusätze enthalten. Nach ca. 8 Min. ist eine vollständige Analgesie und gute Muskelerschlaffung erreicht. Die Wirkung kann durch Beendigung der Blutleere rasch aufgehoben werden.

Frage: Welche Kontraindikationen kennen Sie für die IVRA nach BIER?

Antwort: Am häufigsten wird die intravenöse Regionalanästhesie für Eingriffe am Unterarm und der Hand eingesetzt, die in Blutleere durchgeführt werden können. Für Eingriffe, die länger als 90 Min. dauern oder bei denen intraoperativ eine Aufhebung der Blutleere nötig ist, ist die IVRA also nicht geeignet. Kontraindikationen sind, wie bei jeder Form der Regionalanästhesie, die Ablehnung der Methode durch den Patienten, lokale Infektionen und periphere Nervenschädigungen aus forensischen Gründen. Außerdem ist das Verfahren bei Allergien auf Lokalanästhetika sowie Herzerkrankungen und Epilepsien, bei denen das rasche Anfluten der Lokalanästhetika schwerwiegende Folgen haben könnte, kontrainidziert.

> **Frage:** Wie entwickelt sich der Lokalanästhetikum-Blutspiegel nach dem Ablassen des Manschettendruckes?

Antwort: Aufgrund metabolischer Abbauprozesse ist der Plasmaspiegel umso kleiner, je länger die Blutleere gedauert hat. Deshalb sollte die Stauung frühestens nach 30–45 Min. gelöst werden. Es kommt dann zu einem doppelgipfligen Verlauf der Lokalanästhetikum-Blutkonzentration. Zunächst gelangt schlagartig das noch intravasal befindliche Lokalanästhetikum in den systemischen Kreislauf. Dann wird durch Umverteilungsprozesse das in den Geweben befindliche Lokalanästhetikum freigesetzt.

1.4.4 Blockade peripherer Nerven

> **Frage:** Kennen Sie Indikationen für die Blockade einzelner Nerven?

Antwort: Die Indikationen zur Blockade einzelner Nerven ist immer weiter zurückgedrängt worden. Je verträglicher die Allgemeinnarkosen, je zuverlässiger und nebenwirkungsärmer die rückenmarksnahen Verfahren und die Plexusanästhesien durch neue Techniken und verbessertes Instrumentarium wurden, desto seltener wurden Einzelblockaden durchgeführt.

Indikationen für die Anästhesie einzelner peripherer Nerven ergeben sich heute eigentlich nur noch bei sehr kleinen, umschriebenen OP-Gebieten und zur Vervollständigung nicht perfekt sitzender Plexus oder Spinal/Periduralanästhesien. Einen Sonderfall stellt die temporäre Nervenblockade zur Unterbrechung des circulus vitiosus bei chronischen Schmerzzuständen dar.

!? Frage: Wie ist der periphere Nerv aufzufinden?

Antwort: Knöcherne Fixpunkte und der Verlauf der Arterien können hilfreiche Orientierungen geben. Das Auslösen von Parästhesien im Versorgungsgebiet des betreffen Nerven und bei Verwendung eines Nervenstimulators auftretende Mißempfindungen oder motorische Antworten von Kennmuskeln zeigen die richtige Lage der Nadel an.

Während der Injektion des Lokalanästhetikums dürfen keine Schmerzen auftreten: Sie deuten auf eine intraneuronale Injektion hin, mit der Folge einer irreversiblen Nervenschädigung.

1.4.5 Plexusanästhesien

!? Frage: Durch welche Nerven wird der Arm sensibel versorgt?

Antwort: Der Arm wird durch Nerven des Plexus brachialis sensibel versorgt. Es handelt sich um Hautäste des N. radialis/medialis/ulnaris, sowie des N. musculocutaneus und axillaris. Die sensiblen Fasern treten nach ihrer Aufzweigung im Plexus brachialis in Höhe des 5. Halswirbels bis 2. Brustwirbels in das Rückenmark ein.

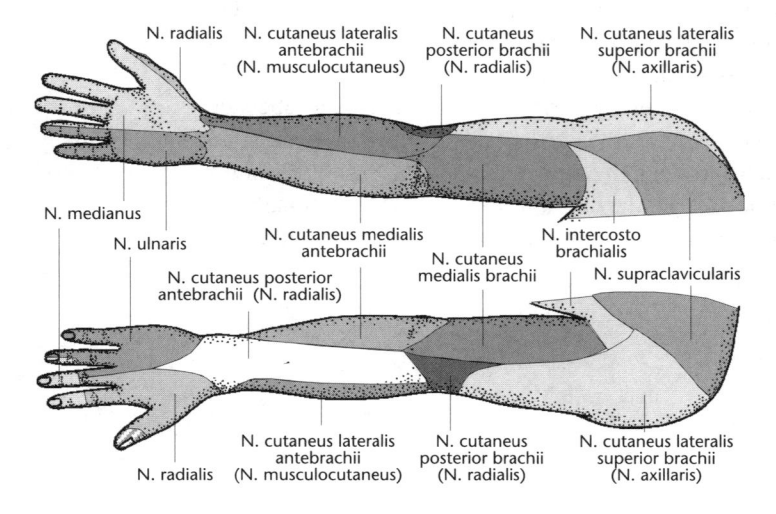

Abb. 1.2: Sensible Versorgungsfelder der oberen Extremität

1.4.5 Plexusanästhesien

> **Frage:** Kennen Sie verschiedene Zugangswege zur Durchführung einer Plexusanästhesie der oberen Extremität?

Antwort: Der Plexus brachialis erstreckt sich von den durch die Spinalnerven gebildeten Faszikeln durch die vordere Skalenuslücke oberhalb der ersten Rippe und unterhalb der Clavicula entlang der Arteria brachialis/axillaris in die Axilla. Für die Blockade des Plexus brachialis sind drei Zugangswege üblich:
- Meist wird der komplikationsärmste axilläre Zugang gewählt. Der Nachteil des Verfahrens ist allerdings die geringste Ausdehnung des Anästhesiegebietes auf Hand, Unterarm und Teile des Oberarms.
- Das älteste Verfahren ist die unmittelbar supraclaviculäre Blockade nach Kulenkampff. Hierbei werden zusätzlich der N. cutaneus brachii medialis und lateralis erreicht, so daß auch Eingriffe am Oberarm und Schultergelenk möglich sind.
- Beim interskalenären Block nach Winnie erstreckt sich das anästhesierte Gebiet bis auf den Schlüsselbeinbereich.

Verfahren	Blockierte Nerven
Axilläre Plexusblockade	N. radialis, N. medianus, N. ulnaris, N. cutaneus antebrachii post./med., N. cutaneus antebrachii lat., N. cutaneus brachii post./med.
Supraclaviculäre Blockade nach Kulenkampff superior	zusätzlich: N. cutaneus brachii lat. (N. axillaris)
Interskalenusblock nach Winnie	zusätzlich: N. intercostus brachialis, Nn. supraclaviculares, Teile des Plexus cervicalis

> **Frage:** Was ist der Unterschied zwischen allgemeinen und speziellen Kontraindikationen bei der Plexusanästhesie?

Antwort: Neben den allgemeinen Kontraindikationen, die für alle Regionalanästhesien gelten...
- Ablehnung der Methode durch den Patienten
- Lokale oder systemische Infektionen
- Systemische Nervenkrankheiten oder lokale Nervenschädigungen
- Gerinnungsstörungen
- Allergie gegen Lokalanästhetika.

... gibt es spezielle Kontraindikationen, die sich aus den spezifischen Komplikationsmöglichkeiten der verschiedenen Zugangswege ergeben. Diese sind durch die anatomischen Verhältnisse bedingt.

> **Frage:** Was für spezielle Komplikationen bei Anlage der supraclaviculären und interskalenären Plexusblockade kennen Sie?

Antwort: Bei der supraclaviculären Blockade stellt die Nachbarschaft zur Pleurakuppel einen Risikofaktor dar. In bis zu 5 % der Fälle kann ein Pneumothorax auftreten. Außerdem ist eine Blockade oder Schädigung des sympathischen Grenzstranges und des N. phrenicus möglich. Der Interskalenusblock nach Winnie kann gelegentlich bei Fehlpunktionen wegen der Nähe zum Spinalkanal zu einer hohen Periduralanästhesie oder totalen Spinalanästhesie führen. Außerdem kann auch hier eine Phrenicusparese, eine Vagusblock oder eine intravasale Injektion zu schwerwiegenden Komplikationen führen.

Lungenemphysem oder kontralaterale Lobektomien und Phrenicusparesen stellen deshalb Kontraindikationen für den supraclaviculären Zugangsweg dar!

> **Frage:** Haben Sie eine Ahnung, wann man kontinuierliche Plexusblockaden macht?

Antwort: Die kontinuierliche Blockade des Plexus brachialis kann für langdauernde Eingriffe, zur (postoperativen) Schmerztherapie oder zur Sympathikolyse durchgeführt werden.

Eine Sympathikolyse wird beispielsweise zur Arteriendilatation nach versehentlicher intraarterieller Injektion z.B. eines Barbiturats oder nach Replantationen durchgeführt. Dazu wird eine Kunststoffverweilkanüle oder ein dünner Katheter in die Gefäßnervenscheide eingelegt.

> **Frage:** Warum werden Plexusanästhesien an der unteren Extremität so selten durchgeführt?

Antwort: Da an der unteren Extremität kein gemeinsamer Übertritt der Nerven des Plexus lumbosacralis auf das Bein stattfindet, besteht hier nicht die Möglichkeit, die Sensibilität durch eine einzige Injektion des Lokalanästhetikums vollständig auszuschalten. Dafür wären mehrere Einzelblockaden nötig. Das ist jedoch im Vergleich zur einfacher und sicherer durchzuführenden rückenmarksnahen Anästhesie sehr umständlich. Für einen ambulanten Eingriff wäre dennoch durch die Kombination von 3 in 1 Block und Ischiadicusblock eine periphere Leitungsanästhesie möglich.

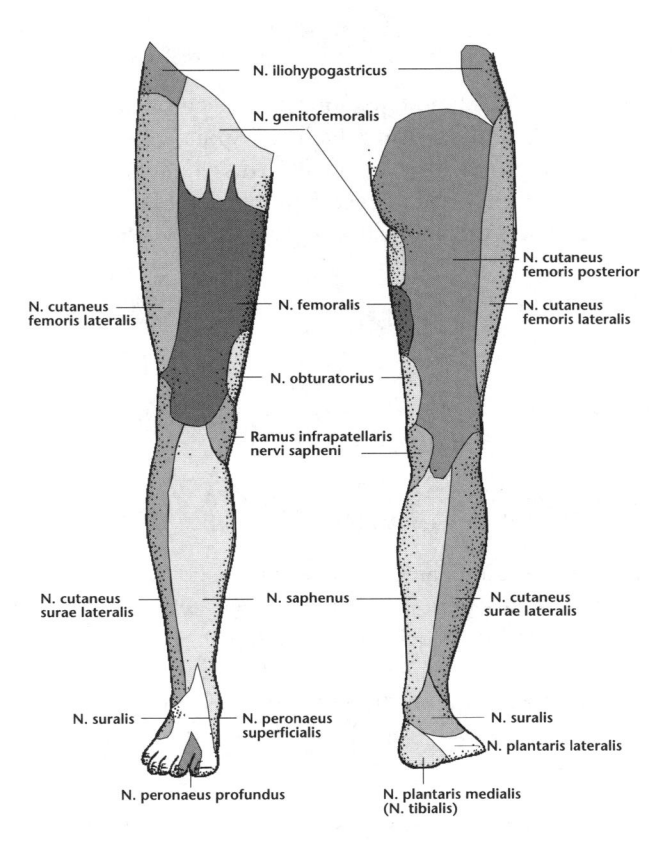

Abb. 1.3: Sensible Versorgungsfelder der unteren Extremität

> **Frage:** Welche drei Nerven werden im 3 in 1 Block anästhesiert und wo befindet sich dann das betäubte Areal?

Antwort: Für eine kombinierte Leitungsanästhesie im Bein wird das Lokalanästhetikum im Bereich des N. femoralis unterhalb des Leistenbandes injiziert. Durch proximale Ausbreitung der Lösung werden zusätzlich der N. cutaneus femoris lateralis und der N. obturatorius anästhesiert. Es ergibt sich dann ein schmerzunempfindliches Areal am anterioren, lateralen und medialen Oberschenkel sowie an der Vorderseite des Unterschenkels. Außerdem sind die sensible Versorgung des Hüftgelenkes und der Quadrizeps sowie die Adduktoren motorisch blockiert.

Der erste Teil der Frage allein erschien dem Prüfer wohl als zu leicht, deshalb hat er gleich noch etwas erweitert.

Frage: Was wäre eine Indikation für den 3 in 1 Block?

Antwort: Indikationen für den 3 in 1 Block sind Operationen am ventralen Oberschenkel, die Schmerztherapie z.B. um das Aufrichten zur Spinalanästhesie bei Schenkelhalsfraktur zu ermöglichen, oder die Ausschaltung reflektorischer Beinbewegungen bei urologischen Eingriffen. In Kombination mit dem Ischiadicusblock läßt sich die Indikation wesentlich weiter fassen.

1.4.6 Spinalanästhesie

Frage: Was ist eine Spinalanästhesie?

Antwort: Die Spinalanästhesie ist ein Regionalanästhesieverfahren, bei dem durch Einbringen des Lokalanästhetikums in den Subarachnoidalraum der unteren Lendenwirbelsäule eine reversible Blockade der sympathischen, sensorischen und motorischen Funktionen herbeigeführt wird. Das Lokalanästhetikum blockiert dabei nach Diffusion durch die Pia mater z.T. oberflächliche Bahnen des Rückenmarkes selbst. Der Hauptangriffsort liegt jedoch an den Spinalwurzeln der einzelnen Segmente.

Frage: Welche Indikationen gibt es für die Spinalanästhesie?

Antwort: Es gibt für die Spinalanästhesie keine zwingende Indikation. Das Verfahren kann aber oft für Eingriffe an den unteren Extremitäten, im Perianal- oder Genitalbereich sowie, bei entsprechender Ausdehnung, bei abdominellen Operationen mit Vorteil eingesetzt werden. Die Indikationsstellung ist vom Patienten selbst – seiner Akzeptanz des Verfahrens und seinen Vorerkrankungen – und von der Operationsdauer und Art des Eingriffes abhängig.

1.4.6 Spinalanästhesie

⁉ Frage: Bei den absoluten Kontraindikationen ist das Risiko für den Patienten durch die Subduralanästhesie in keinem Fall zu rechtfertigen. Können Sie einige davon nennen?

Antwort: Zu den absoluten Kontraindikationen sind zu zählen:
- Ablehnung der Methode durch den Patienten
- Störungen der Blutgerinnung (Medikamente, Erkrankungen)
- systemische und im Bereich der Punktionsstelle lokale Infektionsstellen
- Hypovolämie und Schock
- schwere Herzkreislauferkrankungen z.B. konstiktive Perikarditis, Aortenstenose
- Hirndruck
- Allergie gegen Lokalanästhetika.

Manche Prüfer verwenden etwas ungebräuchliche Bezeichnungen für bekannte Begriffe.

⁉ Frage: Warum ist eine lokale Hautinfektion im Punktionsbereich eine absolute Kontraindikation?

Antwort: Durch die Punktion könnten Keime in den Subarachnoidalraum verschleppt werden und dort eine Meningitis oder Enzephalitis auslösen. Aus diesem Grunde ist vor jeder Punktion auch die sehr sorgfältige Hautdesinfektion notwendig.

⁉ Frage: Welche Strukturen penetrieren Sie bei der Punktion des Liquorraumes?

Antwort: Beim häufiger gewählten medialen Zugangsweg werden folgende Strukturen durchstochen: Zunächst wird nach Penetration der Haut und des Unterhautfettgewebes das Ligamentum supraspinale erreicht. Das dahinterliegende Ligamentum interspinale grenzt ventral an das Ligamentum flavum. Dieses ist ca. 4–5 cm von der Hautoberfläche entfernt und ist bei der Punktion als deutlicher Widerstand zu spüren. Ventral des Ligamentum flavums beginnt der Periduralraum, der weniger mm breit ist und dessen innere Begrenzung von der Dura mater gebildet wird. Die Arachnoidea liegt der Dura, nur durch einen kapillären Raum getrennt, an. Dahinter befindet sich der Liquor cerbrospinalis.

Um das Risiko einer Verletzung des Rückenmarks zu minimieren, erfolgt die Punktion meistens zwischen 3. und 4. LWK. Der 4. LWK ist in der Regel leicht aufzufinden, da er sich in Höhe der Verbindungslinie der beiden Darmbeinkämme befindet.

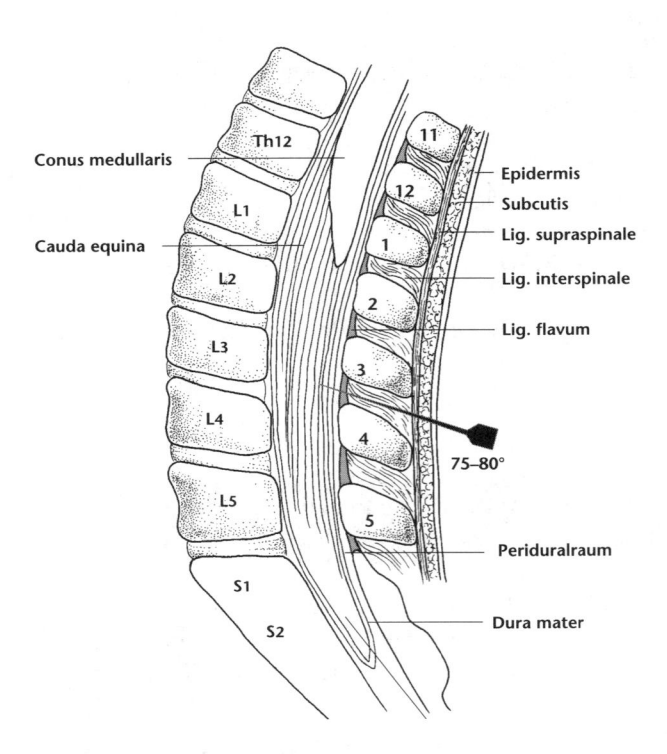

Abb. 1.4: Punktion des Liquorraumes

> **Frage:** Wofür würde ein nicht wasserklar aussehender Liquor sprechen?

Antwort: Blutiger Liquor spricht für eine Gefäßverletzung, xanthochromer Liquor für eine stattgehabte Massenblutung oder massiv erhöhten Eiweißgehalt, trüber Liquor für eine Zellzahlerhöhung. In diesen Fällen sollte eine Probe für weitere Labordiagnostik abgenommen werden, und die Spinalanästhesie muß dann abgebrochen werden.

> **Frage:** Was ist ein Dermatom? Geben Sie ein paar Beispiele!

Antwort: Ein Dermatom ist ein Hautbezirk, der von einem bestimmten Spinalnerven sensibel versorgt wird. Wichtige Segmente sind (zieht heimlich eingeschmuggelte Tafel aus der Tasche):

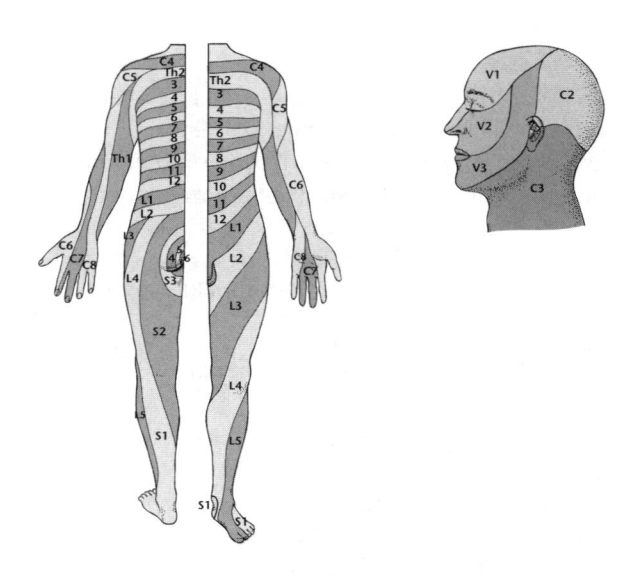

Abb. 1.5: Dermatome

⁉ Frage: Warum ist die Kenntnis der Dermatome bei diesem Anästhesieverfahren wichtig?

Antwort: Vor Operationsbeginn muß sich der Anästhesist davon überzeugen, daß das anästhesierte Areal das Operationsgebiet einschließt. Gleichzeitig muß eine (zu) hohe, aufsteigende Spinalanästhesie rechtzeitig erkannt werden, um den dadurch auftretenden Komplikationen präventiv begegnen zu können. Dazu ist die Kenntnis der Dermatome notwendig.

⁉ Frage: Sind alle 3 Nervenfunktionen in der gleichen Höhe blockiert?

Antwort: Nein! Die sympathische Blockade beginnt ca. 1–2 Segmente höher, die motorische Blockade 1–2 Segmente tiefer als die sensible Blockade. Das liegt daran, daß die minimale blockierende Konzentration der Lokalanästhetika für sympathische Fasern geringer und für motorische höher ist, als für sensible Nervenfasern.

Je höher aber die Sympathicusblockade liegt, desto ausgeprägter sind die durch den Blutdruckabfall bedingten Komplikationen.

⁉ Frage: Was ist eine Barbotage?

Antwort: Die Barbotage ist ein Verfahren, das bei Verwendung isobarer Lokalanästhetika Anwendung finden kann, um eine gute Durchmischung von Liquor und Lokalanästhetikum zu erreichen. Dazu wird intermittierend Liquor in die mit dem Lokalanästhetikum gefüllte Spritze aufgezogen und das Gemisch wieder in den Subarachnoidalraum zurückgespritzt. Dadurch wird eine hohe Anästhesieausdehnung erreicht. Der selbe Effekt kann aber auch durch eine schnelle Injektion des Lokalanästhetikums erreicht werden.

⁉ Frage: Was tun Sie nach der Injektion des Lokalanästhetikums?

Antwort: In der unmittelbar sich an die Applikation des Lokalanästhetikums anschließende Phase ist die Gefahr von Frühkomplikationen besonders groß. Deshalb muß eine sehr engmaschige Kontrolle der Anästhesieausdehnung, des Blutdruckes, der Herzfrequenz und der Atemfunktion erfolgen. Das weitere Vorgehen nach der subarachnoidalen Applikation des Lokalanästhetikums hängt von verschiedenen Faktoren ab:
- Dichte der verwendeten Lösung
- Geplante Anästhesieausdehnung
- Fixierungszeit des Lokalanästhetikums.

⁉ Frage: Welches sind die häufigsten Komplikationen, die im Rahmen dieses Anästhesieverfahrens auftreten?

Antwort: Man kann die Komplikationen bei der Punktion, Früh- und Spätkomplikationen unterscheiden.
- Bei der Punktion können Parästhesien und Schmerzen als Zeichen einer Läsion eines Spinalnerven auftreten, die Nadel könnte bei unvorsichtigen Manipulationen abbrechen oder es könnte zu einer versehentlichen intravasalen Injektion kommen.
- Die wichtigsten Frühkomplikationen sind der durch die Sympathikusblockade bedingte Blutdruckabfall, evtl. eine Bradykardie und die totale Spinalanästhesie bei Überdosierung oder Lagerungsfehlern.
- Die häufigsten Spätkomplikationen sind die Harnretention durch einen Parasympathikusblock im S_2–S_4 und der postspinale Kopfschmerz. Über Rückenschmerzen wird ebenfalls relativ häufig geklagt, neurologische Komplikationen sind dagegen selten.

Frage: Wie erklären Sie sich den postspinalen Kopfschmerz?

Antwort: Zu postspinalen Kopfschmerzen kommt es ein bis zwei Tage nach der Durapunktion durch anhaltenden Liquorverlust. Er tritt bei jungen Patienten und bei Verwendung großlumiger Kanülen häufiger auf, wird besonders im Sitzen oder Stehen empfunden und wird im Hinterkopfbereich lokalisiert. Therapeutisch wird flache Lagerung, reichliche Flüssigkeitszufuhr, Analgetikagabe und die Anlage eines periduralen „blood patch" mit Eigenblut empfohlen. Bei Verwendung der heute gebräuchlichen 25 oder 26 G-Spinalnadeln ist diese Komplikation glücklicherweise selten geworden.

1.4.7 Periduralanästhesie

Frage: Was ist der Periduralraum?

Antwort: Der Periduralraum ist ein ca. 3–6 mm breiter Raum, der sich zwischen der Dura mater des Rückenmarkes und den Knochen und Bändern des Wirbelkanals erstreckt. Vorn wird er vom Ligamentum longitudinale anterius und hinten vom Ligamentum flavum begrenzt. Seitlich steht er über die Foramina intervertebralia mit dem Paravertebralen Raum in Verbindung.

Im Periduralraum befinden sich Fett- und Bindegewebe, Arterien, Venen und Lymphgefäße sowie die Spinalnervenwurzeln. Im Normalfall herrscht ein leicht negativer Druck im Periduralraum, der bei starker Venenfüllung durch Schwangerschaft, Adipositas oder Husten aber positiv werden kann.

Frage: Wie können Sie den Periduralraum bei der Punktion indentifizieren?

Antwort: Zum Auffinden des Periduralraumes sind zwei Methoden gebräuchlich, die sich beide den subathmosphärischen Druck im Cavum epidurale zunutze machen.
- Bei der „Loss of resistance"-Methode wird eine mit Kochsalz gefüllte Spritze auf der Punktionskanüle unter Stempeldruck vorgeschoben. Nach Durchtritt durch das Ligamentum flavum verschwindet plötzlich der fast unüberwindliche Widerstand, und die Lösung läßt sich leicht in den Periduralraum einspritzen.

- Die Methode des „hängenden Tropfens" beruht darauf, daß ein an der Punktionsnadel hängender Kochsalztropfen durch den negativen Druck in den Periduralraum aspiriert wird, sobald die Nadelspitze diesen erreicht hat.

Frage: Unmittelbar nach der Lokalanästhetikuminjektion sagt Ihnen der Patient, er verspüre ein Wärme- und Schweregefühl in den Beinen. Was schließen Sie daraus?

Antwort: Bei der Periduralanästhesie entfaltet das Lokalanästhetikum seine Wirkung vorwiegend an den Spinalwurzeln der austretenden Nervenfasern. Da diese noch von der Dura umhüllt sind, die das Lokalanästhetikum durch Diffusion überwinden muß, tritt eine Wirkung erst nach 5 Min. auf. Die zur Operation nötige Analgesiequalität wird sogar erst nach 15–30 Min. erreicht.

Wenn der Patient also unmittelbar nach der Injektion Wirkungen angibt, die durch die Sympathikusblockade hervorgerufen werden, muß das Lokalanästhetikum den Subarachnoidalraum sofort erreicht haben. Somit liegt der Verdacht auf eine Durapunktion sehr nahe.

Frage: Was passiert, wenn Sie unbemerkt eine Dura verletzen?

Antwort: Eine Verletzung der Dura mit der meist dicken Punktionsnadel kann ein ausgeprägtes Liquorverlustsyndrom zur Folge haben. Wird die Duraperforation bemerkt, muß die Periduralanästhesie sofort abgebrochen werden. Evtl. kann man auf das Spinalanästhesieverfahren überwechseln. Die prophylaktische Anlage eines Eigenblutflickens ist in diesem Fall angezeigt.

Bleibt die Perforation dagegen unbemerkt und wird deshalb eine PDA-Vollwirkdosis des Lokalanästhetikums injiziert, so kommt es zur Ausbildung einer totalen Spinalanästhesie. Aus diesem Grunde wird immer, auch bei jeder Repetitionsdosis, zunächst eine Testdosis von 3–4 ml zugeführt, und erst wenn Zeichen der subarachnoidalen Blockade ausbleiben, wird die Volldosis gegeben.

⁉ Frage: Warum hat der Katheter, der für die kontinuierliche PDA verwendet wird, Entfernungsmarkierungen?

Antwort: Um eine kontinuierliche PDA für lange Operationen, in der Geburtshilfe oder zur Schmerztherapie durchführen zu können, wird ein Kunststoffkatheter in den Periduralraum eingelegt. Der Katheter sollte ca. 2–3 cm im Periduralraum liegen. Bei weiterem Vorschieben besteht die Gefahr des Abknickens, daß der Katheter sich aufrollt oder den Periduralraum durch ein Foramen intervertebrale wieder verläßt. Die Folge wäre die Unmöglichkeit, die Lösung zu injizieren oder eine ungenügende Anästhesie.

Die Distanz zwischen Haut und Periduralraum beträgt je nach Dicke des Unterhautfettgewebes ca. 4–7 cm. Der Katheter sollte also nicht weiter als bis zur 10 cm-Markierung vorgeschoben werden.

Bei dennoch auftretenden Injektionsschwierigkeiten kann man versuchen, den Katheter vorsichtig einen Zentimeter zurückzuziehen.

⁉ Frage: Welche Wirkungen hat die PDA auf die Darmtätigkeit?

Antwort: Die sympathische Versorgung des Darmes wird von den Segmenten Th_5–L_1 geleistet. Durch Blockade dieser Segmente kommt es zum Überwiegen der unbeeinträchtigten Vaguswirkung. Deshalb ist der Darm bei einer PDA hyperperistaltisch, kontrahiert und klein. Dadurch wird das operative Vorgehen bei abdominellen Eingriffen erleichtert. Außerdem soll die Häufigkeit eines postoperativen paralytischen Ileus dadurch vermindert werden.

⁉ Frage: Wie würden Sie das Lokalanästhetikum dosieren?

Antwort: Die Dosierung des Lokalanästhetikums hängt von der beabsichtigten Anästhesieausdehnung und der geplanten Qualität der Blockade ab. Ersteres ist durch das verwendete Volumen der Lösung, letzteres durch die Konzentration des Lokalanästhetikums steuerbar.

Das in den Periduralraum injizierte Volumen breitet sich relativ gleichmäßig sowohl nach oben als auch nach unten aus. Das Ausmaß der Ausbreitung ist abhängig von der Größe des Periduralraumes. Hohes Alter und erhöhter intraabdomineller Druck führen zu einer Verkleinerung des zur Verfügung stehenden Verteilungsvolumens. Sehr groß gewachsene Patienten benötigen dagegen ein höheres Volumen. Während bei 20jährigen ca. 1,5 ml/Segment nötig sind, beträgt das Volumen bei 80jährigen nur noch 0,8 ml/Segment.

Für sympathische Blockaden sind die geringsten, für motorische die höchsten Konzentrationen nötig. Danach richtet sich die Auswahl der Konzentration des Lokalanästhetikums.

Für eine gute Operationsanalgesie mit ausreichender motorischer Blockade wäre beispielsweise 1,5–2 % Prilocain geeignet. Bei Punktion zwischen L_2 und L_3 und geplanter Ausdehnung bis Th_8 bei einem 60jährigen Patienten (1,0 ml/Segment) wären 14 ml einschließlich der Testdosis nötig.

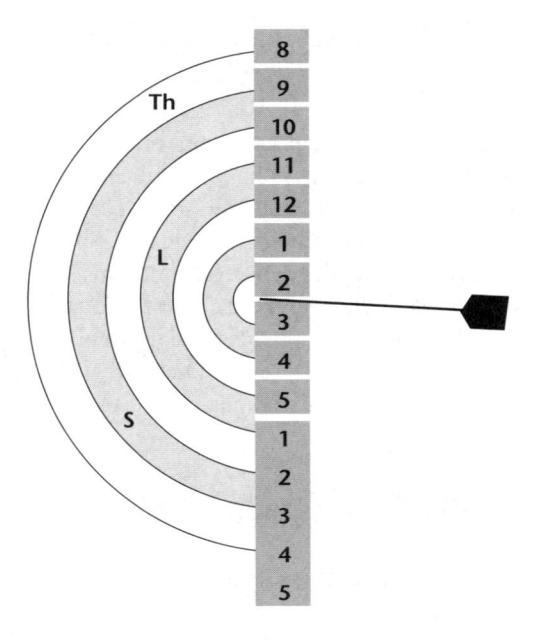

Abb. 1.6: Wirkung des Lokalanästhetikums bei PDA

⁉ Frage: Stellt die Heparinisierung eine Kontraindikation für die Durchführung einer PDA dar?

Antwort: Blutgerinnungsstörungen gelten als absolute Kontraindikationen für die Periduralanästhesie. Auch iatrogen durch Voll-Heparinisierung, ASS- oder Cumarin-Therapie herbeigeführte Veränderungen der Blutgerinnung machen hier keine Ausnahme. Bei Low-dose-Heparinisierung (z.B. mit 3 x 5000 IE per die) dagegen kann eine PDA durchgeführt werden. Allerdings wird teilweise empfohlen, in diesem Fall auf die am OP-Morgen fällige Heparingabe zu verzichten und sie erst nach der Punktion des Epiduralraumes zu injizieren.

⁉ Frage: Würden Sie einen Unterschied im geforderten Zeitabstand zwischen s.c.-Heparingabe und OP für unfraktionierte und für niedermolekulare Heparine machen?

Antwort: Die Halbwertszeiten und biologischen Wirkdauern unterscheiden sich bei unfraktionierten und bei niedermolekularen Heparinen. Aufgrund ihrer längeren Wirkdauer werden die niedermolekularen Heparine nur einmal täglich gegeben. Der Sicherheitsabstand zwischen letzter s.c.-Heparingabe und PDK-Anlage bzw. Spinalanästhesie sollte für unfraktionierte Heparine ca. 6 Std., für niedermolekulare Heparine mindestens 12 Std. betragen.

> **Frage:** Der Periduralkatheter findet auch in der Schmerztherapie Anwendung. Können Sie dazu auch andere Stoffe als Lokalanästhetika applizieren?

Antwort: Zur Schmerztherapie, z.B. von präfinalen Krebspatienten, kann der Periduralkatheter als wirksames Mittel zur Analgesierung angewandt werden. Dazu können Opioide injiziert werden, deren Wirkung lang anhält (bis zu 24 h) und andere Nervenfunktionen als die Schmerzleitung wenig beeinflußt. Sympathikus und Motorik werden also kaum beeinträchtigt. Ein weiterer Vorteil gegenüber der systemischen Opiatgabe besteht darin, daß Nebenwirkungen wie Atemdepression, Übelkeit oder Erbrechen und Harnretention seltener und in nicht so schwerer Form auftreten.

1.5 Anästhesie bei Patienten mit Vorerkrankungen und bei alten Menschen

1.5.1 Kardiovaskuläres System

Frage: Das perioperative Reinfarktrisiko beträgt in den ersten 6 Monaten nach Myokardinfarkt ca. 40 %! Wodurch läßt sich dies erklären?

Antwort: Dazu tragen prä-, intra- und postoperative Belastungen bei. Im Vordergrund stehen
- *präoperativ:* angst- und streßbedingte Tachykardien und inadäquate Infusionstherapie
- *intraoperativ:* Frequenzsteigerungen, Koronarspasmen, Blutdruckabfälle, blutungsbedingte Anämien Hypoxämie und Hyperkapnie, aber auch Alkalose erniedrigen das O_2-Angebot; der O_2-Bedarf wird erhöht durch Tachykardien, Pre- und Afterloadzunahme und positiv inotrope Medikamente
- *postoperativ:* Kältezittern, schmerzbedingte Tachykardien.

Immer wenn nach periop. Besonderheiten gefragt wird, bietet sich eine chronologische Gliederung an.

Daher gilt: möglichst keine Operation und Narkose innerhalb der ersten 6 Monate nach Herzinfarkt, möglichst Mindestabstand von 2 Jahren einhalten!

Frage: Welche Medikamente sollten bei Patienten mit KHK nicht eingesetzt werden?

Antwort: Ketamin löst eine sympathikotone Reaktion aus. Thiopental und Methohexital führen häufig zu RR-Abfällen und Herzfrequenzsteigerungen. Flunitrazepam verursacht ebenfalls RR-Abfälle. Halothan wirkt negativ inotrop,und steigert die Arrhythmiebereitschaft, und DHB kann durch die α-Blockade RR-Abfälle und Herzfrequenzsteigerungen auslösen.

Frage: Wie würden Sie dann eine Narkose bei einem KHK-Patienten führen?

Antwort: Bewährt hat sich Etomidate zur Narkoseeinleitung, welches zur Unterdrückung von Intubationsreaktionen mit Fentanyl komplettiert werden sollte. Relaxantien, die keine Histaminliberation verursachen, können angewandt werden. Die Narkose wird mit einem volatilen Anästhetikum und Lachgas aufrecht erhalten.

Frage: Halten Sie das Ausweichen auf eine rückenmarksnahe Anästhesieform für eine risikoarme Alternative?

Antwort: Die spinale oder periduale Anästhesie bietet, obwohl systemisch wirkende Medikamente eingespart werden nicht nur Vorteile. Eine ausreichende Anxiolyse und Sedierung, z.B. durch Midazolam, ist unbedingt erforderlich, um streßbedingte Frequenzanstiege zu verhindern. Der mitunter ausgeprägte Blutdruckabfall kann den Koronarperfusionsdruck kritisch senken. Eine Blockade der Nn. accelerantes kann eine akute Herzinsuffizienz induzieren.

Eine Suggestivfrage, daher einfach. Die Begründung sollte aber nicht fehlen.

Frage: Warum sollten während der Narkose auftretende Tachykardien bei Patienten mit Mitral-/Aortenstenose rasch therapiert werden?

Antwort: Bei Stenosierungen der Mitral- bzw. Aortenklappen hängt eine genügende Auswurffraktion des linken Vorhofs bzw. der linken Kammer von einer ausreichenden Zeitspanne ab. Bei einer Tachykardie fällt deshalb das HZV ab. Aus dem gleichen Grunde kann ein peripherer Blutdruckabfall nicht durch ein erhöhtes HZV kompensiert werden. Unter Umständen ist eine zerebrale oder koronare Minderperfusion die Folge.

Bei Insuffizienzen der linkskardialen Herzklappen können hingegen eine leichte Tachykardie und ein geringer Blutdruckabfall durch eine Verminderung des Regurgitationsvolumens einen positiven Effekt haben.

Frage: Weshalb verlangen einige Anästhesisten, daß Patienten mit Hypertonie ihre Medikamente auch am Operationsmorgen einnehmen?

Antwort: Hypertoniker wären bei plötzlichem Absetzen der antihypertensiven Therapie aufgrund auftretender Reboundphänomene durch hypertone Krisen besonders gefährdet. Koronarinsuffizienz und Herzinfarkt, Linksherzversagen mit Lungenödem und zerebrale Komplikationen wären u.U. die Folge.

Reize, auf die mit starken Blutdruckanstiegen zu rechnen ist, sind Laryngoskopie, In- und Extubation, Streß, Angst und Schmerzen. Prophylaktisch wirkt eine ausreichende Prämedikation, Fentanyl und eine Oberflächenanästhesie zur Intubation sowie eine ausreichende Narkosetiefe.

> **Frage:** Wie kommt es, daß Hypertoniker nicht nur durch intraoperative Hochdruckkrisen, sondern auch durch Blutdruckabfälle gefährdet sind?

Antwort: Sofern nicht eine arteriosklerosebedingte Wandstarre der Gefäße vorliegt, verfügen Hypertoniker über eine deutliche Reaktivitätssteigerung ihrer Gefäßmuskulatur. Außerdem liegt bei Hypertonikern häufig eine reaktive Hypovolämie vor.

Von daher können perioperativ durch Vasodilatatoren, Sympatikolyse bei rückenmarksnaher Blockade oder durch überdosierte volatile Anästhetika ausgeprägte Blutdruckabfälle ausgelöst werden. Eine adäquate Volumensubstitution, positiv inotrope Pharmaka wie Dobutrex oder Akrinor können hier Abhilfe schaffen. Nur im Ausnahmefall sind vasoaktive Substanzen nötig.

1.5.2 Hämatologisches System

> **Frage:** Können Sie jetzt vielleicht noch etwas zu Narkose und Porphyrie sagen?

Antwort: Ein Anfall der akut intermittierenden Porphyrie kann auch durch verschiedene Medikamente ausgelöst werden. Zu nennen sind da vor allem Barbiturate, aber auch alle anderen gebräuchlichen Einleitungsmedikamente, Pentazocin, Lidocain, Phenytoin und Sulfonamide. Außerdem stehen eine Reihe von weiteren Pharmaka im Verdacht, eine akute intermittierende Porphyrie auslösen zu können. Dazu sind auch die halogenierten volatilen Anästhetika zu zählen. Erlaubt sind dagegen unter anderem Fentanyl, DHB, Lachgas, alle Relaxantien, Phenothiazine und Anticholinergika, so daß sich die NLA als relativ sichere Anästhesieform anbietet.

Die Formulierung macht deutlich, das der Prüfer schon sehr zufrieden ist und nun durch sehr spezielle Fragen die Tiefe des Wissens ausloten möchte.

Frage: Welche Laboruntersuchungen halten Sie zur Diagnose von Gerinnungsstörungen für sinnvoll?

Antwort: Als globale Suchtests haben sich 5 Laboruntersuchungen bewährt:
- Thrombozytenzählung
- Fibrinogenkonzentration
- PTT
- TZ
- Quick.

Es kommt bei den häufigsten Gerinnungsstörungen jeweils zu charakteristischen Befundkombinationen. Zur Beurteilung der Thrombozytenfunktion kommt als klinischer Test auch die Bestimmung der Blutungszeit in Frage.

Nun wieder eine einfache Frage. Nur bei angeborenen Gerinnungsstörungen (z.B. Hämophilie A/B, v. Willebrand-Syndrom) ist die Bestimmung einzelner Faktoren des plasmatischen Gerinnungssystems nötig.

Frage: Können Sie bei einem Hämophilie A-Patienten, bei dem ein Kniegelenksersatz durchgeführt werden soll, eine regionale Anästhesie machen?

Antwort: Bei allen Patienten mit angeborenen, erworbenen und iatrogenen Gerinnungsstörungen sollte auf jede Form der Regionalanästhesie verzichtet werden, weil ausgedehnte Hämatombildung zu bleibenden neurologischen Schädigungen führen kann.

Bei der Hämophilie A liegt ein unterschiedlich stark ausgeprägter Mangel an Faktor VIII vor, so daß es zu großflächigen Haut-, Muskel-, und Gelenkblutungen und verstärkten Nachblutungen bei Verletzungen kommt. Vor größeren operativen Eingriffen und für die Zeit der Wundheilung ist durch Gabe von Faktor VIII-Gerinnungspräparaten eine Aktivität von mindestens 50 % anzustreben. Trotzdem verbietet sich die Regionalanästhesie bei diesem Patienten.

Fallbeispiel

Sie sollen eine Narkose bei einem Patienten machen, der beim Sprung vom 5-Meter-Brett auf einen anderen Schwimmer sprang und sich dabei mehrere Knochenbrüche und schwere innere Verletzungen zuzog. Die vitalbedrohlichen Verletzungen sind bereits versorgt, es wurden viele Bluttransfusionen benötigt. Nun sollen die Frakturen operativ behandelt werden, aber Ihnen fallen disseminierte petechiale Blutungen auf. Woran denken Sie?

Manche Prüfer verpacken ihre Fragen in Fallbeispiele. Daduch wird es nicht immer leichter.

Antwort: Eine Massivbluttransfusion kann zu einer deutlichen Verschlechterung des Gerinnungsstatus des Patienten führen, weil in älteren Blutkonserven wenig Thrombozyten und eine geringe Aktivität der Gerinnungsfaktoren V und VIII vorhanden sind. Petechiale Blutungen legen den Verdacht auf eine Thrombozytopenie nahe. Deshalb sollte die Thrombozytenzahl bestimmt werden.

Wenn sich bei jenem polytraumatisierten Patienten im Blutbild eine Thrombozytopenie 20 000 findet, so ist die Infusion von Thrombozytenkonzentraten indiziert. Es sind ca. 3 TKs notwendig, um die Thrombozytenzahl beim Empfänger um 10 000/mm^3 anzuheben.

Frage: Läßt sich die Thrombozytopenie allein durch die Verdünnung erklären?

Antwort: Als Ursache für die Verminderung der Thrombozytenzahl wird neben der Verdünnung die Thrombozytolyse durch Antikörper bei Infusionen nicht HLA-identischen Blutes verantwortlich gemacht. Deshalb ist neben der Rhesus-AB0-Kompatibilität bei Langzeittherapie mit Blutkonserven auch auf die HLA-Kompatibilität von Patient und Spender zu achten.

Frage: Wodurch unterscheiden sich FFP und PPSB voneinander?

Antwort: Fresh-Frozen-Plasma und Prothrombinkomplexpräparate können zur Therapie von Gerinnungsstörungen eingesetzt werden.

FFP wird aus der Spende einer Einzelperson durch Abzentrifugieren aller korpuskulären Bestandteile gewonnen, tiefgefroren und bei Bedarf einem AB0-kompatiblen Empfänger übertragen. Es enthält alle Plasmabestandteile in physiologischer Konzentration. Es kann zum Plasmaersatz bei Infusionen von Erythrozytenkonzentraten oder zur Therapie eines klinisch manifesten Gerinnungsfaktorenmangels eingesetzt werden.

PPSB ist ein durch Fraktionierung aus gepoolten Plasma gewonnenes Gerinnungsfaktorenkonzentrat, welches die Faktoren II, VII, IX und X enthält und zur Therapie der Hämophilie B oder einer Cumarinüberdosierung eingesetzt werden kann.

Nennt der Prüfer Abkürzungen, so kann man diese in der Antwort „übersetzen". In der eigenen Antwort sollte man nicht zu viele davon bringen. Das kommt oft nicht gut an.

1.5.3 Respiratorisches System

Frage: Warum fordern Sie rauchende Patienten auf, möglichst frühzeitig vor der OP den Nikotinabusus eunzustellen?

Antwort: Das Rauchen führt zu einer erhöhten Inzidenz pulmonaler Komplikationen. Zum einen stellt es einen wesentlichen ätiologischen Faktor für zahlreiche Erkrankungen dar. Dazu sind Arteriosklerose und kardiale Krankheiten, chronische Emphysembronchitis und maligne Neoplasien zu zählen. Zum anderen werden durch den Nikotinabusus, aber auch akute Störungen physiologischer Vorgänge im Respirationstrakt bewirkt:
- der tracheo-bronchiale Sekrettransport wird durch Schädigung der Ziliarfunktion beeinträchtigt
- die Funktion alveolärer Makrophagen wird unterdrückt
- die tracheale Schleimhypersekretion verengt die kleinen Luftwege
- der Anteil von CO-Hb wird auf bis zu 20 % gesteigert, Polyglobulie ist die Folge
- und die Magensekretproduktion wird angeregt.

Frage: Bei welchen Patienten würden Sie präoperativ eine Lungenfunktionsüberprüfung veranlassen?

Antwort: Indikationen für eine präoperative Überprüfung sind zum einen pulmonale Vorerkrankungen, zum anderen OPs, die mit einer Beeinträchtigung der Atemfunktion einher gehen, z.B. intrathorakale und Oberbaucheingriffe.

Frage: Welche Konsequenzen kann ein pathologischer Wert in der Lungenfunktionsüberprüfung haben?

Antwort: In Kombination mit der BGA erlaubt die Lungenfunktionsüberprüfung eine Abschätzung des Schweregrades von respiratorischen Vorerkrankungen und somit des Risikos von pulmonalen Komplikationen.
Man bestimmt die Totalkapazität, Vitalkapazität, funktionelle Residualkapazität, forciertes expiratorisches Volumen und setzt die gewonnenen Werte in Beziehung zum Alter und Geschlecht des Patienten. Bei pathologischen Werten sollte, wenn die Zeit dies zuläßt, zunächst eine möglichst starke Annäherung an die Normwerte angestrebt werden. Dazu können intensive Atemgymnastik, IPPB (intermittend positive pressure breathing) und medikamentöse Maßnahmen durchgeführt werden. Entscheidungen über

das postoperative Vorgehen, z.B. Intensivpflichtigkeit mit Nachbeatmung, werden erleichtert.

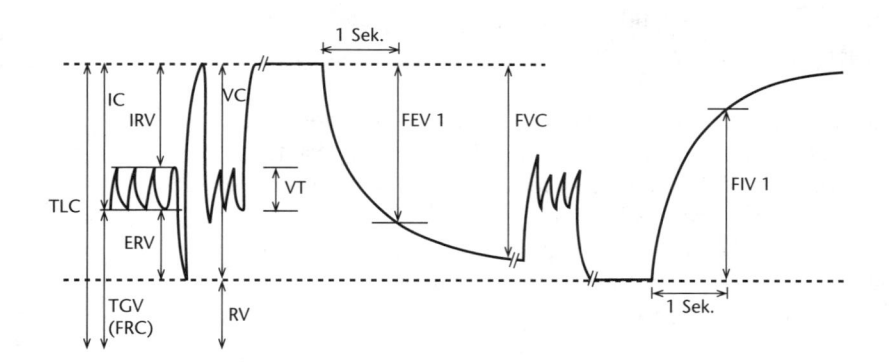

IRV = inspiratorisches Reservevolumen
RV = Residualvolumen
TGV = thorakales Gasvolumen
TLC = totale Lungenkapazität
VC = (inspiratorische) Vitalkapazität
VT = Atemzugvolumen
ERV = exspiratorisches Reservevolumen
FEV1 = exspiratorische Sekundenkapazität
FIV1 = inspiratorische Sekundenkapazität
FRC = funktionelle Residualkapazität
FVC = forcierte Vitalkapazität
IC = inspiratorische Kapazität

Abb. 1.7: Spirometrie

Frage: Was glauben Sie, wodurch sind Patienten mit pulmonalen Vorerkrankungen am meisten gefährdet?

Antwort: Die perioperative Gefährdung von Patienten mit Vorerkrankungen der Atmungsorgane beruht zu einem geringeren Teil auf intraoperativen Komplikationen, wie Laryngospasmus, Bronchospasmus, Pneumothorax und Lungenödem. Häufiger sind jedoch Komplikationen von Seiten der Lunge in der postoperativen Phase. Es kann zu Pneumonien und Atelektasen, aber auch zu einer akuten respiratorischen Insuffizienz kommen. Aus diesem Grunde sollten elektive Eingriffe nicht durchgeführt werden, solange nicht ein für diese Patienten optimaler Funktionszustand erreicht ist.

⁉ Frage: Welches Narkoseverfahren würden Sie bei einem Patienten mit Asthma bronchiale empfehlen?

Antwort: Manipulationen oder Medikamente, die eine Obstruktion auslösen oder verstärken können, sollten beim Patienten mit Asthma bronchiale vermieden werden. Bei kurz dauernden Eingriffen oder entsprechenden OP-Gebieten sind Maskennarkosen bzw. Regionalanästhesien günstig, weil sonst durch den Tubusreiz ein Bronchospasmus ausgelöst werden kann. Ist eine Allgemeinanästhesie notwendig, so sollte die Einleitung mit Etomidate oder Ketamin und die Aufrechterhaltung mit dem broncho-dilatatorisch wirkenden Halothan erfolgen.

Medikamente, die mit einer Histaminliberation einhergehen, z.B. Succinylcholin, Thiopental, Methohexital, Opioide, außerdem Cholinesterasehemmer, Atropin, β-Blocker sind dagegen ungünstig.

Bei Fragen nach Vorerkrankungen ist immer zweierlei zu bedenken:
1 Welche Einflüsse hat die Narkose auf den Krankheitsverlauf?
2 Inwiefern beeinflußt die Krankheit die Narkoseführung?

⁉ Frage: Welche Besonderheiten sind bei der Beatmung eines Patienten mit obstruktiver Lungenerkrankung zu beachten?

Antwort: Asthmatiker und Emphysematiker benötigen aufgrund von Ventilationsstörungen und Verkleinerung der Lungenoberfläche ein besonderes Beatmungsregime: Die Atemfrequenz sollte niedrig und das Inspirationszeit- zu Exspirationszeitverhältnis auf 1:3 angehoben werden, um trotz Obstruktion oder Kollaps der kleinen Atemwege eine Abatmung zu gewährleisten.

Anderenfalls kann es zum pCO_2-Anstieg und /oder Air-trapping mit Gefahr des Zerreißens von Emphysembläschen oder Alveolen kommen. Pneumothorax/-mediastinum wäre die Folge.

Aus diesem Grunde sollten
- möglichst **niedrige Beatmungsdrucke** aufgewendet werden.
- Der **O_2-Anteil** am Atemgemisch muß evtl. über 30 % hinaus **erhöht** werden.
- Bei chronischen Lungenerkrankungen stellt u.U. der niedrige pO_2 den einzigen Atemantrieb dar. Daran muß besonders bei der Ausleitung gedacht werden!

1.5.4 Leberkrankungen

Fallbeispiel
Im Rahmen der Prämedikationsvisite kommen Sie zu einem Patienten, der einen leichten Ikterus und Hautsuffusionen aufweist. Woran denken Sie?

Antwort: Ein Ikterus in Kombination mit flächenhaften Hautblutungen kann als Zeichen einer Leberexkretionsstörung und -synthesestörung gedeutet werden. Da eine pathologische Leberfunktion die Narkose auf verschiedene Art und Weise beeinflussen kann, ist eine präoperative Abklärung erforderlich. Bei begründetem Verdacht aud eine akute Virushepatitis oder einen Schub einer chronisch-persistierenden Hepatitis ist aufgrund einer erhöhten perioperativen Mortalität jeder Elektiveingriff kontraindiziert. Bei diabetischer Fettleber oder alkoholischer Hepatitis sollte durch strenge diätetische Maßnahmen ebenfalls zunächst eine Normalisierung angestrebt werden.

Frage: Welche Leber-Laborwerte bestimmen Sie präoperativ zur Abschätzung der Synthesefunktion?

Antwort: Störungen der Synthesefunktion werden in einem niedrigen Albumingehalt, Cholinesterasespiegel oder Quickwert sichtbar. Nötigenfalls muß eine Dosisreduktion von Medikamenten mit hoher Proteinbindung erwogen werden. Bei Synthesestörungen muß mit einer erhöhten Toxizität der Lokalanästhetika vom Estertyp und einer verlängerten Succinylcholinwirkdauer gerechnet werden, weil sie durch die Pseudocholinesterase des Plasmas abgebaut werden. Außerdem ist eine verstärkte Blutungsneigung zu erwarten.

Man kann 3 Hauptfunktionen der Leber unterscheiden: die Metabolisierungs-, Synthese- und Exkretionsfunktion. Diese Teilfunktionen können durch spezielle Laborparameter untersucht werden, allerdings sind sie nur im Ausnahmefall isoliert gestört.

Frage: Wie beeinflußt eine gestörte Metabolisierungsfunktion die Narkose?

Antwort: Die Metabolisierungsfunktion kann indirekt über das Ausmaß eines Leberzellschadens abgeschätzt werden. Dazu werden GOT, GPT, LDH, γ-GT, GLDH bestimmt. Bei Störungen in diesem Bereich muß mit verlängerter Wirkdauer von hepatisch metabolisierten Medikamenten gerechnet werden: Opiate, Barbiturate, Lokalanästhetika vom Amidtyp, Benzodiazepine, Ketamin und Neuroleptika. Außerdem liegen häufig durch einen sekundären Hyperaldosteronismus bedingte Elektrolystörungen vor.

Frage: Können Sie sich vorstellen, daß auch die Narkose die Leberfunktion beeinflußt?

Antwort: Im Rahmen der Narkose beeinflussen verschiedene Mechanismen die Leberfunktion. Bei Lebergesunden spielen diese Einflüsse eine geringe Rolle. Anders dagegen sieht es bei Patienten aus, die bereits eine Vorschädigung der Leber aufweisen. Bei ihnen sind die Kompensationsmöglichkeiten eingeschränkt, so daß narkosebedingte Veränderungen zu einer Verschlimmerung des Krankheitsbildes führen können.

Zu beachten ist dabei
- daß praktisch alle Inhalationsanästhetika zu einer Verminderung der Leberdurchblutung führen
- daß einige Substanzen oder ihre Metaboliten direkt lebertoxisch wirken und deshalb bei Vorerkrankungen möglichst nicht eingesetzt werden sollten (z.B. Halothan)
- daß auch ein lokalanästhesiebedingter RR-Abfall zu einer Minderperfusion mit Einfluß auf die Metabolisierungsfunktion führen kann
- daß es zu pharmakokinetischen Interaktionen kommen kann, die eine Verlängerung der Wirkdauer einzelner Medikamente zur Folge haben.

1.5.5 Nierenerkrankungen

⁉ Frage: Welche Nebenwirkungen der Inhalationsnarkotika halten Sie im Zusammenhang mit der Nierenfunktion für erwähnenswert?

Antwort: Durch die gängigen volatilen Anästhetika kommt es zu einer verminderten Perfusion der Niere und von daher zu einer Abnahme der glomerulären Filtrationsrate und Urinproduktion. Renal eliminierte Pharmaka können dadurch in ihrer Wirkdauer verlängert werden. Nach Enflurannarkosen wurde vereinzelt eine durch den erhöhten Fluoridspiegel bedingte Einschränkung der Konzentrationsfähigkeit gefunden. Bei im Rahmen einer Niereninsuffizienz erhöhten Kaliumspiegeln kann die durch Halothan hervorgerufene Arrhythmiebereitschaft zu gefährlichen Rhythmusstörungen führen.

Zusammenfassend läßt sich jedoch feststellen, daß die negativen Einflüsse der Inhalationsanästhetika auf die Nierenfunktion gering sind und bei gesunden Personen zu keinen Problemen führen.

Auch bei niereninsuffizienten Patienten ergeben sich kaum Einwände gegen eine Inhalationsnarkose. Komplikationsmöglichkeiten sind eher durch die Anämie, Elektrolytstörungen, Hypervolämie und Hypertonie zu erwarten.

⁉ Frage: Bei der Auswahl des geeigneten Muskelrelaxans zur Narkose eines niereninsuffizienten Patienten müssen Sie einiges bedenken. Was ist das?

Antwort: Bei der Relaxierung niereninsuffizienter Patienten ergaben sich früher bei der Anwendung von Pancuronium und Alcuronium besondere Probleme, die durch die verlängerte Wirkdauer dieser renal eliminierten Relaxantien hervorgerufen wurden. So wurden über Tage anhaltende Muskelrelaxierungen anurischer Patienten beobachtet.

Succinylcholin kann wegen seines plasmatischen Abbaus zwar eingesetzt werden, jedoch muß die kaliumfreisetzende Wirkung bei den ohnehin meist hyperkalämischen Patienten einschränkend beachtet werden. Man wird heute in aller Regel Vecuronium oder Atacurium bevorzugen, die wegen ihres hohen Metabolisierungsgrades kaum zu Komplikationen führen. Trotzdem ist eine zusätzliche Überwachung mit einem Nervenstimulator wünschenswert.

Frage: Wie planen Sie die Infusionstherapie beim Patienten mit eingeschränkter Nierenfunktion?

Antwort: Um eine Hyperhydratation und Elektrolytstörungen zu vermeiden, ist der perioperativen Infusionstherapie besondere Sorgfalt zu widmen. Als Faustregel hat es sich bewährt, mit einer kaliumfreien Elektrolytlösung die
- tägliche **Restdiurese**
- das durch die **Perspiratio** abgegebene Wasser abzüglich des metabolischen Wassers und
- **besondere Verluste**, wie sie bei Erbrechen, Diarrhoe, Fieber und Schweißneigung auftreten zu ersetzen.

Die Messung des ZVD kann hierbei als weiterer Parameter herangezogen werden. Blutverluste sollten ab 20 % Volumenverlust ersetzt werden. Bei geringen Verlusten ist eine Transfusion trotz des niedrigen Hb-Wertes in der Regel nicht nötig, da die Patienten daran adaptiert sind.

1.5.6 Endokrinologische Störungen

Frage: Warum sollte vor einer Operation bei Schilddrüsenerkrankungen ein euthyreoter Zustand herbeigeführt werden?

Antwort: Sowohl bei Hyperthyreosen als auch bei Hypothyreosen ist im unbehandelten Zustand die Komplikationsrate erhöht. Deshalb sollte präoperativ ein euthyreoter Zustand angestrebt werden. Bei hyperthyreoten Patienten können der perioperative Streß, aber auch das Operationstrauma sonst eine thyreotoxische Krise auslösen. Hypothyreote Patienten sind vor allem durch Hypothermie, Hypoventilation und erhöhte Medikamentenempfindlichkeit gefährdet.

Frage: Was ist eine thyreotoxische Krise?

Antwort: Die thyreotoxische Krise ist durch
- Hyperthermie
- Tachyarrhythmien, Vorhofflimmern und hypertensive Krisen
- Agitiertheit, Bewußtseinseintrübung und -losigkeit
- enterale Störungen wie Diarrhoen und Erbrechen gekennzeichnet und kann trotz maximaler Therapie letal enden.

Neben der präoperativen Euthyreose tragen eine adäquate Sedierung und Sympatikusblockade zur Prophylaxe bei.

> **!? Frage:** Welche antihypertensive Therapie würden Sie prä- und intraoperativ zur Adrenektomie bei einem Patienten mit Phäochromozytom einsetzen?

Antwort: Das Phäochromozytom kann durch exzessive Katecholaminausschüttungen zu persistierender Hypertonie, hypertensiven Krisen, Tachykardien, Arrhythmien, Hyperglykämie und Gewichtsverlust führen. Der Patient ist vor allem durch die Arrhythmien, eine mögliche Hirnmassenblutung, Hochdruckenzephalopathie und die Linksherzüberlastung gefährdet. Deshalb sollte eine präoperative α-Blockade mit Phenoxybenzamin und evtl. eine β-Blockade zur Normalisierung der Kreislaufsituation eingesetzt werden. Intraoperativ kann der kürzer wirkende α-Blocker Phentolamin oder das noch besser steuerbare Nitroprussid-Na oder Nitrate zur Blutdrucksenkung verabreicht werden.

Nach der Tumorentfernung ist aufgrund der Gefäßweitstellung jedoch mit verstärkten Hypotensionen zu rechnen. Deshalb ist auf einen ausreichenden Volumenersatz zu achten.

> **!? Frage:** Weshalb müssen Sie zur Planung Ihres anästhesiologischen Vorgehens wissen, ob ein Patient Diabetiker ist?

Antwort: Der Diabetes mellitus gehört zu den häufigsten endokrinologischen Störungen überhaupt. Zwar sind die Einflüsse der gängigen Narkoseverfahren auf den Blutzucker gering, doch kann sowohl der Typ I als auch Typ II Diabetes ein besonderes Vorgehen erfordern, um in der perioperativen Phase auftretende Gefahren zu vermeiden. Durch Streß, Nahrungskarenz und Folgekrankheiten kann es nämlich zu Hyper- und Hypoglykämien, ketoazidotischem, hyperosmolarem und hypoglykämischem Koma kommen.

Als Folgeschäden, die für die Anästhesie von Bedeutung sind, sind vor allem Polyneuropathien mit Schädigungen des autonomen Nervensystems, Atherosklerose und Hypertonus, KHK und Mikroangiopathien mit diabetischer Nephrosklerose zu nennen. Forensische Aspekte sind hierbei nicht zu vernachlässigen.

> **!? Frage:** Was ist das Behandlungziel beim Diabetiker?

Antwort: Da die Gefahr diabetisbedingter Komplikationen von der Höhe der Schwankungen im Blutzuckertagesprofil abhängt, ist perioperativ eine stabile Einstellung das Ziel der Therapie. Dazu sollte der Blutzucker präoperativ den internistischen Kriterien eines gut eingestellten Diabetes genügen. Die Umstellung der Therapie ist in den meisten Fällen nicht nötig.

Frage: Wie können Sie Blutzuckerschwankungen unmittelbar perioperativ gering halten?

Antwort: Das erforderliche Vorgehen hängt vom Diabetestyp und der bisherigen Therapie ab.
- Ein diätetisch eingestellter Diabetes braucht keine spezielle Therapie.
- Beim Typ II Diabetes sollten Biguanide wegen der Laktatazidosegefahr präoperativ abgesetzt werden. Sulfonylharnstoffe können dagegen bis zum Vorabend weitergenommen werden. In Ausnahmefällen, z.B. bei längerer postoperativer Nahrungskarenz kann die Umstellung auf Altinsulin nötig sein.
- Patienten mit auf Depot-Insulin eingestelltem Diabetes werden aufgrund besserer Steuerbarkeit auf Altinsulin umgestellt.
- Typ I Diabetiker müssen auch am OP-Tag Insulin und Glucoseinfusionen erhalten. Der Blutzucker ist dann mittels dieser Kombination möglichst konstant zu halten. Deshalb werden – wie bei anderen Diabetesformen – engmaschig Blutzuckerkontrollen durchgeführt.

1.5.7 Neuro-muskuläres System

Frage: Perioperative Krampfanfälle können zu pulmonalen Aspirationen Wiederaufbrechen frischer Operationsnähte und Dislokationen versorgter Frakturen führen. Deshalb ist die Krampfanfallprophylaxe wichtigstes Ziel in der perioperativen Therapie epileptischer Patienten. Und wie erreichen Sie das?

Antwort: Man kann das erreichen durch die Fortführung der bisherigen antikonvulsiven Therapie auch am Operationsmorgen und die Vermeidung von krampfauslösenden Medikamenten und Maßnahmen wie Enfluran, Ketamin, krampfschwellensenkende Neuroleptika und Hyperventilation. Daraus ergibt sich, daß die Regionalanästhesie vorteilhaft sein kann. Evtl. ist zusätzlich die prophylaktische Gabe von Diazepam i.v. günstig.

Die postoperative Neueinstellung der antiepileptischen Therapie in Zusammenarbeit mit Neurologen wird dennoch häufig nicht zu umgehen sein.

⁉ Frage: Warum geben Sie einem Parkinsonkranken keine Neuroleptika zur Prämedikation?

Antwort: Beim Parkinsonkranken liegt zentral ein Ungleichgewicht der Neurotransmitter Dopamin und Acetylcholin vor. Dies kann zu der klassischen Symptomentrias Rigor, Tremor, Akinese führen, die auch anästhesiologische Probleme verursachen kann. Neuroleptika wirken durch die Besetzung zentraler Rezeptoren dopaminantagonistisch und bewirken so eine Verschlimmerung des Krankheitsbildes. Die Gefährdung des Patienten durch muskulär bedingte Atemstörungen und Schluckstörungen würde dadurch also erhöht werden.

⁉ Frage: Wissen Sie, weshalb bei der anästhesiologischen Anamnese so großer Wert auf die Fragen nach Muskelerkrankungen gelegt wird?

Antwort: Die Neuro- und Myopathien können sowohl bei der Auswahl des Narkoseverfahrens als auch bei der Planung des intraoperativen und postoperativen anästhesiologischen Vorgehens besondere Überlegungen erfordern.
- Die Inzidenz der Malignen Hyperthermie ist bei Patienten mit Myopathien erhöht.
- Bei der Anwendung von atemdepressiven Medikamenten und Muskelrelaxantien ist Vorsicht geboten.
- Evtl. ist postoperativ eine Nachbeatmung bis zur Stabilisierung des neuromuskulären Systems nötig. Darüber ist der Patient zu informieren.

⁉ Frage: Können Sie das bitte am Beispiel der Myasthenia gravis etwas näher erläutern?

Antwort: Die Myasthenia gravis ist eine autoimmunologisch bedingte Krankheit, bei der es durch eine Zerstörung der ACh-Rezeptoren zu einer Schwäche der quergestreiften Muskulatur kommt. Die Betroffenen benötigen meist eine Dauertherapie mit Cholinesterasehemmern. Zahlreiche Medikamente, die z.T. auch Anwendung in der Anästhesie finden, können das Krankheitsbild verschlechtern. Sie sind deshalb zu vermeiden.

Die Patienten haben meist genaue Arzneimittellisten bei sich, welche Medikamente erlaubt und welche verboten sind.

Frage: Wie sieht Ihre medikamentöse Therapie also aus?

Antwort: Präoperativ sind Cholinesterasehemmer in gewohnter Dosierung weiter zu geben, intraoperativ wird die Therapie intravenös fortgeführt. Lokalanästhetika vom Estertyp sind kontraindiziert, Regionalanästhesien werden deshalb nur mit amidartigen Lokalanästhetika durchgeführt. Die Intubation ist bei Allgemeinanästhesie obligat, da durch die Dauertherapie meist eine Bronchialhypersekretion vorliegt. Es sollte auf den Einsatz von Muskelrelaxantien verzichtet werden. Oft ist eine Nachbeatmung notwendig, extubiert wird nur nach Rückkehr einer ausreichenden Spontanatmung; evtl. ist die kontinuierliche Cholinesterasehemmerzufuhr in einem Tropf notwendig.

Postoperativ muß die Dauertherapie häufig neu eingestellt werden.

1.5.8 Adipositas und Sucht

Frage: Weshalb dürfen einige Medikamente bei adipösen Patienten nicht nach Körpergewicht dosiert werden?

Antwort: Bei der Fettsucht liegt eine übermäßige Vermehrung des Fettgewebes vor, so daß das Körpergewicht mehr als 40 % über dem Idealgewicht liegt. Das Fettgewebe stellt damit einen wesentlich vergrößerten Verteilungsraum für lipophile Substanzen dar. Die Eliminationshalbwertszeit dieser Medikamente ist deshalb deutlich verlängert. Andererseits ist es ein Kompartiment, welches nicht an der Verteilung hydrophiler Substanzen teilnimmt.

Frage: Machen Sie das bitte an Beispielen deutlich!

Antwort: Lipophile Injektionsanästhetika (Thiopental, u.a.) müssen höher als bei gleichgroßen Normalgewichtigen, aber niedriger als sonst nach kgKG dosiert werden. Muskelrelaxantien müssen ungefähr dem **Normalgewicht** entsprechend dosiert werden. Inhalationsanästhetika werden in der Anflutungsphase zwar geringer dosiert, man muß später jedoch mit einer verlängerten Abflutungszeit rechnen.

Die Residualkapazität ist bei Adipösen kleiner. Bei hohen Opioiddosen ist vermehrt mit Rebound-Phänomenen zu rechnen.

⁉ Frage: Woran denken Sie, wenn Ihnen ein Patient am Vortag der Operation eingesteht, er tränke seit Jahren regelmäßig große Alkoholmengen?

Antwort: Der chronische Alkoholabusus kann zahlreiche Folgekrankheiten nach sich ziehen, die die Narkose beeinflussen können.
- Lebererkrankungen
- Kardiomyopathien
- Periphere Polyneuropathie
- Ernährungsstörungen
- Megaloblastische Anämie.

Perioperativ kann sich ein Alkoholentzugssyndrom in Form eines Deliriums tremens entwickeln. Intraoperativ ist aufgrund von Kreuztoleranzen und Enzyminduktion mit einem erhöhten Narkotikabedarf zu rechnen.

⁉ Frage: Die Gabe von opioidhaltigen Analgetika kann bei Patienten mit überwundener Abhängigkeit erneut eine Sucht auslösen. Patienten nach erfolgreicher Opioidentzugsbehandlung sollten deshalb auch im Rahmen der Operation keine Opioide zur Analgesie erhalten. Wie können Sie dennoch Schmerzfreiheit erreichen?

Antwort: Wenn der Eingriff dies zuläßt, sollte eine regionale Anästhesieform bevorzugt werden. Bei Allgemeinnarkosen kann Schmerzfreiheit meist durch volatile Anästhetika, peripher wirksame Analgetika und evtl. Periduralkatheter gewährleistet werden.

1.5.9 Schock und Verbrennungen

⁉ Frage: Worauf müssen Sie bei der Narkoseeinleitung im Schock besonderes Augenmerk richten?

Antwort: Die Narkoseeinleitung im Schock ist wegen erhöhter Aspirationsgefahr und der Bedrohung der Herz-Kreislauf-Funktion durch weitere Depressionen extrem risikoreich. Deshalb sollte eine Operation möglichst erst durchgeführt werden, wenn sich die Situation des Pat. durch die Primärbehandlung stabilisiert hat. Ist ein Notfalleingriff unumgänglich, so ist auf folgendes zu achten:

- Die Patienten sind aspirationsgefährdet, deshalb muß eine „Ileus-Einleitung" durchgeführt werden.
- Eine zusätzliche Kreislaufdepression durch Pharmaka sollte, soweit möglich, vermieden werden: zur Einleitung werden Etomidate und Ketamin, die geringe Herz-Kreislauf-Wirkungen haben, eingesetzt.
- Alle Narkotika sind geringer als sonst zu dosieren, da durch das verringerte Verteilungsvolumen und den reduzierten Metabolismus relativ höhere Blutspiegel erreicht werden
- Regionalanästhesie und Vasodilatatoren sind im Schock kontraindiziert.

Frage: Patienten mit Verbrennungen benötigen für die mitunter sehr schmerzhafte tägliche Wundtoilette eine Narkose. Was schlagen Sie vor?

Antwort: Für ausgedehnte häufige Wundversorgungen ist Ketamin wegen seiner potenten analgetischen Wirkung und der meist erhaltenen Schutzreflexe besonders geeignet. Die Kreislaufsituation wird durch Stimulation des Sympathikus nicht zusätzlich negativ beeinflußt. Außerdem ist die durch Ketamin hervorgerufene Atemdepression gering. Falls eine Muskelrelaxierung notwendig erscheint, müssen nicht-depolarisierende Relaxantien eingesetzt werden. Succinylcholin kann bei Schwerbrandverletzten exzessive Hyperkaliämien auslösen, die im Stande sind, irreversible Herzstillstände hervorzurufen.

1.5.10 Anästhesie bei alten Menschen

Frage: Können Sie mir sagen, wann ein Patient alt ist?

Antwort: Bei der Beurteilung des Alters eines Patienten kann man das biologische vom chronologischen Alter unterscheiden. Diese müssen nicht zwangsläufig übereinstimmen. Mit einer Festsetzung des Seniums auf die Gruppe der über 65jährigen wird man also nicht allen Patienten gerecht. Das Alter läßt sich am ehesten als eine Zustand beschreiben, in dem die Kompensationsmöglichkeiten des Organismus so weit abgenommen haben, daß die Anpassung an körperliche und psychische Belastungen nur noch eingeschränkt gelingt.

Frage: Welche Alterungsprozesse beeinflussen Ihre Narkoseführung besonders?

Antwort: In allen Organsystemen des menschlichen Körpers finden physiologische Alterungsprozesse statt. Für das anästhesiologische Vorgehen sind vor allem die kardio-pulmonalen Veränderungen, die Einschränkungen der Nieren- und Leberfunktion sowie morphologische und physiologische Veränderungen im Bereich des Nervensystems von Bedeutung. Zu den physiologischen Alterungsvorgängen tritt eine erhöhte Inzidenz pathologischer Prozesse hinzu: Alte Patienten sind oft polymorbide, und die Narkoseführung muß zusätzlich an die Begleiterkrankungen angepaßt werden.

Frage: Woran liegt es, daß man die meisten Medikamente bei alten Menschen niedriger dosieren muß, als man das sonst tut?

Antwort: Die Pharmakotherapie alter Menschen muß an die altersbedingten Veränderungen in Kinetik und Dynamik der Medikamente angepaßt werden.
- Durch die Abnahme des zirkulierenden Blutvolumens, des Gesamtkörperwassers, der Muskelmasse und evtl. eine Zunahme des Fettgewebes kommt es zu einer anderen Zusammensetzung der Verteilungsräume.
- Im Alter liegt häufig eine Hypalbuminämie vor, so daß es zu einer geringeren Plasmaproteinbindung der Pharmaka kommt.
- Die nachlassende Nieren- und Leberfunktion bedingt eine längere Eliminationshalbwertszeit.
- Die gesteigerte Empfindlichkeit des ZNS auf zahlreiche Narkotika drückt sich in einem niedrigeren MAC-Wert und einem geringeren Narkotikabedarf aus. Paradoxe Reaktionen treten gehäuft auf.
- Der im Alter verkleinerte Peridualraum führt zu einem kleineren Lokalanästhetikavolumenbedarf pro zu blockendem Segment.
- Die Rezeptorendichte an den Zellmembranen nimmt im Alter ab, so daß mit kleineren Dosen gleiche Wirkungen wie bei jüngeren hervorgerufen werden können.

Frage: Inwiefern beeinflußt das hohe Alter eines Patienten Ihre Auswahl des Narkoseverfahrens?

Antwort: Das Alter eines Patienten hat auf die Auswahl des Narkoseverfahrens weniger Einfluß als die Art des Eingriffes und die Vorerkrankungen des Patienten. Man wird in höherem Alter etwas mehr Gewicht auf die regionalen Anästhesieverfahren legen.

Trotzdem sind auch allgemeine Narkosen bei Beachtung der veränderten Pharmakokinetik ohne wesentlich höheres Risiko möglich. Aufgrund der häufig vorliegenden Vorerkrankungen wie Hypertonus, KHK und Herzinsuffizienz sind Blutdruckabfälle im Rahmen der spinalen oder periduralen Regionalanästhesie bei älteren Patienten zum einen häufiger und zum anderen gefährlicher.
Bei Allgemeinanästhesien soll es dagegen öfter zu pulmonalen Komplikationen, Thrombosen und postoperativen Verwirrtheitszuständen kommen.

1.6 Anästhesie in den speziellen Fachgebieten

1.6.1 Neurochirurgie

Frage: Haben Sie schon einmal etwas von der Monroe-Kellie-Doktrin gehört?

Antwort: Die Monroe-Kellie-Doktrin besagt, daß das intrakranielle Volumen mit seinen drei Kompatimenten Hirngewebe, Liquor und intravasales Blutvolumen konstant ist. Jede Volumenzunahme eines Kompatimentes führt somit zu einer Erhöhung des normalerweise 5–15 mmHg betragenden intrakraniellen Druckes.

Frage: Können Sie erläutern, warum einer sorgfältigen kontrollierten Beatmung bei der Therapie des erhöhten Hirndruckes besondere Bedeutung zukommt?

Antwort: Die zerebrale Durchblutung wird nun durch pH, pCO_2 und pO_2 des Blutes wesentlich mit beeinflußt. Über eine Verengung der zerbralen Arteriolen senkt eine kontrollierte Hyperventilation auf einen pCO_2 von 28–30 mmHg das intrakranielle Blutvolumen und somit den Hirndruck. Hyperkapnie und Hypoxämie haben genau den gegenteiligen Effekt. Husten und Pressen bewirken durch einen Anstieg des venösen Druckes ebenfalls eine Zunahme des intrakraniellen Drucks. Aus diesem Grunde ist auch eine PEEP-Beatmung bei Verdacht auf Hirndruck kontraindiziert. Ein pH-Abfall, wie er bei Hyperkapnie aber auch bei metabolischer Azidose auftritt, führt zu einer Arteriolendilatation, einer dadurch bedingten Volumenzunahme der dünnwandigen Hirnvenen und zu einem erhöhtem intrakraniellen Druck.

Frage: Welche hirndrucksenkenden Maßnahmen kennen Sie noch?

Antwort: Der Hirndruck wird innerhalb enger Toleranzgrenzen konstant gehalten. Unterhalb dieser Werte kann es zur zerebralen Ischämie, oberhalb zu Hirnödemen, Einklemmung und Hirntod kommen. Der intrakranielle Druck ist abhängig von den Blutgasen, arteriellem Blutdruck, ZVD und Körpertemperatur. Neben der kontrollierten Hyperventilation können
- Lagerung mit um ca. 30° erhöhtem Oberkörper
- kontrollierte Hypotension unter die Grenze der zerebralen Autoregulation bzw. Senkung eines erhöhten RR auf normotone Werte bei gestörter Autoregulation
- kontrollierte Hypothermie
- verschiedene pharmakolog. Maßnahmen den erhöhten Hirndruck senken.
- bei Liquoraufstau kann eine Ventrikeldrainage eine rasche Normalisierung des intrakraniellen Drucks erlauben.

Frage: Welche Medikamente senken denn den Hirndruck?

Antwort:
- Kortikoide reduzieren vor allem bei Tumorödemen den Hirndruck, die Hirncompliance wird verbessert.
- Barbiturate (z.B. Thiopental) senken den zerebralen Blutfluß auf Werte von 20 ml/100 g/min und den Hirnstoffwechsel.
- Osmodiuretika können nach diagnostischer Abklärung (Kontraindikation: intrakranielle Blutung, kardiale Erkrankungen) Hirndruckspitzen abfangen.
- Diuretika (z.B. Furosemid) können bei gestörter Blut-Hirnschranke positiv wirken.

Frage: Allgemeinanästhesien zu intrakraniellen Eingriffen werden häufig als Neuroleptanästhesien gefahren. Wissen Sie, weshalb?

Antwort: Durch die volatilen Anästhetika kommt es auch intrazerebral zu einer Vasodilatation mit konsekutivem Hirndruckanstieg. Zusätzlich wird die Autoregulation der Hirndurchblutung aufgehoben, so daß jede Blutdruckschwankung sich über eine Erhöhung/Erniedrigung des zerebralen Perfusionsdruckes in einer Veränderung des intrakraniellen Drucks auswirkt. Ketamin, Succinylcholin und Lachgas können ebenfalls einen Anstieg des

Hirndruckes hervorrufen. Die Einflüsse von Opioiden und Neuroleptika auf Hirndurchblutung und -stoffwechsel sind dagegen gering. So ist die Neuroleptanästhesie nach Einleitung mit Thiopental unter ausreichender Relaxierung zum Vermeiden von Husten und Pressen, kontrollierter Hyperventilation und engmaschiger Kontrolle hämodynamischer Parameter die Narkose der Wahl.

Frage: Wie würden Sie Patienten vor neurochirurgischen Operationen prämedizieren?

Antwort: Bewußtseinsgetrübte oder komatöse Patienten sollten keine Sedativa erhalten. Insbesondere bei Patienten mit intrakranieller Raumforderung sind diese, sowie Opioide, wegen ihrer atemdepressorischer Wirkung und konsekutiv ansteigendem p_aCO_2 und intrakraniellen Drucks kontraindiziert. Bei den übrigen Patienten ist die durch cerebrale Erkrankungen evtl. gesteigerte Empfindlichkeit auf Sedativa bei der Dosierung zu berücksichtigen. Paradoxe Reaktionen werden gehäuft beobachtet.

1.6.2 Ophthalmologie

Frage: Was ist der okulo-kardiale Reflex?

Antwort: Im Rahmen der intraoperativen Manipulationen am Auge, speziell durch den Druck auf den Bulbus occuli oder Zug an den äußeren Augenmuskeln, kann der okulo-kardiale Reflex ausgelöst werden. Seine afferenten Impulse werden über den N. trigeminus, die efferenten über den N. vagus geleitet. Dadurch wird am Herzen eine Bradykardie bis hin zur Asystolie ausgelöst. Die Therapie besteht in Gabe von 0,25–0,5 mg Atropin i.v.

Frage: Warum werden Patienten nach Augenoperationen meist in tiefer Narkose extubiert?

Antwort: Husten, Pressen, Würgen und Atemanhalten erhöhen über eine Steigerung des ZVD und damit des allgemeinen Venendruckes den Augeninnendruck erheblich. Dies muß vor allem nach intraokulären OPs vermieden werden. Während der Operation selbst ist auf eine ausreichende Narkosetiefe und Muskelrelaxierung zu achten, damit nicht unwillkürliche Augenbewegungen das Auge und das Operationsergebnis gefährden.

!? Frage: Wie wird der Augeninnendruck durch verschiedene, in der Anästhesie gebräuchliche Medikamente beeinflußt?

Antwort: Ketamin und Succinylcholin erhöhen – vermutlich über Faszikulationen der äußeren Augenmuskeln – den Augeninnendruck. Dadurch können bei perforierenden Augenverletzungen Innenstrukturen nach außen gepreßt werden.

Diese Medikamente sind deshalb bei der Narkose ophthalmologischer Patienten kontraindiziert. Atropin beeinflußt bei systemischer Gabe den Augeninnendruck nicht. Aus Sicherheitsgründen kann man dennoch vor Atropingabe lokal ein Miotikum verabreichen. Praktisch alle anderen gebräuchlichen Narkotika und Lokalanästhetika beeinflussen den Intraokulären Druck nicht oder senken ihn sogar.

!? Frage: Die meisten Augenoperationen werden in einer lokalen Anästhesie mit einem Retrobulbärblock durchgeführt. Wo sehen Sie dann ihre Aufgabe als Anästhesist?

Antwort: Die Leistung der Anästhesie besteht in diesem Fall in einem sogenannten „stand-by". Stand-by ist dabei definiert als die Überwachung und Sicherung der Vitalfunktionen während eines operativen oder diagnostischen Eingriffs, ohne daß der Anästhesist eine Narkose durchführt.
- Der Anästhesist überwacht die Vitalfunktionen mit dem gleichen Monitoring, wie es auch zu einer Allgemeinanästhesie notwendig wäre: Monitor-EKG, nicht-invasive Blutdruckmessung, Pulsoximetrie.
- Darüber hinaus ist ein sicherer venöser Zugang mit laufender Elektrolytinfusion notwendig. Meist wird dem Patienten über diesen Zugang auch ein Sedativum intravenös appliziert.
- Eine Notfallausrüstung muß in unmittelbarer Reichweite vorhanden sein für den Fall, daß Komplikationen eintreten.

Der Anästhesist übernimmt während der stand-by-Funktion die volle ärztliche Verantwortung, daß heißt, daß er den Raum nicht verlassen darf, damit er im Bedarfsfall sofort tätig werden kann.

1.6.3 HNO und Kieferchirurgie

Fallbeispiel
Sie sollen kurzfristig für einen erkrankten Kollegen einspringen und eine Allgemeinanästhesie für eine kombinierte Adeno- und Tonsillektomie durchführen. Sie kennen nur den Namen des Patienten. Worauf stellen Sie sich ein?

Antwort: Die geplante Operation läßt auf einen kleinen Patienten schließen – ein Kind. Da ist es gar nicht so günstig, daß ein anderer die Narkose macht als der, der die Prämedikationsvisite durchgeführt hat. Ich stelle mich also auf psychische Probleme des kleinen Patienten, auf Schwierigkeiten bei der Venenpunktion und Narkoseeinleitung ein. Außerdem muß ich auf evtl. lockere Milchzähne bei der Intubation achten und rechne mit Schwierigkeiten bei der Narkoseausleitung, wie Laryngospasmus, und mit Nachblutungen.

Frage: Worauf müssen Sie bezüglich der Tubuslage während einer Tonsillektomie achten?

Antwort: Nach der Intubation mit einem cufflosen Spiraltubus setzt der Operateur meist einen Mundsperrer ein. Dadurch, und durch die folgenden operationsbedingten Manipulationen, kann es zu Verschiebungen des Tubus kommen. Ich muß also besondere Aufmerksamkeit auf die Thoraxexkursionen, Atemgeräusche und den Beatmungsdruck richten, um Tubusfehllagen rechtzeitig zu erkennen.

Ein Spiraltubus kann nicht abknicken, bei anderen Tuben besteht diese Gefahr.

Frage: Es gibt ein Gas, das bei Mittelohroperationen in einer bestimmten Weise dosiert wird.

Antwort: Lachgas diffundiert in luftgefüllte Hohlräume. Dieses kann für den Operateur bei Mittelohroperationen störend sein, oder sogar das Operationsergebnis gefährden. Deshalb beschränkt man die N_2O-Zufuhr auf 50 Vol% und stellt das Lachgas ca. 20 Min. vor dem Verschluß des Mittelohres ganz ab.

Manche Prüfer lieben es, ihre Fragen nicht als Fragen zu formulieren.

Frage: Um eine relative Blutleere im OP-Gebiet zu erreichen, injiziert der Operateur bei Ohr- und Nasenoperationen mitunter Adrenalin ins OP-Gebiet. Welches volatile Anästhetikum verbietet sich dann?

Antwort: Halothan kann schon für sich genommen Arrhythmien auslösen, indem es das Herz gegen Katecholamine sensibilisiert. Deshalb sollte man Halothan möglichst nicht in Kombination mit Katecholaminen einsetzen.

Frage: Welchen Intubationsweg wählen Sie für eine geplante Neckdissection?

Antwort: Da es sich um eine ausgesprochen langwierige Operation handelt, und die Patienten meist auch postoperativ beatmungspflichtig bleiben, wähle ich von vornherein den nasalen Zugangsweg und verwende Low-pressure-Tuben.

Dazu ist es oft günstig, die Nasenschleimhaut vor dem Einführen des Tubus mit α-Mimetika abschwellend zu behandeln und den Tubus ausreichend mit Gleitmittel zu versehen.

Frage: Bei einem Patienten nach Neck-dissection vor einem Jahr wird ein Revisionseingriff nötig. Womit müssen Sie rechnen und was tun Sie deshalb?

Antwort: Man muß bei diesem Patienten mit erheblichen Intubationsschwierigkeiten aufgrund der veränderten Anatomie und narbiger Schrumpfungsprozesse rechnen. Die Intubation muß evtl. unter bronchoskopischer Kontrolle erfolgen, das Instrumentarium hierfür ist also bereitzustellen. Mitunter ist aber sogar das nicht möglich, so daß vor der Intubation eines solchen Patienten die Operateure informiert werden müssen, damit gegebenenfalls rasch eine Tracheotomie durchgeführt werden kann.

1.6.4 Herz- und Gefäßchirurgie

Frage: Wie wirkt eine kardioplege Lösung?

Antwort: Eine kardioplege Lösung ist eine kühle, kaliumreiche Flüssigkeit, die in der Herzchirurgie eingesetzt wird, um das Herz während des Einsatzes der Herz-Lungenmaschine ruhig zu stellen. Durch die hohe Kaliumkonzentration der Lösung flacht der Gradient K_i/K_e ab, und das Ruhepotential wird soweit vermindert, daß es schließlich zur Lähmung der Sinusknotenautomatie kommt. Die niedrige Temperatur der Lösung senkt außerdem den O_2-Verbrauch des Myokards.

Der Konzentrationsgradient der intrazellulären (K_i) und extrazellulären (K_e) K^+-Konzentrationen wird durch die Na^+/K^+-ATPase aufrecht erhalten.

Frage: Womit wird eine Herz-Lungenmaschine vor der Operation gefüllt?

Antwort: Zur Füllung einer Herz-Lungenmaschine sind sowohl kristalloide als auch kolloidale Lösungen geeignet. Die dadurch bedingte Hämodilution kann aufgrund des hypothermiebedingt verminderten Sauerstoffbedarfs gut verkraftet werden. Nur wenn der Patient ohnehin schon anämisch ist oder bei Kindern wird die Maschine mit Vollblut vorgefüllt.

Frage: Wie kann man bei Herzoperationen eine kontrollierte Hypothermie erreichen?

Antwort: Eine kontrollierte Hypothermie ist durch eine innere Abkühlung wesentlich besser zu erreichen als durch eine äußerliche Oberflächenkühlung. Deshalb verfügen die Herz-Lungenmaschinen über einen Wärmetauscher, der eine rasche Abkühlung des Körpers über das zirkulierende Blutvolumen und ebenso die Wiedererwärmung erlaubt.

Frage: Wo messen Sie bei einer Aortenaneurysma-OP den Blutdruck?

Antwort: Bei einer Aortenaneurysma-Operation ist eine blutige direkte Blutdruckmessung indiziert. Dabei sollte der Druck sowohl in der A. radialis als auch in der A. femoralis überwacht werden, um oberhalb und unterhalb der einzubringenden Aortenklemmen Meßwerte zu erhalten.

Frage: Welche Probleme ergeben sich hinsichtlich des Blutdrucks bei der Operation eines rupturierten Aortenaneurysmas?

Antwort: Das rupturierte Aortenaneurysma ist ein lebensbedrohlicher Notfall. Der Blutdruck ist aufgrund des Volumenmangels niedrig, so daß über mehrere Zugänge Volumen und Blut substituiert werden müssen. Der systolische Blutdruck sollte aber, um die Blutung nicht zu forcieren, nicht über 80 mmHg angehoben werden. Nach dem Abklemmen der Aorta oberhalb der Rupturstelle steigt der Blutdruck proximal stark an und muß nun evtl. medikamentös gesenkt werden. Nach dem Öffnen der Klemmen sinkt der Druck dagegen wieder ab, durch venöses Pooling sinkt u.U. das Herzzeitvolumen, so daß wiederum Volumen und/oder blutdrucksteigernde Medikamente eingesetzt werden müssen.

Frage: Warum darf der Kopf bei Operationen einer Carotisstenose nicht stark überstreckt werden?

Antwort: Bei Operationen von Carotisstenosen ist in der Regel eine Abklemmung des betroffenen Gefäßes notwendig. In dieser Zeit ist die Blutversorgung der entsprechenden Hirnhemisphäre von der Kollateraldurchblutung abhängig. Eine starke Überstreckung des Kopfes würde den Blutfluß in der kontralateralen A. carotis und den Aa. vertebrales u.U. beeinträchtigen und so eine cerebrale Ischämie verursachen.

1.6.5 Thoraxchirurgie

Frage: Können Sie etwas zum Ventilations-Perfusions-Verhältnis bei Thoraxoperationen in Seitenlage sagen?

Antwort: Beim narkotisierten Patienten in Seitenlage ist in der unteren Lunge die Perfusion gut, während die Ventilation gering ist. In der oberen Lunge dagegen ist die Ventilation gut, aber sie wird weniger perfundiert. Dadurch kommt es zu intrapulmonalen Rechts-links-Shunts mit der Gefahr einer Hypoxämie. Eine Hyperkapnie wird dagegen selten beobachtet, weil der CO_2-Austausch in der unteren Lunge reaktiv gesteigert wird.

Frage: Welches Beatmungsregime würden Sie zur Ein-Lungen-Anästhesie wählen?

Antwort: Die Ein-Lungen-Anästhesie wird durchgeführt, um die obenliegende, zu operierende Lunge ruhigzustellen. Die unten liegende Lunge wird dabei mit dem gleichen Atemminutenvolumen ventiliert, wie es sonst für beide Lungen verwendet wird. Dadurch wird für die untere Lunge ein günstigerer Ventilations/Perfusionsquotient hergestellt, so daß trotz des Rechts-links-Shunts der oberen Lunge eine ausreichende O_2-Sättigung erreicht wird. Der Erfolg dieser Beatmung muß durch häufig durchzuführende BGA's ständig kontrolliert werden. Evtl. muß der Sauerstoffanteil am Atemgas auf bis zu 50 % erhöht werden.

Die Beatmungsdrucke sind bei der Ein-Lungen-Anästhesie deutlich höher als sonst.

Frage: Was ist die technische Voraussetzung für die seitengetrennte Beatmung eines Patienten?

Antwort: Der Patient muß mit einem Doppellumentubus intubiert sein. Es gibt diese Tuben zur Intubation in den linken oder in den rechten Hauptbronchus. Einige stützen sich mit einem Carinasporn auf der Bifurkation ab. Normalerweise reicht ein Respirator aus, der entweder an beide Lungen gleichzeitig, oder an nur eine angeschlossen wird. In Ausnahmefällen kann ein zweiter Respirator nötig sein.

Frage: Warum werden meist linksseitige Doppellumentuben verwendet?

Antwort: Bei Intubation in den rechten Hauptbronchus besteht die Gefahr, daß der sehr früh abgehende rechte Oberlappenbronchus durch den Cuff verlegt wird. Es würden dann nur der rechte Mittel- und Unterlappen ventiliert, was Hypoxämien hervorrufen kann.

Frage: Kennen Sie noch andere Indikationen für die seitengetrennte Beatmung als die Ruhigstellung einer Lunge oder die Ein-Lungen-Anästhesie?

Antwort: Wenn in einer Lunge einschmelzende infektiöse Prozesse vorliegen, dann kann durch den Doppellumentubus das Überfließen von Sekreten, Eiter oder Blut in die gesunde Lunge verhindert werden.

Frage: Haben Sie schon einmal etwas von der Apnoischen Oxygenierung gehört?

Antwort: Die Apnoische Oxygenierung ist ein Verfahren, mit dem kurzzeitig eine vollständige Ruhigstellung beider Lungen möglich ist. Der Patient wird nicht ventiliert, sondern das Blut wird oxygeniert, indem ein kontinuierlicher 100%iger O_2-Flow in der Höhe des Verbrauchs in die Lungen geleitet wird. Der O_2-Bedarf beträgt ca. 300 ml/min. Da das CO_2 dabei aber nicht abgeatmet werden kann, steigt der p_aCO_2 kontinuierlich, und zwar um ca. 5 mmHg/min an. Deshalb sollte die Apnoische Oxygenierung nicht länger als 10 Minuten durchgeführt werden.

Eine exotische Frage, die wohl selten gestellt wird.

Frage: Sie führen eine Narkose bei einem Patienten mit Bronchial-Ca durch. Nach der Lobektomie fordert der Chirurg Sie zur Wasserprobe auf. Was ist das?

Antwort: Bronchopleurale Fistel und Pneumothorax sind schwerwiegende Komplikationen nach einer Lobektomie. Um das zu verhindern, muß der Bronchus, nachdem er abgesetzt wurde, absolut dicht verschlossen werden. Mittels der Wasserprobe wird die Dichtigkeit des Bronchusverschlusses überprüft: Der Operateur überflutet den verschlossenen Bronchus mit Wasser, und der Anästhesist übt dann mit dem Atembeutel per Hand einige Sekunden lang einen kontinuierlichen Druck von ca. 20 cm Wassersäule auf die Atemwege aus. Steigen keine Luftblasen auf, so ist die Wasserprobe „bestanden": der Bronchus ist dicht.

1.6.6 Abdominalchirurgie

Frage: Warum ist der Infusionstherapie sowohl bei abdominalchirurgischem Elektiv- als auch Notfalleingriffen besondere Bedeutung beizumessen?

Antwort: Viele abdominelle Erkrankungen gehen mit einer Störung des Wasser-Elektrolythaushaltes einher. Es handelt sich hierbei sowohl um Sequestrierungen in den sogenannten dritten, hämodynamisch unwirksamen Raum mit resultierender Hypovolämie, als auch um Elektrolytstörungen. Diese sollte präoperativ ausgeglichen werden, um intraoperative Komplikationen zu vermeiden. Aber auch intraoperativ kann durch z.T. erhebliche Blutverluste, verdampfende Flüssigkeit aus dem offenen Abdomen

Ein präoperativ gelegter ZVK ist zur Abschätzung des Volumenbedarfs und zur postoperativen parenteralen Ernährung sinnvoll.

(500 ml/h) und Sekretverluste über Magen-Darmdrainagen die Infusion größerer Mengen von Vollelektrolytlösungen nötig sein. Bei Bedarf sind auch Blutkomponenten und Plasmaeiweiße zu substituieren.

Frage: Welches Narkoseverfahren würden Sie zur geplanten Sigmaresektion bei einem 50jährigen Patienten empfehlen?

Antwort: Grundsätzlich sind chirurgische Unterbaucheingriffe sowohl in Allgemeinanästhesie als auch in Regionalanästhesie möglich. Um einen optimalen Operationssitus zu schaffen, ist jedoch häufig eine ausgeprägte Muskelrelaxierung erforderlich. Diese kann am besten durch nichtdepolarisierende Relaxantien in Kombination mit einem volatilen Anästhetikum erreicht werden. Durch die Operationshaken kann außerdem das Zwerchfell in seinen Exkursionen so eingeschränkt werden, daß es sinnvoll ist, die ausreichende Ventilation durch eine kontrollierte Beatmung sicherzustellen.

Gelegentlich legt man zusätzlich zur postoperativen Schmerztherapie, zum Erleichtern des Abhustens bei pulmonalen Vorerkrankungen und zur Vasodilatation im Splanchnikusgebiet einen PD-Katheter.

Frage: Die operativen Manipulationen am offenen Abdomen erfordern evtl. besondere Reaktionen in der Narkoseführung. Können Sie sich vorstellen, was ich meine?

Antwort: Intraoperativ kann durch Zug am Mesenterium ein vagaler Reflexbogen aktiviert werden, der Bradykardien, Blutdruckabfälle aber auch -anstiege auslösen kann. Diese Reaktionen können meist durch Gabe von Atropin oder Vertiefung der Narkose beseitigt werden.

Bei einer so offenen Frage ist die Beantwortung fast unmöglich. Evtl. um ein Stichwort bitten.

Frage: Im Rahmen einer Hohlorganperforation kommt es häufig zu einer diffusen Peritonitis. Nennen Sie bitte einige aus anästhesiologischer Sicht bedeutsame Folgen.

Antwort: Patienten mit einer diffusen Peritonitis sind schwer krank. Es kommt zu einem septischen Krankheitsbild und einer Kombination aus septischem und hypovolämischem Schock. Klinisch findet man eine progrediente respiratorische Insuffizienz, ein akutes renales Versagen, eine reduzierte Leberfunktion, hämodynamische Zeichen des Schocks und Gerinnungsstörungen durch eine DIC. Entscheidend ist die Schockbehandlung und Therapie der gestörten Gerinnung. Postoperativ müssen diese Patienten auf einer Intensiveinheit überwacht werden.

1.6.7 Urologie

Frage: Bei den transurethralen urologischen Eingriffen wird eine eletrolytfreie Spülflüssigkeit verwendet. Warum macht man das?

Antwort: Da im Rahmen der TUR-Operationen elektrochirurgische Instrumente im großen Maße zum Einsatz kommen, muß eine Spülflüssigkeit verwendet werden, die den Strom nicht leitet. Die ionisierten Elektrolyte würden das aber tun. Um eine zu rasche Resorption des destillierten Wassers zu verhindern, werden der Spülflüssigkeit hochmolekulare Zucker zugesetzt, so daß die Lösung ungefähr plasmaisoton ist.

Frage: Welche Komplikationen können sich trotzdem ergeben?

Antwort: Während der TUR-Prostataresektion werden die Kapselvenen eröffnet, in denen ein geringerer hydrostatischer Druck herrscht, als innerhalb der Blase durch die TUR-Flüssigkeit. So wird, obwohl die direkte Resorption durch intakte Gefäßwände gering ist, mitunter eine größere Menge der Spülflüssigkeit nach intravasal eingeschwemmt. Es kann dann zur hypotonen Hyperhydratation mit folgender Wasserintoxikation, Hämolyse, Kreislaufüberlastung und Linksherzinsuffizienz kommen.

Die durchschnittlich im Rahmen einer transurethralen Resektion eingeschwemmte Flüssigkeitsmenge beträgt 700 ml.

Frage: Wie äußert sich so eine Wasserintoxikation?

Antwort: Als Frühsymptome bei einer Wasserintoxikation gelten Unruhe, Verwirrtheit und Übelkeit. Später kommt es dann zu Bewußtseinsstörungen bis hin zum Koma und zu Krämpfen.

Die schnellere Erkennbarkeit der Wasserintoxikation bei spinaler Anästhesie ist der Grund dafür, daß diese für TUR-OP's gegenüber der Allgemeinanästhesie bevorzugt wird.

Frage: Kennen Sie ein Verfahren, mit dem man die Einschwemmung größerer TUR-Flüssigkeitsmengen schon vor einer Intoxikation erkennen kann?

Antwort: Man kann der Flüssigkeit eine definierte Alkoholmenge zusetzen. Über ein Gerät, das die Alkoholkonzentration in der Ausatemluft kontinuierlich mißt, kann ein Computer dann ständig die bis dahin nach intravasal gelangte Spülflüssigkeitsmenge errechnen.

Frage: Haben Sie schon einmal davon gehört, daß bei Prostata-OPs gehäuft Störungen der Blutgerinnung auftreten?

Antwort: Das Prostatagewebe enthält hohe Konzentrationen an Plasminogenaktivatoren. Gelangt das Gewebe in die Gefäße, so kann es durch die gesteigerte Fibrinolyse zu Blutungen kommen. Andererseits können während der OP aber auch andere Gewebeteile in die Blutbahn gelangen, so daß eine dissiminierte intravasale Gerinnung in Gang gesetzt wird.

Im ersten Fall besteht die Therapie in Gabe von Aminokapronsäure, im zweiten ist die Vollheparinisierung angezeigt.

1.6.8 Anästhesie in Gynäkologie und Geburtshilfe

Frage: In der Schwangerschaft kommt es durch hormonelle, nervale und mechanische Einflüsse zu Besonderheiten des physiologischen Zustandes der Frau. Die anästhesierelevanten Veränderungen betreffen vor allem die Atmung, das Herz-Kreislaufsystem, die Blutzusammen.-setzung und den Gastro-Intestinaltrakt. Was muß bei der Beatmung einer Schwangeren beachtet werden?

Antwort: Die physiologische Schleimhautschwellung im oberen Respirationstrakt kann zu Schwierigkeiten – insbesondere bei der nasalen – Intubation führen. Mit dem Wachsen des Uterus wird das Zwerchfell nach oben verschoben und die funktionelle Residualkapazität nimmt ab. Dadurch kommt es zu einer schnelleren An- und Abflutung von Inhalationsnarkotika.

Aufgrund des höheren Sauerstoffbedarfs hyperventilieren Schwangere, so daß sich ein p_aCO_2 von 32 mmHg einstellt. Dieser Wert sollte auch während einer Narkose angestrebt werden. Bei einer low-flow oder minimal-flow – Beatmung sollte eine Sauerstoffzufuhr von 6 ml/kgKG/min nicht unterschritten werden.

Manche Prüfer produzieren sich vor den Kollegen gern durch längere Vorreden. Nicht die Ruhe verlieren.

Frage: Die Plazenta bildet keine wesentliche Grenze für den Übertritt der in der Anästhesie verwendeten Medikamente. Das Ausmaß der Plazentagängigkeit hängt von chemischen und physikalischen Eigenschaften der Pharmaka ab. Was können Sie dazu sagen?

Antwort: Eine Substanz diffundiert umso schneller in den fetalen Kreislauf, je lipophiler und je weniger ionisiert sie ist. Ein hohes Molekulargewicht dagegen erschwert die Passage, da Moleküle mit einem Gewicht von über 1000 die mütterlichen Gefäße kaum verlassen.

Aus dem gleichen Grund wirkt eine hohe Plasmaproteinbindung dem Übertritt in den fetalen Kreislauf entgegen. Daneben beeinflußt aber auch die plazentale Durchblutung den Konzentrationsgradient zwischen mütterlichem und fetalem Blut, die Reife und der Metabolismus der Plazenta die Höhe des im fetalen Blut erreichten Plasmaspiegels.

Klinisch gilt, daß praktisch alle in der Anästhesie verwendeten Medikamente über eine gute Plazentagängigkeit verfügen. Ausnahmen bilden Succinylcholin wegen seines hohen Ionisationsgrades, Pancuronium, Alcuronium und Neostigmin. Barbiturate, vor allem in hoher Dosierung, Opiate, Benzodiazepine und Inhalationsanästhetika dagegen können zu mehr oder minder ausgeprägter fetaler Depression führen.

!? Frage: Was ist ein floppy-infant?

Antwort: Sowohl Benzodiazepine als auch Muskelrelaxantien, Barbiturate und Opiate, passieren die Plazenta und können zum Bild des floppy child führen, d.h. das Kind atmet kaum und bewegt sich nicht. Diese Neugeborenendepression findet ihren Niederschlag in erniedrigten Apgar-Werten. Je länger die Dauer der Allgemeinnarkose war, desto ausgeprägter und häufiger ist diese Neugeborenendepression.

!? Frage: Obwohl Schwangere meist jung und gesund sind, ist das Narkoserisiko bei ihnen erhöht; woran liegt das?

Antwort: Durch die schwangerschaftsspezifischen Veränderungen treten einige Komplikationen bei diesen Patientinnen gehäuft auf.

Wegen der verzögerten Magenentleerungszeit im letzten Trimenon kann es zur Aspiration von Mageninhalt kommen. Die verzögerte Magenentleerung wird zum einen mechanisch durch den hochstehenden Uterus verursacht. Verstärkend können unter der Geburt Streß und Hypertonie wirken. Zum anderen kommt es durch den erhöhten intraabdominellen Druck zu einer vermehrten Gastrinausschüttung.

In Rückenlage kann der Uterus die Aorta, vor allem aber die Vena cava inferior komprimieren, so daß es zum Aorto-cavalen Kompressionssyndrom kommt. Der verringerte venöse Rückstrom führt dabei zum Sinken des Herzzeitvolumens und einer schockähnlichen Symptomatik.

Bei Regionalanästhesien kann der durch die Sympathikusblockade bedingte Blutdruckabfall so gravierend sein, daß es zu einer akuten Gefährdung von Mutter und Kind kommt.

Um die Aspirationspneumonie zu verhindern wird eine Schwangere stets so behandelt, als sei sie nicht nüchtern. Wenn eine Regionalanästhesie nicht durchführbar ist, muß intubiert werden. Eine Maskennarkose während der Schwangerschaft ist kontraindiziert! Die Einleitung wird als Crush- oder Ileuseinleitung durchgeführt

1.6.8 Anästhesie in Gynäkologie und Geburtshilfe

⁉ Frage: Wie vermeidet man ein Cava-Kompressionssyndrom?

Antwort: Das Cava-Kompressionssyndrom läßt sich durch Linksseitenlagerung der Patientin vermeiden. Ist operationstechnisch eine Rückenlagerung nötig, so kann man den Uterus manuell nach links verlagern, oder durch ein Kissen unter der rechten Gesäßseite eine Verschiebung des Uterus erreichen.

⁉ Frage: Und wie begegnen Sie den regionalanästhesiebedingten Blutdruckabfällen?

Antwort: Ein Abfall des mütterlichen Blutdrucks bei Durchführung einer Regionalanästhesie kann durch ausreichende Volumengabe vor Injektion des Lokalanästhetikums verhindert werden. Man gibt meist 500–1000 ml Vollelektrolytlösung, wobei besondere Vorsicht bei Vorliegen einer (Prä-)-Eklampsie geboten ist. Auch Stützstrümpfe tragen zur Vermeidung des Blutdruckabfalls bei.

⁉ Frage: Es gibt verschiedene Verfahren, um der Kreißenden die Geburtsschmerzen zu erleichtern. Welche sind das?

Antwort: Die Geburtsschmerzen sind Folge von Wehen und Austreibung. Sie werden in verschiedenen Stadien der Geburt über unterschiedliche Leitungsbahnen vermittelt. In der Eröffnungsphase sind die Segmente Th_{10}–L_1 betroffen, die mittels der heute ungebräuchlichen Paracervikalblockade oder mittels einer Spinalen oder Peridualen Anästhesie geblockt werden können. In der wesentlich kürzer dauernden Austreibungsphase treten die Schmerzimpulse zusätzlich über die Segmente L_2–S_4 ins Rückenmark ein. Hier kann evtl. eine Pudendusblockade, eine Spinal- oder Peridual-Anästhesie Abhilfe schaffen.

⁉ Frage: Welche Besonderheiten müssen Sie beachten, wenn Sie eine PDA bei einer Schwangern durchführen wollen?

Antwort: Aufgrund der Flüssigkeitseinlagerungen im Gewebe ist der Periduralraum schwieriger zu identifizieren. Besonders bei Ungeübten kann es zur akzidentellen Punktion des Subarachnoidalraumes mit allen daraus resultierenden Komplikationen kommen.

Durch den erhöhten intraabdominellen Druck kommt es über eine Stauung der Periduralvenen zu einer Verkleinerung des Verteilungsvolumens. Deshalb müssen geringere Dosen des Lokalanästikums pro Segment verwendet werden.

Aufgrund der guten Steuerbarkeit ist die Katheter-Periduralanästhesie das Verfahren der Wahl zur Schmerztherapie bei vaginaler Entbindung, aber

Da Schwangere physiologischerweise einen erhöhten Sympathikotonus haben, kann der Blutdruckabfall nach Injektion des Lokalanästhetikums stark ausgeprägt sein.

auch zur geplanten Sectio caesera.

> **Frage:** Über welche Nebenwirkungen klären Sie die Patientin auf?

Antwort: Die Schwangere ist über die Möglichkeit von Herzkreislaufproblemen, neurologischen Schädigungen, Kopfschmerzen bei versehentlicher Durapunktion und eine möglicherweise verlängerte Geburt aufzuklären. Außerdem ist darauf hinzuweisen, daß die Gefahr einer mangelhaften Analgesie durch ungeblockte Segmente besteht und dadurch evtl. die Einleitung einer Vollnarkose nötig wird. Darüber hinaus kann es insbesondere bei unsachgmäßer Durchführung zu Infektionen im Bereich der Punktionsstelle oder des ZNS kommen.

Die Verlängerung der Geburt beruht auf einer Blockierung der afferenten Fasern für den Fergusonreflex.

> **Frage:** Wie gehen Sie bei der Narkoseeinleitung für eine geplante Sectio caesarea vor?

Antwort: Man wird in der Regel zur Schonung des Kindes auf eine Prämedikation verzichten. Dagegen können H_2-Blocker und Metoclopramit ca. 1 Std vor OP-Beginn zur Verringerung der Aspirationsgefahr gegeben werden. Über eine großlumigen Venenzugang wird präoperativ ausreichend Volumen zugeführt. Um die Zeit zwischen Narkoseeinleitung und OP-Beginn kurz zu halten, wird erst nach der vollständigen OP-Vorbereitung (Abwaschen etc.) eingeleitet. Dazu wird der OP-Tisch um ca. 20 nach links geneigt und eine Präoxygenierung mit 100 % O_2 über 5 Min durchgeführt. Alle Hilfsmittel für eine schwierige Intubation und zur Therapie einer Aspiration müssen vorhanden sein. Um gastrale Muskelfaszikulationen zu vermeiden wird mit einem nicht depolarisierenden Relaxans präcurarisiert, dann ein schnell wirkendes Barbiturat und Succinylcholin injiziert. Nach dem Atemstillstand wird nicht mit Maske zwischenbeatmet, sondern zügig intubiert, evtl. unter Krikoiddruck zur Abwendung einer Aspiration, und der Tubus sofort geblockt. Die Beatmung erfolgt mit 50 % N_2O und 50 % O_2 und einem volatilen Anästhetikum in niedriger Dosierung.

Frage: In der Gynäkologie haben allgemeine und regionale Anästhesieverfahren ihren Platz. Für welche Eingriffe würden sie welches Verfahren bevorzugen und warum?

Antwort: Je nach Region und Dauer des geplanten Eingriffes können Inhalationsnarkosen, Regionalanästhesien und seltener Neuroleptanästhesien zur Anwendung kommen. Kürettage, Abrasio und Abruptio sind die Domäne der Maskennarkosen, die in Spontanatmung oder assistierter Beatmung durchgeführt werden können. Voraussetzung ist, daß die Dauer des Eingriffes 20–30 Min. nicht übersteigt.

Für Salpingographien, Sterilisationen oder andere kleinere Eingriffe können Spinalanästhesien eingesetzt werden. Meist wird man aber, wie auch zu größeren abdominellen Eingriffen und Laparaskopien, die Allgemeinanästhesie bevorzugen. In der Geburtshilfe wird aufgrund zahlreicher Vorteile gern die PDA eingesetzt.

Fallbeispiel

Eine Frau, die vor einigen Tagen via naturalis entbunden hat, möchte noch im Wochenbett eine Sterilisation durchführen lassen. Was sagen Sie ihr bei der Prämedikationsvisite bezüglich des Stillens ihres Kindes?

Antwort: Obwohl bisher keine gesicherten Untersuchungen vorliegen, in welchem Ausmaß die zur Narkose verwendeten Medikamente auch in der Muttermilch erscheinen, sollte aus Sicherheitsgründen ein Abstand von ca. 1 Tag zwischen Narkose und Stillen eingehalten werden. Aus diesem Grunde sollte auch auf eine Prämedikation verzichtet werden. Die Mutter kann unmittelbar vor dem Weg zur OP noch einmal stillen, die nächsten Portionen sollten abgepumpt und verworfen werden. Der Säugling wird während dieser Karenzzeit z.B. mit leicht gesüßtem Tee versorgt.

Frage: Warum müssen Sie in der Frühschwangerschaft bei jeder Pharmakotherapie, also auch bei der Auswahl der Narkosemedikamente, besondere Vorsicht walten lassen?

Antwort: Da fast alle im Rahmen der Narkose eingesetzten Medikamente über eine gute Plazentagängigkeit verfügen, besteht die Gefahr einer fetalen Schädigung. Diese ist abhängig von der Substanz, dem Zeitpunkt und der Dauer der Zufuhr des Stoffes.

Man unterscheidet: Embryogenese: 1.–3. Monat; Fetalentwicklung: 4.–9. Monat.

Während es in der Embryogenese zu komplexen Mißbildungen kommen kann, herrschen bei Schädigung in der Fetalentwicklung Organschäden vor. Um das Risiko solcher Fruchtschädigungen zu verringern, werden elektive Eingriffe nicht in der Schwangerschaft durchgeführt. Nötige Eingriffe werden möglichst erst im 2. oder 3. Trimenon vorgenommen.

Wegen der im Operationssaal erhöhten Narkosegaskonzentration wird OP-Personal bei Schwangerschaft eine andere, expositionsärmere Tätigkeit empfohlen.

1.6.9 Anästhesie im Kindesalter

Frage: Was ist mit dem berühmten Satz: „Ein Kind ist kein kleiner Erwachsener" gemeint, wenn er in einem Anästhesie-Lehrbuch steht?

Antwort: Vermutlich steht der Satz in der Einleitung zum Kapitel über die Anästhesie bei Kindern. Damit soll zum Ausdruck gebracht werden, daß Kinder keine maßstabsverkleinerten Abbilder erwachsener Menschen sind, sondern bei der Narkose zahlreiche, bedeutsame Andersartigkeiten zu bedenken sind. Diese Unterschiede betreffen sowohl die Psychologie des Kindes als auch seine Anatomie und Physiologie.

Frage: Welche anatomischen Besonderheiten sind bei Kleinkindern, die Atemwege betreffend, zu beachten?

Antwort: Die Zunge ist relativ groß, und der Kehlkopf steht recht hoch, was die Intubation erschweren kann. Man verwendet deshalb gerade Laryngoskopspatel. Die Atemwege sind relativ eng, die engste Stelle befindet sich im Bereich des Ringknorpels. Es besteht deshalb besondere Verletzungsgefahr bei der Intubation.

Die Trachea ist kurz, ca. 5 cm lang, und sehr eng, ca. 10 mm im Durchmesser. Dadurch, daß beide Hauptbronchien im gleichen Winkel abgehen, ist auch eine Fehlintubation in den linken Hauptbronchos möglich.

Kleinkind: Kind nach Vollendung des 1. bis zur Vollendung des 6. Lebensjahres. Einige Autoren unterscheiden noch Kleinkinder und Kindergartenkinder. Die Grenze dafür liegt beim 4. Lebensjahr.

1.6.9 Anästhesie im Kindesalter

Frage: Welche Konsequenzen hat die geringe funktionelle Residualkapazität für Ihre Beatmung – auch mit Narkosegasen?

Antwort: Kleinkinder haben durch ihre geringe funktionelle Residualkapazität eine schlechte „Pufferfunktion", d.h.: bereits kurze Hypoxiezeiten führen zu Hypoxämien. Das hängt auch mit dem hohen O_2-Verbrauch zusammen. Bei der Inhalationsnarkose führen Änderungen der Gaskonzentration sehr schnell zu Veränderungen in der Narkosetiefe.

> Der Sauerstoffbedarf von Neugeborenen und Kleinkindern (ca. 6–8 ml/kgKG/min.) ist doppelt so hoch wie der von Erwachsenen.

Frage: Warum muß bei Säuglingen der Infusionstherapie so große Sorgfalt gewidmet werden? Anders gefragt: warum reagieren Säuglinge auf Überinfusion sehr rasch mit Ödemen, auf Wasserrestriktion mit Dehydratationszuständen?

Antwort: Die Kompensationsmechanismen des Säuglings sind unvollkommen, weil der Kreislauf schon physiologischerweise leicht zentralisiert ist. Außerdem ist die Fähigkeit, überschüssiges Wasser und Elektrolyte auszuscheiden, bzw. den Harn stärker zu konzentrieren, bei Säuglingen aufgrund der eingeschränkten Nierenfunktion gering. Der Flüssigkeitsbedarf ist aber bei Säuglingen deutlich höher als bei Erwachsenen. Er beträgt bis zu 120 ml/kgKG/die.

Frage: Und wozu werden die Infusionslösungen für Säuglinge angewärmt?

Antwort: Die Temperaturregulation von Säuglingen ist sehr mangelhaft. Aufgrund ihrer im Verhältnis zum Körpergewicht großen Körperoberfläche und des dünnen subkutanen Fettgewebes kühlen sie rasch aus. Dem wird durch Aufheizen des OP-Saals, Anwärmen von OP-Tisch, der Infusionslösungen und der Atemgase und durch Einschlagen des Säuglings in eine Wärmefolie entgegengewirkt.

> Dabei muß man aber aufpassen, daß das Kind nicht überhitzt wird. Das verträgt es genauso schlecht!

Frage: Mit der Prämedikation von Kindern werden zwar ähnliche Ziele verfolgt wie bei Erwachsenen, trotzdem gibt es einige Unterschiede. Können Sie das bitte einmal kurz skizzieren?

Antwort: Das Hauptziel bei der Prämedikation von Kindern besteht in einer effektiven Anxiolyse und ausreichenden Sedierung, damit die Narkose ohne Schwierigkeiten eingeleitet werden kann. Säuglinge benötigen meist keine Prämedikation, und auch bei Kleinkindern kann man oft auf eine vorabendliche Sedativumgabe verzichten.

Eine gute Möglichkeit, unangehme Erfahrungen im Zusammenhang mit der Narkose zu vermeiden, bietet der schmerzlose rektale oder orale Applikationsweg von Prämedikationssubstanzen. Spritzen sollten, wenn möglich, nicht gegeben werden. Die Medikamente sollten nicht starr nach kgKG dosiert werden, sondern man paßt die Dosis der herrschenden Erregung an. Anticholinergika gibt man erst nach der Narkoseeinleitung.

⁉ Frage: Welche Tuben legen Sie zur Intubation bereit?

Antwort: Kinder bis zum Alter von 8 Jahren werden mit ungeblockten Tuben beatmet. Man kann die passende Tubusgröße mit einer Formel berechnen:
Innendurchmesser (mm) = 4,0 + (Alter : 4).
Oder man richtet sich nach der Kleinfinger-Regel: Der Tubus soll so groß sein wie der kleine Finger des Patienten. Man legt dann noch einen eine Nummer größeren und einen eine Nummer kleineren Tubus zusätzlich bereit.

⁉ Frage: Wenn im Beatmungszyklus eines intubierten Kindes bei 25 cm Wassersäule Nebenluft auftritt, haben Sie dann einen zu kleinen Tubus gewählt?

Antwort: Nein. Eine leichte Leckage ist bei diesem Druck normal. Die Trachea hat subglottisch ihre engste Stelle. Hier liegt die Schleimhaut dem Tubus an, läßt aber bei höheren Beatmungsdrucken Luft entweichen. Träte keine Nebenluft auf, so wäre der Tubus zu groß!

⁉ Frage: Welche Kriterien muß ein Narkosesystem erfüllen, damit Sie es als geeignet für die Kinderanästhesie ansehen?

Antwort: Aufgrund der besonderen anatomischen und physiologischen Situation des Kindes sind Narkosesysteme nur dann geeignet, wenn sie
- einen minimalen Totraum haben
- der Ventilation einen geringen Atemwiderstand entgegensetzen
- eine Rückatmung der Exspirationsluft ausgeschlossen ist
- die Möglichkeit zur Anwärmung und Anfeuchtung der Atemgase besteht.

1.6.9 Anästhesie im Kindesalter

⁉ Frage: Würden Sie bitte einmal eine übliche Respiratoreinstellung zur kontrollierten Beatmung eines Kindes vorstellen?

Antwort: Die Frage ist schwer zu beantworten, weil es Unterschiede in der optimalen Beatmung durch das Alter des Kindes gibt, die nicht alle durch die Umrechnung auf kgKG zu nivellieren sind. Als Faustregel hat sich ein Atemminutenvolumen von 150 ml/kgKG bewährt, dem noch das sogenannte kompressive Volumen zuzuschlagen ist. Die genau erforderliche Einstellung für Atemfrequenz und Atemzugvolumen kann anhand von Normogrammen bestimmt werden. Bei größeren und längeren Operationen sollten die Parameter dann nach Kontrolle der Blutgase, wenn erforderlich, entsprechend verändert werden.

Nie den Prüfer wegen einer unexakten Fragestellung kritisieren, aber ruhig deutlich machen, worin man die Schwierigkeiten einer Frage sieht. Das relativiert die vielleicht genauso unexakte Antwort.

⁉ Frage: Welche Methoden der Narkoseeinleitung in der Kinderanästhesie kennen Sie?

Antwort: Eine Narkoseeinleitung ist grundsätzlich auf vier verschiedene Arten möglich: per inhalationem, rektal, intravenös und intramuskulär.
Die Methoden haben unterschiedliche Vor- und Nachteile und erfordern einen unterschiedlichen Grad von Kooperativität von Seiten des Kindes, so daß man die Auswahl des Verfahrens an die individuelle Situation anpassen sollte.

⁉ Frage: Warum verwendet man zur Einleitung per inhalationem nicht Isofluran?

Antwort: Isofluran hat einen stechenden unangenehmen Geruch und löst unter Umständen Hustenreiz aus. Am besten ist Halothan zur inhalativen Einleitung geeignet, obwohl der Blut/Gas-Quotient sehr hoch liegt. Man steigert dabei langsam die Konzentration bis zu maximal 1,5–2 Vol%. Ungünstig ist allerdings die lange Einschlafphase, und daß es mitunter zu ausgeprägten Exzitationserscheinungen kommt.

📖 Fallbeispiel

Sie sind Anästhesist(in) in der HNO-Klinik. Am Morgen eines schönen Tages wird Ihnen ein schreiendes und zappelndes Kind in den Einleitungsraum gebracht. Es hat keinen i.v. Zugang. Wie können Sie die Narkose ohne allzu große psychische Traumatisierung des kleinen Patienten einleiten?

Antwort: Bei sehr unruhigen, unkooperativen Kindern, die durch nichts zu beruhigen oder abzulenken sind, kann man durch intramuskuläre Injektion von 5–8 mg Ketamin pro kgKG einleiten. Man muß dann aber sofort, wenn die Wirkung einsetzt, eine Braunüle legen. Nach der i.v. Injektion von Succinylcholin wird über eine Maske mit O_2 beatmet und nach Erfolg der Muskelrelaxierung intubiert. Eine gute Möglichkeit ist auch die rektale Applikation von Barbituraten oder Benzodiazepinen.

1.7 Narkosekomplikationen

1.7.1 Maligne Hyperthermie

Frage: Was ist eine Maligne Hyperthermie?

Antwort: Die Maligne Hyperthermie ist eine seltene lebensbedrohliche hypermetabolische Entgleisung der Skelettmuskelfunktion, die mit Dauerkontraktionen der quergestreiften Muskulatur und konsekutiver Überwärmung des Körpers einhergeht. Die Krankheit ist vermutliche genetisch determiniert und tritt am häufigsten im Rahmen von Anästhesien auf. Dabei scheint eine Triggerung durch volatile Anästhetika, Succinylcholin, Amid-Lokalanästhetika oder Ketamin und andere Pharmaka stattzufinden.

> Die Störung wird vor allem bei Kindern manifest und ist nicht an die Triggersubstanzen gebunden, sondern tritt auch bei „Streß" auf.

Frage: Wie können Sie zur Diagnose Maligne Hyperthermie kommen?

Antwort: Am häufigsten tritt die Maligne Hyperthermie im Rahmen der Narkoseein- oder -ausleitung auf. Es fällt dann eine prolongierte Muskelrigidität, vor allem der Massetermuskulatur, mit fehlender Erschlaffung auf Succinylcholin auf.

Zweites Kardinalzeichen ist der rasche Temperaturanstieg um mehrere Grad Celsius. Außerdem können Tachykardien, Schwitzen und Zeichen der gesteigerten CO_2-Produktion beobachtet werden.

Zur Diagnosesicherung kann dann im Zweifelsfall eine BGA durchgeführt werden. Dort fällt ein niedriger pH, ein hoher pCO_2 und evtl. ein niedriger pO_2 auf.

> Man nimmt an, daß bei maligner Hyperthermie ein Funktionsdefekt des sarkoplasmatischen Retikulums vorliegt. Vermutlich ist die Kalziumfreisetzung aus dem sarkoplasm. Ret. gesteigert und die -wiederaufnahme vermindert.

Frage: Wodurch äußert sich die gesteigerte CO_2-Produktion?

Antwort: Direkt nachweisbar ist die Hyperkapnie bei expiratorischer pCO_2-Messung mit dem Kapnometer. Indirekte Zeichen der gesteigerten CO_2-Produktion und des erhöhten O_2-Verbrauchs sind eine zentrale Zyanose, Tachypnoe und eine rasche Erwärmung sowie Verfärbung des Atemkalkes.
Der normale O_2-Verbrauch beträgt in Narkose ca. 4 ml/kgKG/min. Bei Maligner Hyperthermie kann er auf bis zu 80 ml/kgKG/min gesteigert sein!

Frage: Worin besteht Ihre Soforttherapie?

Antwort: Bei Verdacht auf eine Maligne Hyperthermie muß augenblicklich eine suffiziente Therapie einsetzen, um letale Komplikationen zu verhindern.

- Die Zufuhr aller möglichen Triggersubstanzen ist sofort zu stoppen.
- Die OP muß möglichst rasch beendet werden, bis dahin wird die Narkose notfalls mit Fentanyl und Barbituraten weitergeführt.
- Der Patient wird mit 100 % Sauerstoff massiv bis zum 3fachen Atemminutenvolumen hyperventiliert.
- Kontrolle des p_ECO_2 am Kapnometer, 5 Vol% sind anzustreben.
- Dantrolen wird in einer Dosis von 1 mg/kgKG als Bolus i.v. zugeführt, danach als Infusion bis zu 10 mg/kgKG/24 h weitergeben.
- Die metabolische Azidose sollte mit Na-Bikarbonat ausgeglichen werden.
- Die erreichbare Körperoberfläche sollte gekühlt werden, evtl. kann man auch Magen-Darmspülungen mit Eiswasser durchführen.
- Zur Prophylaxe einer DIC muß der Patient vollheparinisiert werden.

Dazu sollten auch die Beatmungsschläuche gewechselt werden, wenn möglich der gesamte Respirator.

Fallbeispiel

Sie bekommen einen 25jährigen Patienten nach Sportunfall mit offener Sprunggelenksfraktur. Er berichtet Ihnen, bei einer Appendektomie vor 10 Jahren sei während der Narkose eine Komplikation aufgetreten. Diese halten Sie nach Schilderung des Patienten für eine Maligne Hyperthermie. Wie können Sie hier eine Narkose machen?

Antwort: Nach Möglichkeit werde ich die Diagnose anhand der alten Akte sichern. Der Patient wird dann, um den Streß zu minimieren, stark sediert, z.B. mit einem Benzodiazepin. Er wird mit Dantrolen prämediziert, und ich wende ein Anästhesieverfahren mit weitgehend sicheren Pharmaka an. Möglich wäre z.B. eine Neuroleptanästhesie. Bei dem OP-Gebiet am oberen Sprunggelenk wäre trotz des Alters des Patienten evtl. eine spinale Anästhesie mit einem Lokalanästhetikum vom Esthertyp vorteilhaft.

1.7.2 Laryngospasmus

Frage: Warum stellen akute Infekte in den oberen Atemwegen eine Kontraindikation für Narkosen zu elektiven Eingriffen dar?

Antwort: Bei akuten Infekten der oberen Luftwege ist die Schleimhaut besonders empfindlich, und es liegt häufig eine Hypersekretion vor. Schleimhautläsionen durch die Laryngoskopie und den Tubus, sowie Sekrettröpfchen können nach der Extubation deshalb gehäuft zu reflektorischen Glottisverschlüssen und Laryngospasmen führen. Deshalb sollten Elektiveingriffe erst nach Ausheilung des Infektes vorgenommen werden.

Eine Ausnahme bilden die Adenotomien bei Kleinkindern, die ja Voraussetzung für das Ausheilen des Infektes sind.

Frage: Ein junger Kollege, der zur Zeit überwiegend Anästhesien in der HNO-Klinik macht, berichtet Ihnen, er beobachte relativ häufig, daß die Kinder in der Narkoseausleitung einen Laryngospasmus bekämen. Was macht er wahrscheinlich falsch?

Antwort: Mit Kindern in der HNO hat der Kollege sozusagen Risikopatienten bei Risikoeingriffen, was den Laryngospasmus betrifft.
- Erstens sind Schleimhaut und Trachea bei Kleinkindern besonders empfindlich, so daß es leicht zu Läsionen durch den Tubus kommt, wodurch Laryngospasmen ausgelöst werden können.
- Zweitens stellen stark blutende Eingriffe im oberen Respriationstrakt wie Tonsillektomien, Adenotomien oder Septumdeviationsoperationen ein Risiko dar, weil Blutstropfen und -koagel durch lokale Irritationen reflektorische Laryngospasmen auslösen können. Der Kollege sollte also gründlicher und schonender absaugen.
- Drittens hat er vermutlich unbeabsichtigt mitunter im Exzitationsstadium der Narkoseausleitung extubiert, in dem eine unkontrollierte Aktivität der Reflexzentren vorliegt. Er sollte also entweder eher – in tiefer Narkose – oder später – beim wachen Patienten nach Rückkehr der Schutzreflexe – extubieren.

Frage: Wie sieht die Therapie eines Laryngospasmus aus?

Antwort: Die Behandlung muß rasch einsetzen, um hypoxische Schäden zu verhindern. Zunächst wird kausal therapiert, d.h. z.B. abgesaugt oder pharyngeale Stimuli unterbrochen. Dann muß evtl. die Narkose wieder vertieft werden, z.B. mit Trapanal, und reiner Sauerstoff über eine Maske zugeführt werden. Hat dies keinen Erfolg, kann man versuchen, den Laryngospasmus durch kontinuierlichen positiven Luftdruck über eine

Maske mit 100 % Sauerstoff zu durchbrechen. Mitunter muß trotzdem mit Succinylcholin die quergestreifte Kehlkopfmuskulatur relaxiert werden. Ultima ratio ist die Kriko- oder Tracheotomie.

1.7.3 Bronchospasmus

!? Frage: Wie macht sich ein intraoperativ aufgetretener Bronchospasmus beim kontrolliert beatmeten Patienten bemerkbar?

Antwort: Zunächst können eingeschränkte Thoraxexkursionen im Verlauf des Atemzyklus als Ausdruck des sinkenden Atemminutenvolumens auffallen. Der Beatmungsdruck steigt aufgrund der verminderten Lungencompliance an. Bei der Auskultation sind trockene RG's und evtl. Giemen zu hören. Das Herzzeitvolumen sinkt wegen des Euler-Liljestrand-Reflexes, und es kommt reflektorisch zur Tachykardie. In ausgeprägten Fällen können Zeichen der sinkenden O_2-Sättigung und der Hyperkapnie beobachtet werden.

!? Frage: Wie kann es denn überhaupt intraoperativ zum Bronchospasmus kommen?

Antwort: Eine besondere Gefährdung für das Auftreten von Bronchospasmen haben Patienten mit einer bereits vorbestehenden obstruktiven Lungenerkrankung und Raucher. Denkbar ist auch eine reflektorische Bronchokonstriktion bei lokalen Irritationen oder aufgrund einer intraoperativ auftretenden Anaphylaxie bzw. einer allergischen Reaktion. Die Absonderung eines zähen Schleimes bei Dehydratationen kann das begünstigen.

1.7.4 Aspiration

Frage: Was versteht man unter dem Mendelsson-Syndrom?

Antwort: Als Mendelsson-Syndrom wird der von dem New Yorker Gynäkologen Mendelsson zuerst beschriebene Symptomenkomplex bezeichnet, der nach der Aspiration von saurem Mageninhalt auftritt. Er fand bei den betroffenen Patientinnen: Tachypnoe, Bronchospasmus und Zyanose. Im Verlauf kam es häufig zu bakterieller Superinfektion und kardio-respiratorischen Versagen, so daß ein großer Teil der Patientinnen verstarb. Auch heute beträgt die Letalität der Aspiration noch knapp 50 %.

Fragen nach Eigennamen sind bei einigen Prüfern beliebt. Falls einem dazu nichts einfällt, sollte man um ein Stichwort bitten.

Frage: Welche Patienten würden Sie als besonders aspirationsgefährdet einstufen und warum?

Antwort: Ein voller Magen erhöht die Gefahr einer Aspiration ganz wesentlich. Bei normaler Magenentleerungszeit kann man nach 6stündiger Nahrungskarenz einen Patienten als nüchtern einstufen. Verschiedene Erkrankungen, Medikamente und die Nahrungsbeschaffenheit können jedoch diese Zeit erheblich verlängern. Stenosen im Magen-Darmtrakt, wie Pylorospasmus, Magenausgangsstenose, aber auch ein Ileus, verzögern die Magenentleerung ebenso, wie Traumen, Opioide, Sedativhypnotika und neurologische Störungen. Außerdem sind Patienten mit oberer gastrointestinaler Blutung und Schwangere als nicht nüchtern anzusehen.

Frage: Können Sie etwas zur Pathologie und Pathophysiologie der Aspiration sagen?

Antwort: Sowohl Regurgitation als auch aktives Erbrechen können bei gestörten Schutzreflexen zur Aspiration führen. Saurer, flüssiger Mageninhalt erreicht nach einigen Sekunden die Alveolen, wo er zu einer Surfactant-Schädigung führt. Folge ist ein Alveolenkollaps mit Ausbildung atelektatischer Lungenabschnitte. Proteinreiches Exsudat tritt aus, der Gasaustausch wird empfindlich gestört, es kommt durch Diffusionsstörungen und Shuntvolumen zu einer Hypoxämie. Zusätzlich zu dieser chemischen Lungenschädigung kann eine bakterielle Superinfektion die Prognose weiter verschlechtern.
Bei Aspiration fester Nahrungsteile kann eine teilweise oder komplette Verlegung der Atemwege Atelektasen und reflektorische Bronchospasmen erzeugen. Auch hier ist die Hypoxämie, in späteren Stadien auch die Hyperkapnie, Zeichen des progredienten Lungenversagens.

Die Aspiration ist ein beliebtes Prüfungsthema. Es wird in irgendeiner Form in fast jeder Prüfung angesprochen.

Frage: Wie können Sie das Risiko einer Aspiration vor der Narkoseeinleitung gering halten?

Antwort: Ist eine Operation beim nicht nüchternen Patienten unausweichlich, so kann man durch verschiedene Maßnahmen das Aspirationsrisiko verringern.

- Flüssiger Mageninhalt kann über eine Magensonde abgesaugt werden; vor Narkoseeinleitung sollte sie jedoch zurückgezogen werden, da sie als Leitschiene zur Regurgitation dienen kann.
- Antazida heben den Magen-pH und verringern so evtl. die Folgen einer Aspiration, verhindern diese jedoch nicht. Das gleiche Ziel wird durch die Gabe von H_2-Blockern verfolgt.
- Metoclopramid beschleunigt die Magenentleerung und erhöht den Gastro-oesophagealen Sphinktertonus. So beugt es dem Erbrechen vor.
- Eine Kopfhochlagerung kann durch Regurgitation bedingten Aspirationen vorbeugen. Bei Kopftieflagerung kann Erbrochenes zwar den Pharynx, nicht aber die nun höher gelegenen Lungenabschnitte erreichen.

Fast immer, wenn Komplikationen angesprochen werden, wird auch nach einer möglichen Prophylaxe gefragt.

Frage: Was ist eine Crush-Einleitung?

Antwort: Die Crush- oder Ileus-Einleitung wird bei allen nicht nüchternen Patienten zur Aspirationsprophylaxe durchgeführt. Nach den entsprechenden medikamentösen und lagerungstechnischen Maßnahmen wird der Mageninhalt über eine Sonde abgesaugt, danach über 5 Min. mit 100 % O_2 präoxygeniert. Nach Präkurarisierung mit einem nicht depolarisierenden Muskelrelaxans zur Verhinderung gastraler Faszikulationen wird in schneller Folge eine Volldosis Succinylcholin und z.B. Methohexital gegeben. Während der Narkoseeinleitung kann durch einen erfahrenen Helfer der Sellicksche Handgriff angewandt werden. Sobald der Patient eingeschlafen ist, wird sofort ohne Maskenzwischenbeatmung intubiert und der Tubus geblockt.

Frage: Was ist der Sellicksche Handgriff?

Antwort: Beim Sellickschen Handgriff wird Druck auf den Ringknorpel ausgeübt. Damit kann man den oberen Ösophagus komprimieren und so eine Aspiration regurgitierten Materials verhindern.

Frage: Was tun Sie, wenn es trotz aller Vorsichtsmaßnahmen doch zum Eindringen sauren Mageninhaltes in die Lunge gekommen ist?

Antwort: Ein Patient, der aspiriert hat, wird sofort intubiert, mit reinem Sauerstoff und einem PEEP von 5 cm H_2O kontrolliert beatmet. Es muß – evtl. unter bronchoskopischer Kontrolle – abgesaugt werden. Eine Bronchiallavage wird nur bei festen Nahrungsbestandteilen durchgeführt, bei flüssigem Magensaft schadet die Spülung mehr als sie nützt. Volumenersatz soll die intraalveolären Flüssigkeitsverluste kompensieren. Corticoide und Bronchodilatatoren sind beim Bronchospasmus sinnvoll; auf die prophylaktische Antibiotikagabe dagegen sollte verzichtet werden. Zur Beurteilung des broncho-pulmonalen Infiltrationsausmaßes muß möglichst bald ein Rö-Thorax gemacht werden. Der Patient wird postoperativ auf der Intensivstation überwacht.

1.7.5 Luftembolie

Frage: Welche apparativen Überwachungen würden Sie zur frühzeitigen Diagnose einer Luftembolie vorschlagen?

Antwort: Die erfolgreiche Behandlung der Luftembolie, die vor allem bei Eingriffen in sitzender Position, im Kopf-Halsbereich oder bei Ablatio mammae auftritt, hängt von einem frühzeitigen Beginn ab. Diagnostisch bewährt haben sich dazu die präkordiale Ultraschalldopplersonographie, die Kapnometrie und – gleichzeitig zur Therapie – der Pulmonaliskatheter.

Frage: Wann würden Sie eine Luftembolie als schwer bezeichnen?

Antwort: Eine Luftembolie ist als schwer anzusehen, wenn die eingedrungene Luftmenge 50 ml übersteigt und/oder der Lufteintritt sehr rasch erfolgt. Während kleinere Luftmengen folgenlos resorbiert werden können, führen schwere Luftembolien zu einer Verlegung der Lungenstrombahn und zum akuten Cor pulmonale, oft mit tödlichem Ausgang. Bei offenem Foramen ovale können Hirn- und Koronarembolien das Krankheitsbild verschlimmern.

Frage: Welche Therapiemaßnahmen schlagen Sie bei einer schweren Luftembolie vor?

Antwort: Bei erfolgter Luftembolie muß der Operateur aufgefordert werden, die Lufteintrittsstelle zu komprimieren, bzw. mit steriler Kochsalzlösung zu überfluten. Die N_2O-Zufuhr muß sofort unterbrochen werden, damit es nicht zur diffusionsbedingten Vergrößerung der intravasalen Bläschen kommt. Stattdessen wird mit 100 % O_2 und PEEP beatmet, um eine Hypoxie zu verhindern und den intrathorakalen Druck zu erhöhen. Man sollte versuchen, über den Pulmonaliskatheter Luft abzusaugen, evtl. sind zusätzlich kardialstützende Medikamente nötig.

Kommt es trotz aller dieser Therapieansätze zu keiner wesentlichen Verbesserung der Symptomatik, so kann durch Umlagerung der negative Druck im oberen venösen Sytem angehoben werden. Gleichzeitig wird eine günstigere Ausgangslage für die kardio-pulmonale Reanimation geschaffen.

Bei der Beschreibung therapeutischer Maßnahmen sollten immer zuerst die kausalen Ansätze genannt werden. Erst dann zur Pharmakotherapie kommen.

1.7.6 Anaphylaxie

Frage: Was verstehen Sie unter einer Anaphylaktischen Reaktion?

Antwort: Eine Anaphylaktische Reaktion ist eine IgE-vermittelte, mit Histaminliberation aus Mastzellen einhergehende allergische Reaktion vom Soforttyp. Sie kann auch durch verschiedene, in der Anästhesie eingesetzte Pharmaka ausgelöst werden, und ruft an Haut, Atemwegen und Lunge, Herzkreislaufsystem und ZNS typische Wirkungen hervor.

Frage: Beschreiben Sie die Klinik einer Anaphylaxie.

Antwort: Kurze Zeit nach der Allergenzufuhr setzen Unruhe, Rhinitis, Konjunktivitis, Erythembildung und Urtikaria ein. Es kommt dann zu Temperaturerhöhung, Ödemen im oberen Respirationstrakt, Bronchospasmen und Blutdruckabfällen. Reflektorisch tritt eine Tachykardie auf, evtl. kommt es zu Rhythmusstörungen, Herzstillstand, Krampfanfällen und Bewußtseinsverlust.

Frage: Welche Rolle spielt das Adrenalin in der Behandlung der Anaphylaktischen Reaktion?

Antwort: Neben der Volumengabe gehört Adrenalin in einer Dosierung von bis zu 0,3 mg i.v. zu den wichtigsten Sofortmaßnahmen. Das Adrenalin wirkt der Vasodillatation entgegen, wirkt positiv inotrop, beeinflußt den Bronchospasmus günstig und hemmt die Histaminliberation.

Frage: Kennen Sie noch weitere pharmakologische Möglichkeiten zur Intervention?

Antwort: Es gibt die AAC-Regel zur Behandlung des Anaphylaktischen Schocks: **A**bsetzen des **A**llergens, **A**drenalin, **C**orticoide. Man kann also hochdosiert Prednisolon geben, wobei jedoch der verzögerte Wirkungseintritt zu beachten ist. Durch H_1- und H_2-Blocker wie Meclastin und Cimetidin wird die Histaminwirkung an den Rezeptoren der Zielorgane antagonisiert.

1.7.7 Versehentliche intraarterielle Injektionen

Frage: Warum ist die akzidentelle intraarterielle Injektion bestimmter Pharmaka so gefährlich?

Antwort: Besonders Barbiturate (Thiopental/Methohexital/Pentobarbital), Benzodiazepine (Diazepam/Flunitrazepam) und Neuroleptika (Promethazin/Triflupromazin) können bei intraarterieller Injektion heftige Schmerzen, sofortigen Arterienspasmus und ein Intimaödem und somit eine Ischämie der Extremität verursachen. Konsekutiv kann es zu Nervenläsionen und schließlich zur Gangrän kommen, was schlimmstenfalls eine Amputation nötig machen kann.

Viele Prüfer werden bei allzu langen Umwegen ungeduldig. Lieber erst knapp antworten, falls es nicht reicht, wird nachgefragt.

Frage: Was tun Sie, um den Schaden nach intraarterieller Thiopentalgabe so gering wie möglich zu halten?

Antwort: Die Nadel muß arteriell liegen bleiben, damit auf diesem Wege lokal therapiert werden kann. Die Verdünnung mit 20 ml 0,9 %igem NaCl und ein wasserlösliches Glucokortikoid mindern das Intimaödem. Durch Xylocain i.v. (10 ml 0,25 %) wird zum einen eine Vasodilatation erreicht, zum anderen nimmt es die starken Schmerzen. Dem selben Zweck dient eine Plexusanästhesie oder Stellatumblockade durch Sympathikolyse und Analgesie.

Die systemische Antikoagulation mit 7500 IE Heparin beugt sekundären thrombotischen Verschlüssen vor. Trotz dieser Maßnahmen ist eine operative Revision oder gar Amputation nicht immer zu umgehen.

1.7.8 Totale Spinalanästhesie

> **Frage:** Die totale Spinalanästhesie ist eine, wenn auch seltene, doch lebensbedrohliche Komplikation. Was passiert da?

Antwort: Unter einer totalen Spinalanästhesie versteht man die Blockade sämtlicher vom Rückenmark ausgehender, sympathischer, sensibler und motorischer Fasern. Evtl. dringt das Lokalanästhetikum in das Ventrikelsystem des Gehirns ein und verursacht eine Lähmung der medullären Zentren. Bradykardie, Hypotension und Ateminsuffizienz mit Hypoxämie sowie Pupillenerweiterung und Bewußtseinsverlust können die Folgen sein.

> **Frage:** Wie behandeln Sie einen Patienten, bei dem es, z.B. im Rahmen einer PDA, versehentlich zur Injektion einer großen Menge Lokalanästhetikum in den Liquorraum gekommen ist?

Antwort: Die Therapie ist symptomatisch bis zum Abklingen der Wirkung des Lokalanästhetikums. Die endotracheale Sauerstoffbeatmung sichert die Oxygenierung. Beinhochlagerung und Volumensubstitution sowie Atropin und Vasopressoren dienen der Therapie kardio-vaskulärer Symptome. Bei (verständlicher) psychischer Agitiertheit, aber auch zur Krampfprophylaxe und -therapie kann die Gabe von Diazepam sinnvoll sein.

1.7.9 Hypoxämie

> **Frage:** Während einer Allgemeinnarkose bemerken Sie plötzlich einen Abfall der O_2-Sättigung am Pulsoxymeter. Können Sie sich Ursachen dafür vorstellen?

Antwort: Die Ursachen für eine intraoperative Hypoxämie kann man unterteilen in
- apparative, beatmungstechnische (Hypoxie)
- pulmonale und Atemwegsursachen
- kardio-vaskuläre Ursachen.

Eine Hypoxie kann durch eine zu geringe inspiratorische O_2-Konzentration, Respirator-Dysfunktion, Dyskonnektion oder Leckagen, abgeknickte Schläuche oder eine versehentliche Verstellung am Respirator ausgelöst werden.

Die Atemwege können durch Schleim, Koagel oder Fremdkörper verlegt sein. Ein Bronchospasmus kann die ausreichende Belüftung der Alveolen erschweren, pulmonale Atelektasen oder ein nach endobronchial verrutschter Tubus würden das Shuntvolumen erhöhen.

Ein akut verringertes HZV durch Hypotension, Herzinfarkt oder Lungenembolie sind die häufigsten kardio-vaskulären Ursachen. Seltener kann ein Lungenödem, ein Pneumothorax, eine Aspiration oder die Maligne Hyperthermie als Ursache gefunden werden. Eine sorgfältige Überwachung und ein sinnvolles Monitoring erlauben die schnelle Diagnose, welche Voraussetzung einer notwendigen kausalen Therapie ist. Kalte Hände des Pat. (= schlechte Durchblutung) können einen Sättigungsabfall im Pulsoxymeter bewirken

Eine recht praxisorientierte Frage. Es kommt bei der Aufzählung der Ursachen darauf an, diese zu strukturieren.

Unterscheide Hypoxämie und Hypoxie!

1.7.10 Zentralanticholinerges Syndrom

Frage: Haben Sie schon einmal etwas vom Zentralanticholinergen Syndrom gehört?

Antwort: Das ZAS ist ein mit Bewußtseinstörungen einhergehendes anticholinerges Syndrom, das durch einen relativen oder absoluten Acetylcholinmangel in den zentralen Synapsen hervorgerufen wird. Es kommt außer bei Vergiftungen mit Anticholinergika auch perioperativ bei Allgemein- und Regionalanästhesien vor. Mögliche Auslöser sind Hypnotika, Opiate, Inhalationsanästhetika, Benzodiazepine, Neuroleptika, Lokalanästhetika, trizyklische Antidepressiva, Histaminrezeptorenblocker und andere Medikamente.

Die Symptomatik besteht neben den typischen peripher anticholinergen Symptomen entweder in einer prolongierten Schläfrigkeit bis hin zum Koma nach der Narkose oder in einer agitierten, unruhigen Form mit Halluzinationen, Hyperaktivität, motorischer Dyskoordination und Krämpfen. Man therapiert das ZAS durch Physiostigmin, wobei die Dosis 2 mg nicht übersteigen sollte.

> Verschwindet die Symptomatik nicht innerhalb von ca. 20 Min., so handelt es sich nicht um ein zentralanticholinerges Syndrom!

1.8 Infusionstherapie

1.8.1 Prinzipien und Grundlagen der Infusionstherapie

Frage: Wie hoch würden Sie den Flüssigkeitsbedarf eines erwachsenen Patienten ansetzen?

Antwort: Der Basisbedarf eines erwachsenen Menschen beträgt normalerweise ca. 30–40 ml/kgKG/die. Je nach Art der gesundheitlichen Störungen müssen jedoch abnorme Verluste, wie sie bei Erbrechen, Diarrhoe, Fieber oder Flüssigkeitsverlusten über Drainagen und Sonden auftreten, zusätzlich ersetzt werden. Dazu läßt sich der korrigierte Basisbedarf individuell errechnen.

Frage: Können Sie erläutern, wie Sie auf den Basisbedarf von 40 ml/kgKG/die kommen?

Antwort: Der Mensch muß täglich Wasser zu sich nehmen, um die laufenden Verluste zu ersetzen. Diese Verluste betragen etwa:
- 1000–1500 ml über den Urin
- 500 ml über die Haut
- 400 ml über die Lunge
- 100 ml über den Stuhl.

Es ergibt sich ein Volumen von ca. 2–2,5 Litern, wovon das im Stoffwechsel anfallende Oxidationswasser von ca. 300 ml/die abgezogen werden muß. Umgerechnet auf das Körpergewicht folgt daraus also ein Basisbedarf von 30–40 ml/kgKG/die.

Frage: Wissen Sie, wie sich das Gesamtkörperwasser auf die Körperkompartimente verteilt?

Antwort: Das Gesamtkörperwasser beträgt bei Erwachsenen ca. 50–60 % des Körpergewichts. Bei adipösen Menschen liegt der Anteil tiefer, da Fett nur einen geringen Wassergehalt hat. Es befinden sich ca. 2/3 des Gesamtkörperwassers, also 40 % des Körpergewichts intrazellulär; 20 % des Körpergewichts, also 1/3 des Gesamtkörperwassers liegen extrazellulär, davon

1.8.1 Prinzipien und Grundlagen der Infusionstherapie

wiederum 3/4 extravasal im Interstitium. Das Plasmavolumen eines erwachsenen Menschen entspricht also ca. 5 % des Körpergewichts.

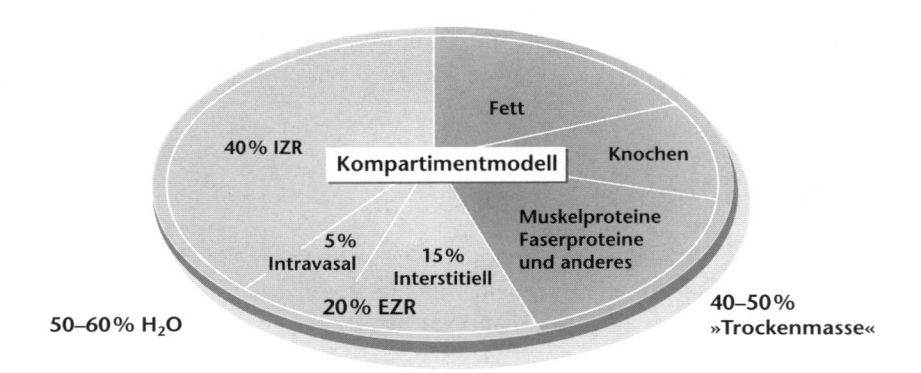

Abb. 1.8: Kompartimentmodell

> **Frage:** Wodurch kommt die Serumosmolarität zustande?

Antwort: Die Serumosmolarität beträgt ca. 290–300 mosmol/l. Sie wird zu über 90 % durch das Serumnatrium bestimmt. Die übrigen Elektrolytionen, Plasmaproteine, Glucose, Harnstoff u.a. tragen nur zu ca. 10 % zur Gesamtosmolarität bei. Deshalb kann im Normalfall die Serumosmolarität über das Serumnatrium mittels einer Formel abgeschätzt werden: mosmol/l = 2 x (Serum-Na in mval/l + 5).

> **Frage:** Wie reguliert der Körper physiologisch seinen Wasserhaushalt?

Antwort: Physiologischerweise sind zwei Mechanismen an der Regulation des Wasserhaushaltes beteiligt. Zum einen wird das intravasale Volumen, zum anderen die Serumosmolarität ständig registriert und über das Renin-Angiotensin-Aldosteron-System bzw. das ADH korrigiert. Bei Volumenminderung wird über arterielle Barorezeptoren und venöse Baro-Volumenrezeptoren eine Streßreaktion ausgelöst und das Renin-Angiotensin-Aldosteron-System aktiviert. Osmorezeptoren im Hypothalamus und in der Hypophyse reagieren auf Osmolaritätsanstiege mit einer Aktivierung der ADH-Ausschüttung und lösen außerdem Durst aus.

In der Hierarchie der Regulation werden immer zuerst die Volumenverluste und dann die Osmolaritätsverschiebungen korrigiert. Daran orientiert sich auch die Infusionstherapie.

⁉ Frage: Können Sie etwas zur Verteilung des Kaliums im Körper sagen?

Antwort: Das Körperkalium befindet sich zu ca. 98 % intrazellulär. Zusammen mit dem Magnesium stellt es das Hauptkation der Intrazellulärflüssigkeit dar. Bei der Bestimmung des Serumkaliums wird also nur ein geringer Teil des Gesamtkaliums erfaßt.

⁉ Frage: Wovon hängt die Höhe des Serumkaliums ab?

Antwort: Der Serumkaliumspiegel hängt vom Gesamtkörperkalium, aber auch von der momentanen Kaliumaufnahme, renalen und extrarenalen Verlusten sowie vom pH ab. Außerdem kann bei Hämolyse des Blutes ein falsch-hoher Serumkaliumspiegel imponieren.

⁉ Frage: Wie beeinflußt der pH denn das Serumkalium?

Antwort: Bei sinkendem pH, also bei einer Azidose, werden über H^+/K^+-Austauschvorgänge H^+-Ionen in die Zelle aufgenommen und K^+-Ionen in den Extrazellulärraum abgegeben. Bei einer Azidose kann ein erhöhtes Serumkalium also normal sein. Im Falle einer Alkalose laufen die Vorgänge genau umgekehrt: K^+Ionen werden im Austausch gegen intrazelluläre H^+Ionen nach intrazellulär verschoben, und so kann ein erniedrigtes Serumkalium durchaus ein normales Gesamtkörperkalium repräsentieren.

⁉ Frage: Was würden Sie als die Hauptfunktion des Kaliums bezeichnen?

Antwort: Das Kalium erhält durch seinen Konzentrationsgradienten das negative Membranpotential an den erregbaren Geweben aufrecht.

⁉ Frage: Welche Folgen hat dann ein Kaliummangel?

Antwort: Bei einer Hypokaliämie flacht der K_i/K_e-Gradient ab, so daß das Membranpotential größer wird. Folge ist eine Abnahme der neuromuskulären Erregbarkeit, so daß Adynamie, Obstipation, abgeschwächte Reflexe, renale Konzentrationsschwäche und metabolische Alkalose das klinische Bild bestimmen. Am Herzen dagegen dominiert ein stimulierender Einfluß auf die Erregungsbildung, so daß Extrasystolien, Tachykardien und eine verminderte Digitalistoleranz im Vordergrund stehen.

Frage: Warum können bei einer Alkalose trotz normalen Serumkalziums Zeichen einer Hypokalzämie auftreten?

Antwort: Mit der laborchemischen Bestimmung des Serumkalziums wird das Gesamtkalzium im Serum bestimmt. Das Kalzium liegt jedoch zum einen in freier, ionisierter Form, zum anderen in proteingebundener Form vor. Biologisch aktiv ist nur das freie Kalzium. Bei einer Alkalose verschiebt sich das Gleichgewicht zu Ungunsten des ionisierten Kalziums, und so kann z.B. bei Hyperventilation trotz normalen Gesamtkalziums eine hypokalzämische Tetanie auftreten.

Frage: Warum sollten Sie sich bemühen, den Blut-pH-Wert eines Patienten konstant im physiologischen Bereich zu halten?

Antwort: Veränderungen in der Wasserstoffionenkonzentration beeinflussen den Elektrolythaushalt, vor allem Kalium und Kalzium. Zahlreiche enzymatische Reaktionen sind von einem bestimmten pH abhängig und Neurotransmitter wie Katecholamine können in ihrer Funktion durch pH-Schwankungen gestört werden.

Frage: Wie hält der Körper den pH-Wert konstant?

Antwort: An der Regulation des pH sind verschiedene Puffersysteme, die Lunge über Abatmung oder Retention von CO_2 und die Niere über H^+-Ausscheidung oder Retention beteiligt.

Frage: Welche Puffersysteme kennen Sie?

Antwort: Die wichtigsten physiologischen Puffersysteme sind das Bicarbonat, die Plasmaproteine und das Phosphat. Der Bicarbontpuffer ist innerhalb kürzester Zeit wirksam, ist aber an eine ausreichende Ventilation zur Abatmung des entstehenden CO_2 gebunden. Die Pufferwirkung der Plasmaproteine ist wesentlich geringer, und beim Phosphtpuffer handelt es sich um einen vorwiegend intrazellulär wirksamen Puffer.

1.8.2 Infusionslösungen

Frage: In welche Gruppen können Sie die zur Verfügung stehenden Infusionslösungen einteilen?

Antwort: Man kann kristalloide und kolloidale Infusionslösungen unterscheiden. Die kristalloiden Infusionslösungen lassen sich in Vollelektrolyt-, 2/3- oder Halbelektrolytlösungen unterteilen. Ihr Elektrolytgehalt entspricht entweder dem des Plasmas oder ist entsprechend geringer. Auch die niedermolekularen Kohlenhydratlösungen sind zu den kristalloiden Lösungen zu rechnen. Bei den kolliodalen Lösungen stehen Dextrane, Gelantine und Hydroxyäthylstärke zur Verfügung.

Außerdem lassen sich Blut bzw. einzelne Blutkomponenten transfundieren.

Frage: Haben Sie schon einmal etwas von der Infusion freien Wassers gehört?

Antwort: Da die Infusion elektrolytfreier Lösungen zur Hämolyse des Empfängerbluts führen würde, wird diesen Flüssigkeiten Glucose oder Laevulose zugesetzt. Die Osmolarität der Lösung wird damit auf physiologische Werte von ca. 290 mosmol angehoben. Nach Verstoffwechselung des Zuckers steht dem Körper dann freies Wasser zur Verfügung.

Frage: Warum heißt die 0,9 % NaCl-Lösung „physiologische Kochsalzlösung" und ist es aber nicht?

Antwort: Eine 0,9 %ige NaCl-Lösung ist plasma-iston, d.h. ihre Osmolarität entspricht der des Plasmas. Ihre Zusammensetzung ist aber unphysiologisch, da sie Natrium als einziges Kation und Chlorid als einziges Anion in zu hoher Konzentration enthält. Die Zufuhr großer Mengen kann also eine Hyperchlorämische Azidose auslösen.

Frage: Welche kristalloide Lösung ist dann besser zum Ersatz größerer Flüssigkeitsverluste geeignet?

Antwort: Aufgrund ihrer Zusammensetzung sollte man Ringer-Lactat-Lösung zum Ersatz größerer Flüssigkeitsverluste bevorzugen. Ringer-Lactat enthält nämlich neben Natrium auch Kalium und Kalzium als Kationen und neben Chlorid auch Lactat als Anion. Damit werden die physiologischen Verhältnisse besser nachgeahmt und Komplikationen treten seltener auf. Für massive Volumenverluste oder Störungen in der Zusammensetzung des Plasmas ist jedoch auch Ringer-Lactat nicht die ideale Infusionslösung.

Frage: Warum sind kristalloide Lösungen für den Ersatz schwerwiegender Volumendefizite nicht geeignet?

Antwort: Kristalloide Lösungen können frei durch alle Membranen diffundieren. Sie verteilen sich daher relativ rasch in allen Flüssigkeitskompartimenten, also im intrazellulären Raum, im interstitiellen Raum, und für den intravasalen Raum steht dann nur noch ein relativ geringer Anteil des infundierten Volumens zur Verfügung. Die Infusion großer Mengen kristalloider Lösungen kann also eine Überwässerung des Organismus zur Folge haben, ohne daß ein ausreichender intravasaler Ersatz stattfindet.

Frage: Welche Lösungen würden Sie statt dessen bei großen Volumendefiziten oder Störungen der Plasmazusammensetzung vorschlagen?

Antwort: Bei massiven Volumendefiziten wären kolloidale Lösungen oder je nach Ursache auch Blut oder Blutkomponenten geeigneter. Zur Therapie von Störungen der Elektrolytzusammensetzung des Plasmas sollten korrigierende Lösungen verwandt werden. Diese sind evtl. individuell herzustellen und nach Berechnung der Defizite speziell zu infundieren.

Frage: Wodurch unterscheiden sich die kolloidalen von den kristalloiden Lösungen?

Antwort: Die kolloidalen Lösungen enthalten z.T. ebenfalls Elektrolyte. Ihr Hauptbestandteil sind jedoch die Kolloide. Das sind Substanzen, deren Molekulargewicht über 10 000 liegt und die deshalb im Gegensatz zu den Elektrolyten die Kapillarmembranen nicht durchdringen können. Deshalb verteilen sie sich nur im Intravasalraum.

Frage: Weshalb kann man nun Plasmaersatzmittel von Plasmaexpandern unterscheiden?

Antwort: Entspricht der onkotische Druck einer kolloidalen Lösung dem des Plasmas, so verhält sich die Lösung osmotisch neutral: der Volumeneffekt entspricht der infundierten Menge, und die Lösung wird als Plasmaersatzmittel bezeichnet. Wenn jedoch der kolloidosmotische Druck einer Lösung höher liegt als der des Plasmas, dann wird Wasser aus dem Interstitium nach intravasal strömen und das Volumen zusätzlich vergrößern. Diese Lösungen nennt man Plasmaexpander.

Frage: Warum stellen Gerinnungsstörungen eine Kontraindikation für die Anwendung einiger kolloidaler Lösungen dar?

Antwort: Durch einige kolloidale Lösungen wird die Thrombozytenaggregation gehemmt, und außerdem kommt es zu einer unspezifischen Verdünnungskoagulopathie.
Bei vorbestehenden Gerinnungsstörungen kann dieser Effekt jedoch zu verstärkten Blutungen führen.

Dies macht man sich bei Durchblutungsstörungen therapeutisch zunutze!

Frage: Was ist Promit?

Antwort: Promit ist ein Dextranmonomer mit einem Molekulargewicht von 1000. Es wird zur Prophylaxe anaphylaktischer Reaktionen vor der Infusion von Dextran 40 oder 60 gegeben, da dadurch vorhandene Antikörper abgefangen werden.

Frage: Bitte nennen Sie einige Indikationen für die verschiedenen Kolloide!

Antwort: Dextran 40 wird vorwiegend zur Beeinflussung der Blutfließeigenschaften und zur Blutzellaggregationshemmung eingesetzt. Indikationen sind also Schock und Thromboseprophylaxe bzw. -therapie.
Dextran 60 ist ein Plasmaexpander, der vor allem zum Volumenersatz und zur Hämodilution verwendet wird. Gelantine hat keinen Einfluß auf die Blutgerinnung und wird deshalb ebenfalls zum Volumenersatz und zur Hämodilution gegeben. Die verschiedenen HAES-Lösungen können sowohl zur Hämodilution und Volumenersatz als auch zur Beeinflussung der Blutgerinnung eingesetzt werden.

Frage: Unterscheiden sich die künstlichen Kolloide auch bezüglich ihrer Halbwertszeit?

Antwort: Die Plasmahalbwertszeit von Dextran 40 und Gelantine beträgt ca. 2–4 Stunden, die von Dextran 60 und HAES ca. 6–8 Stunden. Die Elimination aus dem Körper dauert allerdings wesentlich länger, nämlich ungefähr 10–12 Tage.

1.8.3 Behandlung von Störungen des Wasser-, Elektrolyt- und Säure-Basen-Haushaltes

Frage: Was ist das Ziel Ihrer intraoperativen Flüssigkeitszufuhr?

Antwort: Das Ziel der Infusionstherapie ist es, präoperative Defizite zu beheben, den Erhaltungsbedarf zu decken und intraoperative Verluste zu ersetzen.

Frage: Wie hoch ist das präoperative Defizit, wenn ein Patient seit 22 Uhr nichts mehr zu sich genommen hat und um 10 Uhr operiert wird?

Antwort: Die Zeitspanne von 22 Uhr bis 10 Uhr beträgt 12 Stunden. Bei einem täglichen Basisbedarf von 40 ml/kgKG/die wären dies beim 70 kg schweren Patienten ca. 2800 ml pro Tag, also 1400 ml Defizit durch die Flüssigkeitskarenz. Besondere Verluste, wie sie bei Fieber, über Drainagen oder bei Blutverlusten auftreten, müssen natürlich zusätzlich ausgeglichen werden.

Frage: Wie hoch veranschlagen Sie den zusätzlichen Wasserbedarf bei Fieber?

Antwort: Bei Fieber gehen durch die gesteigerte Verdunstung ca. 500 ml/°C zusätzlich verloren. Ein Patient mit 39 °C Fieber müßte also einen Liter Flüssigkeit zusätzlich zum Basisbedarf erhalten.

Frage: Kennen Sie auch einen Basisbedarf für Elektrolyte?

Antwort: Der Basis- oder Erhaltungsbedarf gilt auch für die Elektrolyte. Magnesium wird allerdings gut vom Organismus konserviert, und die Kalziumspeicher im Knochen lassen eine Kalziumverarmung als sehr unwahrscheinlich erscheinen. Für Natrium und Kalium gilt jedoch, daß sie ständig in ausreichender Menge zugeführt werden müssen. Der tägliche Natriumbedarf beträgt etwa 2 mval/kgKG, der Kaliumbedarf ca. 1 mval/kgKG.

> 99 % des Gesamtkörperkalziums sind im Knochen gebunden.

?! Frage: Ein Verlust von über 20 % des Gesamtkörperwassers endet meist letal. Welche Ursachen für Dehydratationen kennen Sie?

Antwort: Bei den Dehydratationen lassen sich je nach Plasmaosmolarität isotone, hyper- und hypotone Dehydratationen unterscheiden. Die Ursachen hierfür sind unterschiedlich. Eine isotone Dehydratation kann durch Blutverluste, Verbrennungen, renale oder gastrointestinale Verluste wie Erbrechen oder Diarrhoeen hervorgerufen werden.

Zu einer hypertonen Dehydratation kommt es bei Verlust hypotoner Flüssigkeiten, z.B. beim Schwitzen, Fieber oder Diabetes insipidus. Meist liegt jedoch eine ungenügende Wasseraufnahme zugrunde. Die hypotone Dehydratation wird durch Salzverluste, z.B. bei Polyurie, Diuretika- oder Laxantienabusus, oder iatrogen durch Zufuhr freien Wassers in nicht ausreichender Menge ausgelöst.

?! Frage: Wie können Sie klinisch eine Dehydratation erkennen?

Antwort: Die klinischen Zeichen der Dehydratation lassen sich durch die Abnahme des extrazellulären Volumens erklären
- Der Hautturgor ist vermindert
- Die Augenbulbi sind weich
- Haut, Schleimhäute und Zunge sind trocken
- Der Patient fühlt sich schwach und müde
- In ausgeprägten Fällen können Bewußtlosigkeit und Koma folgen
- Der Blutdruck ist erniedrigt
- Es kommt zu orthostatischen Dysregulationen
- Reflektorische Tachykardien treten auf
- Die Urinausscheidung sinkt
- Außer bei der hypotonen Dehydratation verspürt der Patient Durst.

?! Frage: Warum hat ein hypoton dehydrierter Patient keinen Durst?

Antwort: Das Durstgefühl wird durch Osmorezeptoren in Thalamus und Hypophyse gesteuert. Bei niedrigen Plasmaosmolaritäten sprechen diese nicht an.

?! Frage: Welche Möglichkeiten zur Diagnose einer Dehydratation gibt es noch?

1.8.3 Behandlung von Störungen des Wasser-, Elektrolyt- und Säure-Basen-Haushaltes

Antwort: Man kann den ZVD bestimmen. Durch die verminderte intravasale Füllung ist er bei Dehydratationszuständen erniedrigt. Außerdem können verschiedene Laborparameter bestimmt werden, um die Diagnose zu sichern und eine Unterscheidung in isotone, hyper- und hypotone Dehydratationen zu treffen.

	Dehydratationen		
	hypotone	isotone	hypertone
Plasmaosmolarität	↓	–	↑
Erythrozytenzahl	↑	↑	↑
MCV	↑	–	↓
Hk + Hb	↑	↑	↑
ges. Eiweiß i.S.	↑	↑	↑
$Na^+ + K^+$	↓	–	↑
MCH_E	↓	–	↑

Frage: Wie würden Sie eine hypertone Dehydratation behandeln?

Antwort: Dehydratationen werden durch Zufuhr von Flüssigkeit behandelt. Bei der hypertonen Form muß freies Wasser, z.B. in Form von 5%iger Glucose gegeben werden. Die Behandlung muß aber vorsichtig und langsam vorgenommen werden, um eine Überinfusion mit Kreislaufbelastungen und Hämolyse zu vermeiden. ZVD und Laborparameter sind engmaschig zu kontrollieren.

Flüssigkeits- und Eletrolytdefizite sollten nur halb so schnell korrigiert werden, wie sie entstanden sind.

Frage: Können Sie sich Ursachen für eine hypotone Hyperhydratation vorstellen?

Antwort: Zu einer hypotonen Hyperhydratation – oder Wasserintoxikation – kann es kommen, wenn zu große Mengen hypotoner Flüssigkeiten, z.B. Bier, aufgenommen werden. Aber auch beim Ertrinkungsunfall im Süßwasser, bei iatrogener Zufuhr zu viel elektrolytarmer Infusionslösungen, oder im Rahmen eines TUR-Syndroms ist eine Wasserintoxikation möglich. Als weitere seltene Ursache wäre ein Schwartz-Bartter-Syndrom denkbar.

Alkohol hemmt allerdings die ADH-Ausschüttung, sodaß es einige Zeit nach dem Bierkonsum eher zu einer hypertonen Dehydratation kommt.

Frage: Welche Therapie schlagen Sie bei einer Wasserintoxikation vor?

Antwort: Sofern das möglich ist, sollte natürlich zunächst die jeweilige Ursache beseitigt werden. Nötig ist auch eine Flüssigkeitsrestriktion. Ansonsten sollte man durch Gabe von Natrium die physiologische Plasmaosmolarität wieder herstellen und gleichzeitig mit Diuretika das Volumen vermindern. Im Notfall ist außerdem eine Hämodiafiltration oder Ultrafiltration möglich.

Frage: Warum ist bei der Kaliumsubstitution besondere Vorsicht geboten?

Antwort: Zu schnelle Anstiege des Serumkaliumspiegels können zu schweren kardialen Störungen durch Beeinflussung des Reizbildungs- und -leitungssystems führen. Deshalb sollte die Substitution langsam und unter EKG-Kontrolle erfolgen.

Frage: Wie gehen Sie vor?

Antwort: Wenn ausreichend Zeit zur Verfügung steht, ist die orale Zufuhr von Kalium vorzuziehen, weil dann seltener Komplikationen auftreten. Muß aber Kalium intravenös zugeführt werden, so sollte wegen der venenreizenden Wirkung der Kaliumlösung ihre Konzentration 20 mval/l nicht überschreiten. Die Infusionsgeschwindigkeit sollte auf nicht mehr als 20 mval/h eingestellt werden und die maximale tägliche Zufuhr auf 2–3 mval/kgKg begrenzt werden.

Frage: Worin könnte die Soforttherapie bei einer Hyperkaliämie bestehen?

Antwort: Bei einer Hyperkaliämie kommt es darauf an, die Kaliumionen entweder möglichst schnell aus dem Körper zu entfernen, sie von intravasal nach intrazellulär zu verschieben oder die Kaliumwirkung zu antgonisieren.

Frage: Können Sie das bitte etwas konkretisieren?

Antwort:
- Kalium läßt sich durch Diuretika, Kationentauscher oder Dialyse aus dem Körper entfernen.
  - Diuretika beschleunigen die renale Ausscheidung des Kaliums

- Kationentauscher geben intestinal Natrium-, Aluminium- oder Kalziumionen gegen Kalium ab und fördern so die Kaliumausscheidung mit dem Stuhl
- Die Dialyse ist das wirksamste Verfahren zur Kaliumelimination.
• Erhöhung des pH oder Glucose/Insulingabe bewirkt eine Kaliumverschiebung
  - Natriumbicarbonat kann durch leichte Alkalisierung des Blutes den transzellulären Austausch von K^+ und H^+-Ionen erhöhen
  - Die Infusion von Glucose und Insulin steigert die Kaliumaufnahme in die Zelle.
• Kalzium wirkt an der Zellmembran kaliumantagonistisch, kann also die Folgen der Hyperkaliämie abschwächen. NaCl hat den gleichen Effekt.

Frage: Welche Untersuchung führen Sie durch, um Störungen im Säure-Basen-Haushalt zu diagnostizieren und zu differenzieren?

Antwort: Zur Diagnose von Störungen im Säure-Basen-Haushalt wird eine Blutgasanalyse durchgeführt. Dabei werden routinemäßig der pH, das Standardbikarbonat, der Base Excess und der pCO_2 bestimmt. Typische Befundkonstellationen erlauben die Unterscheidung in metabolisch oder respiratorisch bedingte Störungen.

Frage: Welche Werte würden Sie bei einer metabolischen Azidose in der BGA erwarten?

Antwort: Bei einer metabolischen Azidose wäre der pH erniedrigt, Standardbikarbonat vermindert, der Base Excess negativ und der pCO_2 zunächst normal. Der Körper versucht allerdings durch Hyperventilation mit vermehrter CO_2-Abgabe die Störung respiratorisch zu kompensieren. Dann wäre der pH wieder fast normal und der pCO_2 erniedrigt.

Frage: Wie können Sie dann eine respiratorisch kompensierte metabolische Azidose von einer metabolisch kompensierten respiratorischen Alkalose unterscheiden?

Antwort: Die Unterscheidung kann schwierig sein, da die Blutgasanalysen nahezu identisch sind. Zur Unterscheidung kann vor allem der pH dienen, denn sowohl die respiratorischen als auch die metabolischen Kompensationsmechanismen sind meist nicht in der Lage, den pH-Wert wieder vollkommen zu normalisieren. So liegt dann der pH bei einer respiratorisch kompensierten metabolischen Azidose etwas tiefer als normal, bei einer

In der Praxis stellt sich diese Frage jedoch selten, weil die BGA nicht isoliert betrachtet wird, sondern erst im

metabolisch kompensierten respiratorischen Alkalose etwas höher als 7,4. Base Excess, Standardbikarbonat und pCO$_2$ sind in beiden Fällen erniedrigt.

Zusammenhang mit der zugrunde liegenden Störung des Patienten und der Klinik an Bedeutung gewinnt.

!? Frage: Können Sie Ursachen für eine metabolische Azidose nennen?

Antwort: Ursachen für eine Zunahme saurer Valenzen können sein:
- Lactatazidose in Katabolismus
- Ketoazidose bei Diabetis, Hungerzuständen oder Alkoholismus
- Nierenversagen mit mangelnder H$^+$-Ausscheidung
- Fieber, Hypoxie, Hyperthyreose und Schock.

Ein Basenverlust tritt auf bei
- Diarrhoen
- Pankreas- oder Gallenfisteln bzw. -drainagen
- Uretero-Sigmoidostomie.

!? Frage: Wie würden Sie eine metabolische Azidose nun behandeln?

Antwort: Zunächst sollte, wenn möglich, die Ursache beseitigt werden. Ansonsten gilt, daß metabolische Störungen immer metabolisch, respiratorische Störungen immer respiratorisch behandelt werden. D.h., daß bei der metabolischen Azidose Bikarbonat zugeführt werden muß. Voraussetzung ist jedoch, daß das entstehende CO$_2$ über die Lunge abgeatmet werden kann, und man muß bedeken, daß bei Normalisierung des pH ein bis dahin maskierter Kaliummangel in Erscheinung treten kann. Deshalb muß Kalium überwacht und evtl. substituiert werden.

!? Frage: Wieviel Bikarbonat führen Sie denn zu?

Antwort: Der Bikarabonatbedarf kann nach einer Formel abgeschätzt werden: Bikarbonatbedarf in mmol = negativer Base Excess x kgKG x 0,2.

1.9 Unmittelbare postoperative Versorgung

1.9.1 Organisation und Aufgaben der postoperativen Überwachung

Frage: Was ist ein Aufwachraum?

Antwort: Der Aufwachraum ist ein Raum in naher räumlicher Beziehung zu den Operationssälen, in dem die Patienten unmittelbar postoperativ überwacht werden. Dort müssen alle personellen und instrumentellen Möglichkeiten gegeben sein, um Komplikationen sowie Rest- und Nebenwirkungen der Narkose zu erkennen und die sofortige Behandlung einzuleiten.

Der Aufenthalt der Patienten im Aufwachraum ist zeitlich begrenzt. Von hier aus werden die Patienten, wenn die notwendigen Kriterien erfüllt sind, auf die Allgemeinstation verlegt oder eine Intensivtherapie angeordnet.

Frage: Welche Kriterien müssen erfüllt sein, bevor der Patient auf die Allgemeinstation verlegt werden kann?

Antwort: Der Patient muß wach sein und über ausreichende Schutzreflexe verfügen. Es muß natürlich eine effektive Spontanatmung und eine stabile Herzkreislauffunktion vorliegen. Außerdem sollte der Patient keine Störungen im Wasser-Elektrolythaushalt mehr haben; Gerinnungsstörungen sollten behoben sein, die Rektaltemperatur über 35°C liegen, und der Patient sollte schmerzfrei sein.

Frage: Welche routinemäßigen Überwachungen schlagen Sie im Aufwachraum vor?

Antwort: Im Aufwachraum wird die Herzkreislauffunktion durch EKG, Blutdruck- und evtl. ZVD-Messung überwacht. Die Atemfunktion kann bei Zweifeln durch ein Pulsoxymeter oder BGAs kontrolliert werden. Meist reicht es jedoch aus, den Patienten genau zu beobachten, ihn von Zeit zu Zeit zum Abhusten und tiefen Durchatmen aufzufordern und gegebenenfalls Sauerstoff über eine Maske zuzuführen. Zusätzlich werden die Temperatur, die Urinproduktion sowie Blut- und Flüssigkeitsverluste über Drainagen regelmäßig gemessen.

Frage: Werden alle Patienten ausnahmslos postoperativ in den Aufwachraum verlegt?

Antwort: Die Station, auf die ein Patient nach der Operation verlegt wird, hängt von den Vorerkrankungen des Patienten, der Art der Operation und der durchgeführten Anästhesieform ab. Nach Plexusanästhesien können die Patienten in der Regel direkt auf die Allgemeinstation verlegt werden. Wenn leichte Vorerkrankungen vorliegen, eine sehr dichte Überwachung und eine eng kontrollierte Fortführung der Infusions- oder Transfusionstherapie notwendig ist, sollte der Patient auf die postoperative Wachstation (sofern vorhanden) verlegt werden. Patienten mit schweren Grunderkrankungen, nach Operationen mit hoher Komplikationsrate, nach Narkosekomplikationen oder mit Narkoseüberhängen werden direkt auf die Intensivstation verlegt.

Frage: Welche Komplikationen sind in der unmittelbar postoperativen Phase am häufigsten?

Antwort: Die häufigsten Komplikationen nach der Operation sind
- Störungen der Atemfunktion mit Hypoxie, Hyper- oder Hypokapnie
- Störungen der Herzkreislauffunktion wie Hypo- oder Hypertonie und Herzrhythmusstörungen
- Hyper- oder Hypothermie mit Muskelzittern
- Störungen des Wasser/Elektrolythaushaltes und Nachblutungen
- Anurie oder Polyurie
- Übelkeit und Erbrechen.

Frage: Welche Ursachen gibt es für eine gestörte Atemfunktion?

Antwort:
- Zum einen könnten die Atemwege durch die zurücksinkende Zunge, durch einen Laryngo- oder Bronchospasmus oder durch Fremdkörper verlegt sein.
- Zum zweiten könnten intrapulmonal durch ein Lungenödem, durch Atelektasen, nach einer Aspiration, durch eine Lungenembolie oder bei niedrigem HZV Hypoxämien ausgelöst werden.
- Drittens kann die Atemmechanik durch Muskelrelaxantienüberhänge, einen Pneumothorax oder Thoraxinstabilitäten gestört sein.

- Viertens kann eine zentrale Atemdepression durch Narkotika oder Opiate vorliegen.

Frage: Können Sie am Atemtyp erkennen, ob ein Muskelrelaxantien- oder ein Opiatüberhang vorliegt?

Antwort: Beim Muskelrelaxantienüberhang fehlt die Muskelkraft zu einer effektiven Atemmechanik. Der Patient ist aber wach und agitiert. Er macht häufig schnelle und kleine Atemzüge. Im Extremfall wird keine Luft bewegt oder nur der Totraum belüftet. Beim Opiatüberhang fehlt der Atemantrieb. Der Patient ist bewußtlos oder ruhig und macht wenige langsame und mitunter sehr tiefe Atemzüge.

Frage: Warum ist das postoperative Shivering gefährlich?

Antwort: Beim Muskelzittern, das zum einen hypothermiebedingt, zum anderen aus unklarer Ursache auftritt, steigt der Sauerstoffbedarf exzessiv an. Es kann dabei zur Hypoxämie und bei Patienten mit eingeschränkter Koronar- oder respiratorischer Reserve zu Komplikationen kommen. Eine vorsichtige Wiedererwärmung unter gleichzeitiger Sauerstoffzufuhr ist deshalb obligat.

1.9.2 Prinzipien der postoperativen Analgesie

Frage: Im Aufwachraum sollte der Anästhesist auch mit der postoperativen Schmerztherapie beginnen. Welche Analgetika sind dazu geeignet?

Antwort: Zur postoperativen analgetischen Behandlung sind sowohl zentral wirkende – Opioide – als auch peripher wirkende Analgetika geeignet. Die Auswahl des Medikaments hängt vor allem vom Patienten selbst und von der Art des Eingriffes ab.

Frage: Welche peripher wirkenden Analgetika kennen Sie?

Antwort: Man unterscheidet die analgetischen Säuren mit antiphlogistischer und antipyretischer Wirkung von den nicht sauren Analgetika, die zwar antipyretisch, nicht aber antiphlogistisch wirken. Zu den analgetischen

Säuren sind ASS, Diclophenac, Ibuprofen, Indometacin und Phenylbutazon zu rechnen. Paracetamol und Metamizol sind nichtsaure Analgetika.

Frage: Bei was für einer Art von Schmerz sind periphere Analgetika den zentral wirkenden manchmal überlegen?

Antwort: Die peripheren Analgetika wirken besonders gut beim somatischen, hellen über die Adelta-Fasern geleiteten Schmerz. Dieser Schmerz tritt bei Knochen- und Zahnverletzungen und bei Haut- und Bindegewebsaffektionen auf. Beim visceralen, dumpfen über die C-Fasern geleiteten Schmerz sind dagegen die Opioide wirksamer.

Frage: Trotzdem geben Sie nach einer Knochenoperation mitunter Opioide?

Antwort: Bei stärksten postoperativen Schmerzen – auch somatischer Art – sind die Opioide dennoch Mittel der ersten Wahl. Die peripheren Analgetika sind hier meist nicht potent genug, und ein Experimentierstadium bis zum Finden des geeigneten Analgetikums sollte man dem Patienten auf jeden Fall ersparen.

Frage: Bei der Auswahl des Opioids kommt es unter anderem auf die Wirkdauer an. Welches Medikament würden Sie bevorzugen?

Antwort: Günstig sind Dipidolor und Temgesic mit einer Wirkdauer von 4–8 Stunden sowie Morphin und Dolantin. Auch Tramal kann als schwächer wirkendes zentrales Analgetikum eingesetzt werden.

Tramadol beeinflußt auch das postoperative Schivering positiv.

Frage: Wonach richten Sie die Dosierung des Analgetikums?

Antwort: Für die Dosierung der Analgetika gibt es Richtwerte, die sich nach der Applikationsform unterscheiden. Zusätzlich sind zulässige Tageshöchstdosen zu beachten, und man muß bedenken, daß ab einer bestimmten Dosierung keine Zunahme der analgetischen Wirkung, wohl aber der Nebenwirkungen beobachtet werden kann. Grundsätzlich gilt jedoch, daß die Dosierung nach Wirkung erfolgt. Dazu werden kleinere Dosen bis zur vollen Analgesie zugeführt.

> **Fallbeispiel**
> Ein 40jähriger Patient, bei dem in balancierter Anästhesie eine Gastrektomie durchgeführt wurde, erhält von Ihnen postoperativ Fortral. Daraufhin klagt er, die Schmerzen seien nach der Spritze schlimmer als zuvor. Wie erklären Sie sich das?

Antwort: Der Patient wird intraoperativ im Rahmen der balancierten Anästhesie den µ-Agonisten Fentanyl erhalten haben. Fortral ist jedoch ein µ-Antagonist und κ-Agonist. Da postoperativ evtl. noch eine Restwirkung des Fentanyls vorlag und die analgetische Potenz am µ-Rezeptor höher ist als die Wirkung am κ-Rezeptor, wurde durch das Fortral das stärker analgetisch wirkende Restfentanyl antagonisiert und gegen den schwächer analgetisch wirkenden κ-Agonisten ausgetauscht. Aus diesem Grunde sollte postoperativ nach µ-Agonistengabe kein Fortral verabreicht werden.

> **Frage:** Welche Möglichkeiten zur postoperativen Schmerztherapie haben Sie außer der Gabe von systemischen Analgetika noch?

Antwort: Sofern die Lokalisation des OP-Gebietes dies zuläßt, können auch regionale Anästhesieverfahren zur postoperativen Analgesie durchgeführt werden: z.B. PDA, Plexusanästhesien oder Nervenblockaden.

1.9.3 Indikationen zur Intensivüberwachung

> **Frage:** Nach welchen Operationen halten Sie die Verlegung auf die Intensivstation für notwendig?

Antwort: Patienten nach Operationen, die die Vitalfunktionen tangiert haben, oder mit einer hohen Rate an lebensbedrohlichen Komplikationen einhergehen, sind anschließend auf der Intensivstation zu überwachen und weiterzubehandeln. Die Intensivüberwachung und -behandlung trägt wesentlich zum Therapieerfolg bei. Operationen der Herz- und Gefäßchirurgie, der Thorax- und Neurochirurgie bedürfen immer einer postoperativen Intensivbehandlung.

!? Frage: Auch Patienten mit weniger schweren Operationen müssen gelegentlich intensiv gepflegt werden; welche Patienten sind das?

Antwort: Patienten, die aufgrund ihrer Vorerkrankungen eine eingeschränkte Adaptationsbreite an die höheren Belastungen der Operation haben, z.B. Herz- oder Ateminsuffiziente oder Patienten mit bestimmten Grunderkrankungen, wie Peritonitis oder Myasthenia gravis, müssen ebenfalls auf der Intensivstation weiterbehandelt werden.

!? Frage: In was für Fällen halten Sie eine Nachbeatmung für indiziert?

Antwort: Eine Nachbeatmung ist mitunter bei Patienten mit pulmonalen Vorerkrankungen indiziert. Patienten mit einem verzögerten Erwachen, z.B. bei Zentral-anticholinergem-Syndrom und auch bei Patienten mit Opiat- oder Muskelrelaxantienüberhängen, die nicht antagonisiert werden dürfen, werden postoperativ nicht extubiert, sondern kontrolliert weiter beatmet.

Sind im Rahmen der Operation Narkosekomplikationen wie eine totale Spinalanästhesie oder eine Aspiration aufgetreten, liegt eine KHK, ein postoperatives Shivering oder ein Schock vor, so muß auch hier bis zur Stabiliesierung des Allgemeinzustandes nachbeatmet werden. Nach neurochirurgischen Eingriffen ist die Nachbeatmung sogar aus therapeutischen Erwägungen heraus erforderlich.

!? Frage: Warum gehören sowohl Leber- als auch Nierenerkrankungen ebenfalls zu den Funktionsstörungen, bei denen gelegentlich eine postoperative Intensivüberwachung notwendig wird?

Antwort: Leber- und Nierenfunktionsstörungen können zu einer Verlangsamung der hepatischen Metabolisierung oder renalen Elimination bestimmter Medikamente führen. Dazu zählen die Narkotika und einige Muskelrelaxantien. Deshalb ist mit einer verlängerten Wirkdauer dieser Substanzen zu rechnen, was evtl. eine weitere intensivmedizinische Überwachung erfordert.

Intensivmedizin 2

2.1 Überwachung

2.1.1 Herz-Kreislauf-Monitoring

Frage: Welche EKG-Ableitung wählen Sie bevorzugt – und warum – zur Monitorüberwachung?

Antwort: Die Ableitung II der Extremitätenableitungen wird meist deshalb zur Monitorüberwachung gewählt, weil sie am häufigsten der elektrischen Herzachse entspricht und in ihr alle EKG-Potentialschwankungen: P, QRS-Komplex und T gut sichtbar sind. Im Einzelfall kann auch eine andere Ableitung gewählt werden.

Frage: Welchen klinischen Test müssen Sie durchführen, bevor Sie eine Punktion der Arteria radialis für eine Blutdruck-Messung oder ein BGA vornehmen?

Antwort: Vor der Punktion der Arteria radialis muß zur Prüfung der Funktionsfähigkeit bzw. des Vorhandenseins des arteriellen Hohlhandbogens der Allen-Test durchgeführt werden.

Frage: Wie führen Sie den Allen-Test durch?

Antwort: Durch festes Zudrücken am Handgelenk werden A. radialis und ulnaris komprimiert, evtl. läßt man den Patienten einige Male einen Faustschluß machen, bis die Hand blaß wird. Dann wird die A. ulnaris freigegeben, während die A. radialis komprimiert bleibt. Ist ein funktionsfähiger Arcus palmaris vorhanden, wird die Hand innerhalb weniger Sekunden wieder rosig.

Frage: Nennen Sie bitte einige Indikationen für die Anlage eines ZVKs.

Antwort: Ein ZVK ist zur Infusion höher osmolarer Lösungen, z.B. zur parenteralen Ernährung, oder zur Injektion venenunverträglicher Medikamente indiziert. Kardial wirksame Medikamente können so konzentrierter an den Wirkort gebracht werden, und bei dehydrierten Patienten oder bei

solchen mit kardialen Funktionsstörungen erlaubt die Messung des ZVD die Beurteilung des Hydratationszustandes bzw. der Herzfunktion.
Außerdem können durch den ZVK größere Flüssigkeitsvolumina in kürzerer Zeit infundiert werden. Bei zentralisierten Patienten kann der ZVK überhaupt die einzige Möglichkeit sein, einen venösen Zugang zu legen.

!? Frage: Wissen Sie, bei welcher Punktionsart die Katheterfehllagen am seltensten und bei welcher ein Pneumothorax am häufigsten vorkommt?

Antwort: Der Zugang von der V. jugularis interna aus führt am seltensten zu Katheterfehllagen, weil der Weg des Katheters vom Eintritt in das Gefäß bis zum Vorhof relativ gerade ist. Bei Punktionen der V. subclavia ist aufgrund der Nachbarschaft des Gefäßes zur Pleurakuppel die Gefahr eines Pneumothorax besonders groß.

!? Frage: Warum sollten beidseitige Punktionen der Vena jugularis intena und der Vena subclavia möglichst unterbleiben?

Antwort: Bei Punktion der V. jugularis interna kann es zu einem Hämatom kommen, wenn die A. carotis communis versehentlich verletzt wird, weil die Kompressionsmöglichkeiten natürlich sehr eingeschränkt sind. Beidseitige Hämatome könnten zu einer Kompression der Atemwege führen und die cerebrale Durchblutung beeinträchtigen. Aufgrund der Pneumothoraxgefahr sind auch doppelseitige Punktionsversuche der V. subclavia mit einem großen Risiko verbunden.
Nach jedem Punktionsversuch der V. subclavia, sei er erfolgreich oder erfolglos gewesen, muß zum Ausschluß eines Pneumothorax ein Röntgenbild angefertigt werden. Dies ist auch zur Kontrolle der Katheterlage bei anderen Punktionsorten notwendig.

!? Frage: Was ist eine Katheterembolie?

Antwort: Eine Katheterembolie ist eine Embolie, die durch ein abgetrenntes Endstück des ZVK verursacht wird.

!? Frage: Wie kommt es zu einer Katheterembolie?

Antwort: Dazu kann es kommen, wenn der Katheter durch die noch liegende metallene Punktionskanüle zurückgezogen wird. Bei der Seldinger-Technik kommt dies so nicht vor.

> Mitunter verbalisieren Prüfer ihre Fragen nicht, sondern geben anders zu verstehen, daß man weiterreden soll, muß, darf. Auch deshalb: immer den Prüfer ansehen!

!? Frage: Was ist ein Swan-Ganz-Katheter?

Antwort: Ein Swan-Ganz-Katheter ist ein vierlumiger Katheter, dessen Spitze bis in einen Pulmonalarterienzweig vorgeschoben wird. Der proximale Kanal dient der Druckmessung im rechten Vorhof und der Injektion kalter Lösungen zur Bestimmung des Herzzeitvolumens.

Der distale Kanal dient zur Messung des Pulmonalarteriendruckes, über den dritten Kanal wird der Ballon am Ende des Katheters gefüllt, und an den vierten Kanal kann das Gerät zur Errechnung des HZV nach der Thermodilutionsmethode angeschlossen werden.

!? Frage: Wozu dient die Messung des Wedge-Druckes?

Antwort: Der Wedge-Druck ist der pulmonalkapilläre Verschlußdruck (PCWP), der nach Füllung des Ballons hinter diesem in der Arteria pulmonalis gemessen werden kann. Er entspricht in etwa dem LAD – linksartrialen Druck – und somit dem LVEDP (linksventrikulären enddiastolischen Druck). Damit sind Aussagen über die Vorlast des linken Ventrikels möglich.

!? Frage: Wofür spricht ein hoher PCWP?

Antwort: Ein hoher PCWP spricht für ein Rückwärtsversagen des linken Herzens, z.B. im Rahmen einer manifesten Herzinsuffizienz oder beim Myokardinfarkt.

> Der PCWP beträgt bei ungestörter Herzkreislauffunktion ca. 5–15 mmHg.

Frage: Wie wird das Herzzeitvolumen gemessen?

Antwort: Über den ersten Kanal des Swan-Ganz-Katheters wird eine bestimmte Menge einer mit definierter Temperatur kühlen Flüssigkeit in festgelegter Zeit injiziert. Der Computer mißt nach dem rechten Ventrikel die Zeit bis zum Ankommen des gekühlten Blutes und dessen Temperatur. Daraus kann dann das Herzzeitvolumen ziemlich genau errechnet werden.

2.1.2 Atmungsüberwachung

Frage: Welche Methoden stehen Ihnen zur Verfügung, um die Effektivität einer Beatmung zu beurteilen?

Antwort: Die Effektivität der Beatmung kann zum einen durch die Inspektion der Haut- und Schleimhautfärbung, zum anderen durch verschiedene apparative Überwachungsparameter beurteilt werden. Dazu ist die pulsoximetrische Messung der O_2-Sättigung ebenso zu rechnen, wie die Bestimmung der expiratorischen CO_2-Konzentration und vor allem die Blutgasanalyse.

Frage: Wodurch wird die Überwachung eines beatmeten Patienten komplettiert?

Antwort: Man beobachtet die Thoraxexkursionen, Bewegungen des Atembeutels sowie Spiro- und Manometer. Regelmäßig sollte eine Auskultation des Patienten stattfinden. Am Beatmungsgerät selbst werden Atemzugsvolumen, Atemfrequenz und somit das Atemminutenvolumen, außerdem Beatmungsdruck und inspiratorische O_2-Konzentration kontrolliert.

Frage: Für wie zuverlässig halten Sie die Pulsoximetrie?

Antwort: Im Sauerstoffsättigungsbereich von 70–100 % sind die Pulsoximeter recht genau. Es muß jedoch bedacht werden, daß bei sehr dicker Haut, bei Hypothermie, erhöhtem Serumbilirubin, bei Zentralisation und bei starken Rauchern die Meßergebnisse verfälscht sein können.

Frage: Wie erklären Sie sich die falsch hohen O_2-Sättigungsangaben des Pulsoximeters bei starken Rauchern?

Antwort: Das Pulsoximeter errechnet im pulsierenden arteriellen Blut die Differenz zwischen dem desoxygenierten und dem übrigen Hämoglobin. Bei Rauchern kann ein CO-Hb-Anteil von über 20 % vorliegen, so daß das Gerät eine Sättigung von z.B. 95 % angibt, obwohl das CO-Hb 20 % des nicht reduzierten Hämoglobins ausmacht. Die Sauerstoffsättigung beträgt also nur 75 %.

Frage: Das Kapnometer zeigt 5 Vol% CO_2 in der Expirationsluft an. Wie ist das zu interpretieren?

Antwort: Nach der Faustformel: Vol% CO_2 x 7 = mmHg CO_2 entspricht ein Volumenanteil von 5 % in etwa 35 mmHg in der Expirationsluft und im arteriellen Blut. Das ist für einen beatmeten Patienten kein schlechter Wert.

Frage: Sie beobachten bei einem beatmeten Intensivpatienten, daß der expiratorische $CO2$-Anteil zügig absinkt. Woran könnte das liegen?

Antwort: Vorausgesetzt das Gerät ist in Ordnung, und es strömt keine Nebenluft vor dem Kapnometer aus, spricht ein rascher CO_2-Abfall in der Ausatemluft für ein plötzlich sinkendes Herzzeitvolumen.

Ursachen könnten sein:
- Schock mit plötzlich einsetzender Hypotonie
- Arrhythmien oder Herzstillstand
- Lungenembolie durch Luft oder Thrombus.

Frage: Die Normwerte in der BGA sind ... ?

Antwort:
- pa O_2 80–100 mmHg
- pa CO_2 36–44 mmHg
- pH 7,36–7,44
- Standardbikarbonat 22–26 mval/l
- Base-exzess -2 bis +2 mval/l.

Frage: Welche Blutgaskombination würden Sie bei einer Diffusionsstörung erwarten?

Antwort: Bei einer Diffusionsstörung an der alveolo-kapillären Membran würde es zu einer Hypoxämie kommen, während der arterielle pCO_2 aufgrund der wesentlich besseren Diffusionseigenschaften des Kohlendioxids im Normbereich bliebe.

Frage: Wie läßt sich eine Diffusionsstörung von einer Verteilungsstörung in der BGA unterscheiden?

Antwort: Die BGA zeigt sowohl bei Diffusions- als auch bei Verteilungsstörungen einen erniedrigten pO_2 bei normalem pCO_2.

Zu unterscheiden sind beide Atemstörungen, wenn man reinen Sauerstoff zuführt: bei Diffusionsstörungen sind nur geringe Änderungen des pO_2 zu erwarten, während der pO_2 bei Verteilungsstörungen meist deutlich ansteigt.

Man muß immer mit Fangfragen rechnen.

2.1.3 Neuromonitoring u.a.

Frage: Wohin wird eine Meßsonde zur Bestimmung des intrakraniellen Druckes (ICP) eingebracht?

Antwort: Der Hirndruck läßt sich intraventrikulär, sub- oder epidural bestimmen. Die intraventrikulären und subduralen Hirndruckmessungen sind als direkte Verfahren etwas genauer, aber auch mit einem höheren Infektionsrisiko verbunden, als das indirekte epidurale Meßverfahren.

Frage: Zu welchen Zwecken werden auf der Intensivstation meistens EEGs durchgeführt?

Antwort: Das Elektroenzephalogramm kann entweder als Bestandteil eines umfassenden Neuromonitorings – in Form einer Langzeitfrequenzanalyse – angefertigt werden, oder es wird zur Hirntoddiagnostik, z.B. vor Organentnahmen, durchgeführt. Besonders auf neurochirurgischen Intensivstationen werden zur Hirndrucksenkung ja auch Barbituratsedierungen durchgeführt. Man kann die Dosierung der Barbiturate dann anhand eines Monitor-EEGs steuern: Es wird soviel Barbiturat zugeführt, daß das EEG gerade keine größeren Aktionen mehr zeigt. Man nennt das „down-burst-EEG". Selbstverständlich führt man EEGs auch als allgemein diagnostisches Hilfsmittel durch.

⁉ Frage: Wie lange muß die hirnelektrische Stille andauern, um mit einem EEG den Hirntod diagnostizieren zu können?

Antwort: Bei kontinuierlicher Registrierung muß zur Bestimmung des Hirntodes eine über 30 Min. anhaltende Nullinie im EEG feststellbar sein. Dies ist jedoch nur eines der Hirntodzeichen unter vielen anderen.

⁉ Frage: Warum ist eine kontinuierliche Temperaturüberwachung beim Intensivpatienten sinnvoll?

Antwort: Sowohl Auskühlungen als auch vermeidbare Hyperthermien sollten rechtzeitig erkannt werden. Außerdem stellt die Temperatur ein wichtiges diagnostisches Kriterium bei Infektionen dar.

Man kann auch Temperaturdifferenzen, z.B. bei rektaler und Hauttemperatur, bestimmen und so ein Kriterium zur Beurteilung der peripheren Vasokonstriktion im Schock gewinnen.

2.2 Behandlung

2.2.1 Beatmung

Frage: Welche Funktionen, die sonst die oberen Atemwege übernehmen, müssen in ein gutes Beatmungsgerät integriert sein?

Antwort: In den oberen Atemwegen wird die Luft normalerweise gefiltert, angewärmt und angefeuchtet. Diese Funktionen sind durch die endotracheale Intubation zum großen Teil aufgehoben. Deshalb müssen ein Luftfilter, evtl. eine Vorrichtung zur Erwärmung der Luft und sicher ein Vernebler zur Luftanfeuchtung in das Beatmungssystem integriert sein.

Frage: Was heißt IPPV?

Antwort: IPPV ist die Intermittierende Überdruckbeatmung: intermittend positive pressure ventilation. Im Gegensatz zur Spontanatmung, bei der zur Inspiration ein negativer intrathorakaler Druck erzeugt wird, wird bei der IPPV die Luft unter positivem Druck in den Thorax insuffliert.

Frage: Kennen Sie noch andere Beatmungsformen?

Antwort: Die IPP-Beatmung ist die am häufigsten eingesetzte Form der kontrollierten Beatmung. Als Formen der assistierten Beatmung können ASB, SIMV bzw. MMV angewandt werden.
- ASB ist die assistant spontaneous breathing, bei der bei Überschreiten einer einstellbaren Triggerschwelle von der Maschine eine ebenfalls vorwählbare Druckunterstützung des Atemhubes durchgeführt wird.
- Bei der SIMV, der synchronisied intermittend mandatory ventilation, atmet der Patient selbst, und das Gerät löst nach Aktivierung durch den Trigger bzw. nach einer bestimmten Zeit ohne Atembewegungen einen assistierten Beatmungshub aus.
- Das MMV – mandatory minute volume – garantiert ein vorgewähltes spontan geatmetes Atemminutenvolumen, indem bei Unterschreiten dieses Volumens maschinell beatmet wird.

⁉ Frage: Welche Grundeinstellung wählen Sie am Beatmungsgerät für die IPPV?

Antwort: Vorausgesetzt es liegen keine besonderen Störungen der Atmung vor, die von vornherein ein spezielles Beatmungsregime erfordern, wird eine Atemfrequenz von 10–16/min und ein Atemzugvolumen von 10–15 mm/kgKG eingestellt. Dadurch ergibt sich ein Atemminutenvolumen von etwas über 100 ml/kgKG. Das Inspirations- zu Expirationszeitverhältnis wird auf 1:2 eingestellt, die inspiratorische O_2-Konzentration auf zunächst 21 Vol% und der Beatmungsdruck auf 25 cm H_2O begrenzt. Die optimale Einstellung wird dann schließlich anhand der Ergebnisse der BGA ermittelt.

⁉ Frage: Warum wählen Sie nicht eine höhere Atemfrequenz mit kleineren Atemzugvolumina? Sie hätten doch das gleiche Atemminutenvolumen?

Antwort: Je höher die Atemfrequenz ist, desto größer wird der Anteil der Totraumventilation. So würde dann trotz gleichen AMV's der Patient u.U. deutlich hypoventiliert.

⁉ Frage: Wodurch unterscheiden sich PEEP und CPAP?

Antwort: PEEP bedeutet positive endexspiratory pressure; CPAP heißt continous positive airway pressure.
- PEEP ist ein bis zu 20 cm H_2O erhöhter endexspiratorischer Atemdruck unter kontrollierter Beatmung.
- CPAP ist eine kontinuierliche Erhöhung des Atemwegedrucks beim intubierten spontanatmenden Patienten.

⁉ Frage: Welche Vorteile hat die PEEP-Beatmung?

Antwort: Die PEEP-Beatmung verhindert den Verschluß kleiner Atemwege bei der Exspiration. Durch die Zunahme der funktionellen Residualkapazität werden außerdem die Diffusionskapazität erhöht und das Shuntvolumen vermindert. Tritt trotz Beatmung mit hohem O_2-Anteil eine Hypoxämie auf, so kann deshalb durch den PEEP u.U. diese ohne eine weitere Erhöhung der O_2-Konzentration behoben werden.

❗ Frage: Warum wird dann nicht jeder Patient mit PEEP beatmet?

Antwort: Die hämodynamischen Nachteile der IPPV werden durch den PEEP noch verstärkt. D.h., der venöse Rückstrom nimmt noch weiter ab, das Herzzeitvolumen fällt, ICP und intraokulärer Druck steigen weiter an.

❗ Frage: Was sind Indikationen für die PEEP-Beatmung?

Antwort: Eine PEEP-Beatmung ist indiziert, wenn die FRC oder die Compliance der Lunge vermindert sind, sich ein intrapulmonaler Rechts-links-Shunt nicht anders unterbinden läßt und trotz 50%iger O_2-Konzentration in der Inspirationsluft kein Anstieg des paO_2 über 70 mmHg zu erreichen ist. Diese Bedingungen sind z.B. beim ARDS, bei Atelektasen oder beim Lungenödem gegeben.

❗ Frage: Welche Probleme ergeben sich bei der Respiratorentwöhnung eines über einen längeren Zeitraum beatmeten Patienten?

Antwort:
- Ein längere Zeit beatmeter Patient war während dieser Spanne vermutlich sediert, so daß zunächst die Sedierung abgebaut werden muß.
- Zweitens muß die über längere Zeit ausgeschaltete Autoregulation des Atemantriebs wieder trainiert werden.
- Drittens setzt auch in der Atemmuskulatur nach längerer Nichtbeanspruchung eine Atrophie ein, so daß ein Muskeltraining erfolgen muß.
- Wichtig ist, daß die Entwöhnung langsam und schrittweise erfolgt.

❗ Frage: Welche Stationen gibt es auf dem Weg von der kontrollierten Beatmung zur Spontanatmung?

Antwort: Nach Reduzierung der Sedativa sollte zunächst eine SIMV-Beatmung mit langsamer Abnahme der garantierten Atemzugfrequenz durchgeführt werden. Dadurch wird der $paCO_2$ als Atemantrieb langsam und kontinuierlich gesteigert. Zum Muskeltraining wird dann in der folgenden assistierten Beatmung – ASB – ebenfalls vorsichtig die Triggerschwelle erhöht. Schließlich atmet der Patient an der Maschine ohne Assistenz spontan. Dann erst kann extubiert werden.

> **Frage:** Wissen Sie ob es unterschiedliche Arten gibt, wie eine „Triggerschwelle" eingestellt, bzw. vom Patienten überschritten werden kann?

Antwort: Die Frage verstehe ich nicht.

Wenn der Prüfer seine Frage unglücklich formuliert hat, sollte man sich nicht scheuen, nachzufragen.

> **Frage:** Frage: Gibt es nur druckgesteuerte Trigger?

Antwort: Ach so! So wie es druck- und volumengesteuerte Beatmungsgeräte gibt, so gibt es auch druck- und volumengesteuerte Trigger. Bei den druckgesteuerten Triggern muß der Pat. durch die Inspirationsbewegung einen einstellbaren Unterdruck im System erzeugen, und beim Unterschreiten dieses Druckes (Triggerschwelle) reagiert die Maschine darauf mit einer Druckunterstützung.

Bei der volumengesteuerten Triggerung fließt ständig eine bestimmte, ebenfalls einstellbare Gasmenge durch das Schlauchsystem an dem Patienten vorbei. Das ist der „flow by". Sobald nun der Pat. aus diesem kontinuierlichen Atemgasfluß ein bestimmtes Volumen durch die Inspiration einnimmt, bietet die Maschine eine Druckunterstützung für den Rest des Atemhubes.

> **Frage:** Wo sehen Sie einen Vorteil für die volumengesteuerte Triggerung, wo einen Nachteil?

Antwort: Dieses Verfahren ist für den Patienten wesentlich schonender, weil kein abrupter Wechsel von Unterdruck durch die Eigenaktion und Überdruck durch den maschinellen Atemhub stattfindet. Allerdings ist in der Trainingsphase nach Langzeitbeatmung der Muskeltrainingseffekt bei diesem Verfahren deutlich geringer.

2.2.2 Pharmakologie

⁉ Frage: Wie erklärt man sich die dosisabhängig unterschiedlichen Wirkungen des Dopamins?

Antwort: Dopamin erregt sowohl dopaminerge, als auch β- und α-Rezeptoren. Die Erregung der einzelnen Rezeptortypen ist dosisabhängig:
- bei Dosen bis zu 5 µg/kgKG/min überwiegt die dopaminerge Stimulation an den Nierengefäßen;
- bei Dosen von 6–9 µg/kgKG/min herrscht die β-Rezeptorerregung vor
- bei einer Dosierung von über 10 µg/kgKG/min werden α-Rezeptoren stimuliert.

⁉ Frage: Welche Indikationen für den Einsatz von Dopamin kennen Sie?

Antwort: Je nach Dosierung kann Dopamin zur Verbesserung der Nierendurchblutung und anderer innerer Organe oder als positiv inotrope Substanz beim Vorwärtsversagen des Herzens eingesetzt werden. Dabei läßt sich der Schwerpunkt entweder auf die Zunahme der Herzarbeit oder auf eine Steigerung des arteriellen Blutdrucks legen.

⁉ Frage: Wodurch unterscheidet sich die Dobutaminwirkung von der des Dopamins?

Antwort: Dobutamin ist ein synthetisches Katecholamin, das im Gegensatz zum Dopamin eine β-selektive Rezeptorerregung erzeugt. Es hat vor allem kardiale Wirkungen und senkt die rechtsventrikuläre Vor- und Nachlast.

⁉ Frage: Bei Zufuhr von Sympathomimetika treten bestimmte Nebenwirkungen häufig auf. Welche sind das?

Antwort: Sympathomimetika wirken am Herzen positiv chronotrop, bathmotrop, dromotrop und inotrop. Sie können also Tachykardien und eine gesteigerte Arrhythmiebereitschaft auslösen, die Überleitungsgeschwindigkeit beschleunigen und die Sauerstoffbilanz des Herzens ungünstig beeinflussen. Der Blutdruck steigt an, u.U. steigen Blutzucker und freie Fettsäuren.

Frage: In was für einer Konzentration wenden Sie im Rahmen einer Reanimation Adrenalin an?

Antwort: Adrenalin ist in 1 ml Ampullen, die 1 mg Adrenalin enthalten, im Handel. Vor der i.v. Anwendung wird das Adrenalin mit 9 ml 0,9%igem NaCl verdünnt und wird dann fraktioniert in Dosen à 2 ml bis zum Wirkeintritt zugeführt.

Frage: Können Sie einen Vorlastsenker zur Behandlung einer Hypertonie einsetzen?

Antwort: Vorlastsenker wie Diuretika und Nitrate senken auch den systemischen Blutdruck. Allerdings sollten Nitrate nicht so hoch dosiert werden, daß ein starker Blutdruckabfall auftritt, weil sich die kompensatorisch erhöhte Herzfrequenz ungünstig auf die myokardiale Sauerstoffbilanz auswirkt.

Frage: Welche Medikamentengruppe schlagen sie stattdessen für eine rasch wirksame Blutdrucksenkung vor?

Antwort: Geeignet zur raschen und deutlichen Blutdrucksenkung sind vasodilatorisch wirkende Substanzen. Vor allem Nitroprussid-Natrium ist wegen seiner kurzen Halbwertszeit und der daraus resultierenden guten Steuerbarkeit geeignet. Dihydralazin, der Calciumantagonist Nifedipin oder Sympatholytika wie Phentolamin können ebenfalls eingesetzt werden.

Bei der Metabolisierung von Nitroprussid-Natrium entstehen Zyanid und Thiozyanat. Zur Prophylaxe einer Zyanidintoxikation gibt man Natrium-Thiosulfat, weil nur so die zur Bildung ungiftiger Schwefelverbindungen nötigen Schwefelmengen zur Verfügung stehen.

Frage: Auf die Intensivstation wird ein Patient mit einer Digitalisintoxikation eingeliefert. Welches Antiarrhythmikum setzen Sie an?

Antwort: Antiarrhythmikum der Wahl bei digitalisinduzierten ventrikulären Arrhythmien ist Diphenylhydantoin. Man gibt 125 mg langsam i.v. über einen Zeitraum von 5 Min. Evtl. muß man dies nach 20 Min. noch einmal wiederholen.

Frage: Wozu werden Histaminantagonisten in der intensivmedizinischen Behandlung eingesetzt?

Antwort: Antihistaminika können in H_1- und H_2-Antagonisten eingeteilt werden. H_1-Antagonisten finden vor allem in der Therapie allergischer Reaktionen vom Soforttyp, z.B. im anaphylaktischen Schock, Anwendung. H_2-Antagonisten können zur Streßulkusprophylaxe bei gefährdeten Intensivpatienten gegeben werden.

Frage: Was ist Akrinor?

Antwort: Akrinor ist ein Kombinationspräparat zur intravenösen Anwendung bei nicht hypovolämiebedingten akuten Hypotonien. Es enthält Cafedrinhydrochlorid und Theodrenalinhydrochlorid und wirkt über eine β-Rezeptor-Stimulation und eine Tonisierung der venösen Kapazitätsgefäße.

Frage: Mit welchen Medikamenten würden Sie eine Langzeitsedierung bei einem beatmeten Patienten durchführen?

Antwort: Aufgrund der kurzen Halbwertszeit und seines Wirkmusters: gute Anxiolyse bei ausgezeichneter retrograder Amnesie, ist Midazolam zur Langzeitsedierung besonders geeignet. Alternativ ist auch eine kontinuierliche Sufentanilgabe über Perfusor möglich.

2.2.3 Parenterale Ernährung

Frage: Wie hoch ist der tägliche Energiebedarf eines Intensivpatienten?

Antwort: Der Energiebedarf eines Menschen ist von verschiedenen Faktoren abhängig:
- Körpergröße und Gewicht
- Alter und Geschlecht
- Tätigkeit bzw. Krankheitssituation.

Der Grundumsatz eines normalgewichtigen Erwachsenen beträgt ca. 1800 kcal bzw. 8000 kJ. Der Energiebedarf kann jedoch selbst beim Intesivpatienten, der keine äußerlichen Tätigkeiten ausübt, um bis zu 100 % darüber liegen.

Frage: Was ist das Postaggressionssyndrom?

Antwort: Das Postaggressionssyndrom ist eine charakteristische unspezifische Reaktion des Organismus auf schwere Traumen, Operationen, Verbrennungen, Sepsis oder stärksten Streß.

Es liegt eine vermehrte Stoffwechselaktivität – ein Hypermetabolismus – vor, die mit Proteinkatabolie, Störungem im Glucosestoffwechsel und einem verstärkten Fettabbau einhergeht. Hervorgerufen wird der gesteigerte Energieumsatz durch das Überwiegen sogenannter antiinsulinärer oder kataboler Faktoren.

Frage: Wie verhalten sich Insulin- und Blutzuckerspiegel im Postaggressionssyndrom?

Antwort: Man kann im Postaggressionssyndrom drei Phasen unterscheiden: die Akut- oder Aggressionsphase, die Übergangs- oder Postaggressionsphase und schließlich die Reparationsphase. In der initialen, wenige Stunden dauernden Phase ist der Plasmainsulinspiegel niedrig, und durch die antiinsulinär wirkenden Hormone kommt es zu einem hohen Glucosespiegel im Blut.

In der Postaggressionsphase steigt der Insulinspiegel an, kann sogar stark erhöht sein, aber aufgrund einer peripheren Insulinresistenz und dem Überwiegen der Katecholamine, des Cortisols, des Glucagons und des STH liegt immer noch eine Hyperglykämie vor.

Im Reparationsstadium sind die antiinsulinären Faktoren wieder im Normbereich, die Insulinwirkung dominiert, und der Blutzuckerspiegel ist normal.

Frage: Welche Komponenten sollte die vollständige parenterale Ernährung enthalten?

Antwort: Zu einer ausgewogenen parenteralen Ernährung gehört die Zufuhr von Kohlenhydraten, Aminosäuren und bei längerer Dauer auch von Fetten. Dabei dienen die Kohlenhydrate und die Fette dem Energiestoffwechsel, die essentiellen Aminosäuren dem Baustoffwechsel.

Außerdem müssen natürlich Wasser, Elektrolyte, Spurenelemente und Vitamine in ausreichender Menge zugeführt werden. Evtl. auftretende Störungen sollten durch engmaschige Kontrollen frühzeitig erkannt und behandelt werden.

⁉ Frage: Warum wählen Sie zur parenteralen Ernährung eines leberkranken Patienten ein Aminosäurengemisch mit einem hohen Anteil an verzweigtkettigen Aminosäuren?

Antwort: Bei Leberinsuffizienzen kommt es zu einem Überwiegen der aromatischen Aminosäuren im Plasma, während die Konzentration der verzweigtkettigen Aminosäuren vermindert ist. Die aromatischen Aminosäuren werden im ZNS zu inhibierenden Neurotransmittern umgebaut, die an den typischen Bewußtseinsstörungen beim Leberversagen beteiligt sind.

Ein hoher Anteil verzweigtkettiger Aminosäuren in der infundierten Lösung kann das Gleichgewicht wieder herstellen und so Symptome der hepatischen Enzephalopathie günstig beeinflussen.

⁉ Frage: Wozu werden Fette zugeführt?

Antwort: Die Zufuhr von Fetten ist aus zwei Gründen sinnvoll. Zum einen werden essentielle Fettsäuren zugeführt, was besonders bei einer langdauernden parenteralen Ernährung nötig ist. Zum anderen bieten Fettlösungen einen hohen Energiegehalt bei – im Vergleich zu gleichkalorischen Glukoselösungen – niedriger Osmolarität. Dies ist vor allem bei einer hochkalorischen Ernährung von Vorteil.

⁉ Frage: Wie hoch sollte der Anteil von Kohlenhydratlösungen an der Gesamtenergiebereitstellung sein, wenn jemand längere Zeit parenteral ernährt wird?

Antwort: Günstig ist ein Energieanteil von ca. 60 % am Gesamtenergiebedarf. Dann werden 40 % des Bedarfs durch Fette gedeckt, die Aminosäuren sollten zusätzlich außerhalb der Kalorienbilanz zugeführt werden. Es gibt allerdings für Glukose und die sogenannten Zuckeraustauschstoffe Dosierungsobergrenzen, bei deren Überschreitung es zu Hyperglykämien, osmotischer Diurese, hypoglykämischen Reboundphänomenen nach Beendigung der Infusion und zu anderen Komplikationen kommen kann.

> 1 g Glukose liefert ca. 4 kcal Energie, 1 g Fett ca. 9 kcal.

⁉ Frage: Welche Lösungen sollten bei peripher venöser parenteraler Ernährung keine Anwendung finden?

Antwort: Lösungen mit einer Osmolarität von über 600 mosmol/l sollten nicht peripher venös gegeben werden, um Thrombophlebitiden zu vermeiden. Damit ist eine periphervenöse hochkalorische Ernährung fast unmöglich, will man nicht die Gefahr einer Überwässerung des Patienten eingehen.

⁉ Frage: Was versteht man unter einer Elementardiät über Duodenalsonde?

Antwort: Eine Elementardiät ist eine Flüssigkeit zur Sondenernährung, die eine definierte Menge von Mono/Oligosacchariden, Amino- und Fettsäuren enthält. Sie kann über eine Duodenalsonde, z.B. nach Operationen im oberen Gastro-Intestinaltrakt, bei entzündlichen Darmerkrankungen oder stenosierenden Prozessen eingesetzt werden.

Fallbeispiel

Ein 40jähriger Dachdecker ist infolge eines erhöhten Blutalkoholspiegels vom Dach gestürzt und hat sich multiple Frakturen sowie innere Verletzungen zugezogen. Zu welchem Zeitpunkt beginnen Sie mit der parenteralen Ernährung?

Antwort: Dieser Patient befindet sich aufgrund des Traumas und der nötigen Operationen sicher im Postaggressionsstoffwechsel. Eine parenterale Ernährung sollte erst einsetzen, wenn der Blutzuckerspiegel beginnt, sich zu normalisieren. Dieses ist meist um den dritten Tag der Fall. Vorher muß sich die Infusionstherapie auf die Zufuhr von Wasser, Elektrolyten und auf die Korrektur von Störungen im Säure-Basen-Haushalt beschränken.

⁉ Frage: Wenn dieser Patient nun längere Zeit beatmet wird und nicht essen kann, wie könnte die parenterale Ernährung aussehen?

Antwort: Der Patient benötigt wegen des durch die Reparationsprozesse erhöhten Energiebedarfs eine normo- bis hochkalorische, zentralvenöse parenterale Ernährung. Man würde den Wasserbedarf nach Bilanz über die energieliefernden Lösungen befriedigen, zusätzlich Elektrolyte, Spurenelemente und Vitamine zuführen und ca. 2000 kcal in Form von Glucoselösungen, 1300 kcal in Form von Fettlösungen zuführen und z.B. 1 Liter 10%ige Aminosäurenlösung pro Tag geben.

2.2.4 Transfusionsmedizin

> **Frage:** Welche Möglichkeiten kennen Sie, einem Empfänger Erythrozyten zu infundieren?

Antwort: Erythrozyten können in Form einer Warmblutspende, von Frischblut, von Vollblutkonserven oder als Erythrozytenkonzentrate transfundiert werden. Diese Blutkonserven unterscheiden sich hinsichtlich ihrer Lagerungsdauer und Behandlung und somit in ihren Bestandteilen.

> **Frage:** Welche Bestandteile enthält eine Vollblutkonserve?

Antwort: Vollblutkonserven enthalten alle Bestandteile des zirkulierenden Blutvolumens und eine bestimmte Menge eines zugesetzten Stabilisators, der eine vorzeitige Gerinnung der Konserve verhindern soll. Vollblutkonserven dürfen maximal 5 Wochen lang gekühlt gelagert werden.

Während der Lagerungszeit treten in der Vollblutkonserve jedoch sowohl Alterungsprozesse an den Zellen als auch Veränderungen in den Aktivitäten der Plasmabestandteile auf.

Warmblut darf maximal 4 Stunden und Frischblut maximal 2 Tage alt sein.

> **Frage:** Bitte erläutern Sie die Alterungsprozesse in einer Vollblutkonserve etwas näher.

Antwort: In einer länger gelagerten Blutkonserve verlieren die Thrombozyten und Granulozyten ihre Funktion. Dies ist schon nach 2 Tagen der Fall. Doch auch die Erythrozyten altern, d.h. ihre Verformbarkeit und osmotische Resistenz werden geringer, der 2,3-DPG-Gehalt nimmt ab, und durch den sinkenden pH-Wert sinkt auch die Überlebensfähigkeit der Erythrozyten.

Die Plasmaproteine behalten ihre Funktionen weitgehend. Eine Ausnahme bilden die Gerinnungsfaktoren V und VIII, deren Aktivität laufend abnimmt.

Man muß stets damit rechnen, daß das, was man in seiner Antwort zuletzt zum besten gab, vom Prüfer in einer neuen Frage aufgegriffen wird.

> **Frage:** Welche Indikationen für den Einsatz von Humanalbuminlösungen gibt es?

Antwort: Die Indikation für die Zufuhr von Humanalbuminlösungen ist wegen der hohen Kosten und der begrenzten Verfügbarkeit sehr streng zu stellen. Die klassische Indikation ergibt sich, wenn ein Volumenmangel in Kombination mit einer Hypalbuminämie vorliegt. Dies wäre zum Beispiel bei der Verbrennungskrankheit, bei größeren Blutverlusten oder einer hypoproteinämischen exsudativen Enteropathie der Fall.

⁉ Frage: Kennen Sie ein Stufenschema zur Behandlung von unterschiedlich großen Blutverlusten?

Antwort: Blutverluste bis 20 % des Volumens sollten durch kolloidale Plasmaersatzlösungen ersetzt werden. Betragen die Verluste bis zu 50 % des Volumens, so treten Ery-Konzentrate hinzu, bis der Hk auf einen Wert von 35 % angehoben ist. Einige Anästhesisten empfehlen zusätzlich den Einsatz von Humanalbuminlösungen. Ab dem Verlust von mehr als 50 % Blutvolumen ist die kritische Grenze der Gesamteiweißkonzentration erreicht, so daß zusätzlich FFP oder PPSB infundiert werden müssen. Bei Blutverlusten von mehr als 80 % ist die Gabe von Frischblut und evtl. zusätzlich von Thrombozytenkonzentraten indiziert.

⁉ Frage: Können Sie sich vorstellen, daß die Indikation für Blutersatz davon abhängig ist, wie schnell der Blutverlust erfolgte?

Antwort: Ja. Chronisch über einen längeren Zeitraum entstandene Blutdefizite werden weit besser toleriert als akute. Das liegt daran, daß der Körper Zeit hat, Kompensationsmechanismen in Gang zu setzen, die das zirkulierende Volumen konstant halten. Ein akuter Blutvolumenverlust wird dagegen schlechter vertragen als eine Abnahme der Sauerstoffträger. So können akute Verluste von 30 % des zirkulierenden Volumens letal sein, während Verluste bis zu 60 % der Erythrozyten bei langsamenm Hb-Abfall noch toleriert werden.

⁉ Frage: Ab welchem Hb würden Sie denn Erythrozyten ersetzen?

Antwort: Eine Substitution von Erythrozyten sollte ab einem Hb von 8 g/dl erfolgen und ein Bereich von 10–11 g/dl angestrebt werden. Bei Kindern und Patienten mit Herz-Lungenerkrankungen sind höhere Hb-Werte nötig.

> Bei Transfusion von ca. 3 ml Erythrozytenkonzentrat/kgKG steigt der Hb um ca. 1 g/dl an.

⁉ Frage: Welche Vorteile bietet Ihnen die Blutkomponententherapie gegenüber der Vollbluttransfusion?

Antwort: Durch die Transfusion einzelner Blutkomponenten ist eine gezieltere und somit wirksamere Therapie von Störungen möglich als durch Vollblut. So können beispielsweise Erythrozyten ersetzt werden, ohne eine übermäßige Volumenbelastung beim Empfänger auszulösen, oder Gerinnungsfaktoren übertragen werden, ohne den Hk und somit die Fließeigenschaften des Empfängerblutes zu verändern. Ein weiterer Vorteil liegt darin, daß die Blutkomponententherapie in der Regel kostengünstiger ist als die Vollbluttransfusion.

Frage: Was ist der Bed-Side-Test?

Antwort: Der Bed-Side-Test ist ein Verfahren, mit dem unmittelbar vor der Übertragung einer gekreuzten Blutkonserve nochmals mit Anti-A- und Anti-B-Seren überprüft wird, ob die AB0-Blutgruppen von Spender und Empfänger übereinstimmen. Der Bed-Side-Test wird auf bestimmten Untersuchungskarten durchgeführt und ist vom transfundierenden Arzt unter Angabe von Erythrozytenkonzentrat-Kontrollnummer, Datum und Uhrzeit abzuzeichnen.

Frage: Warum werden Blutkonserven meist vor der Transfusion angewärmt?

Antwort: Blutkonserven sollten vor allem bei Austausch- oder Massivtransfusionen angewärmt werden, um
- eine Unterkühlung des Patienten zu vermeiden. Auch bei bereits vorbestehender Unterkühlung und einem im Schock befindlichen Patienten ist die Anwärmung der Konserven unerläßlich.
- kann dadurch die Gefahr von Kälteagglutinationen vermindert werden.
- wird durch die sinkende Temperatur bei Transfusion kühler Konserven die Hb-Bindungskurve nach links verschoben.

Frage: Nach dem Beginn der Bluttransfusion müssen Sie mindestens einige Minuten lang beim Patienten bleiben. Wozu dient diese Überwachung?

Antwort: Bei einer Transfusion nicht kompatiblen Blutes können schwerwiegende Transfusionskomplikationen auftreten. Diese beruhen meist auf einer Nichtkompatibilität durch eine Verwechslung der Konserve oder des Patienten (z.B. unbekannter Notfallpatient). Durch die engmaschige Überwachung des Empfängers während der ersten Minuten können zumindest die Frühkomplikationen rechtzeitig erkannt werden und eine rasche Therapie eingeleitet werden. Zudem ist die Schwere der Transfusionsreaktion von der Menge des infundierten unverträglichen Blutes abhängig.

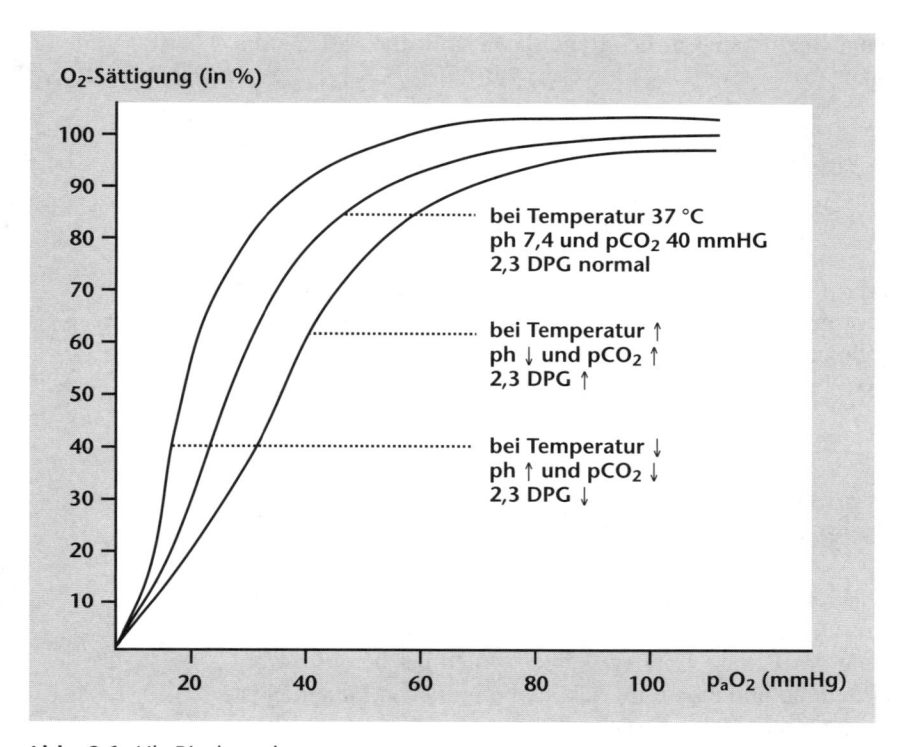

Abb. 2.1: Hb-Bindungskurve

> **Frage:** Woran erkennen Sie eine Transfusionsfrühreaktion?

Antwort: Der Patient klagt über ein brennendes Gefühl im Bereich der Transfusionsvene. Es treten auf:
- Fieber, Kaltschweißigkeit, Schüttelfrost und Unruhe
- Urtikaria, Blutdruckabfall
- Tachypnoe und Tachykardie
- hämorrhagische Diathese.

> **Frage:** Wie entsteht der Schock im Rahmen der Transfusionsreaktion?

Antwort: Durch die Immunreaktion werden Komplement mit gefäßdilatierenden Komplementfaktoren und vasoaktive Mediatoren freigesetzt. Zu den vasoaktiven Mediatoren zählen Bradykinin, Histamin, Serotonin und Katecholamine.

Frage: Können Sie den Pathomechanismus der hämolytischen Transfusionsreaktion kurz erläutern?

Antwort: Am häufigsten tritt eine Immunreaktion zwischen den Empfänger-AK's und den Spender-Erythrozyten auf. Diese werden durch die Antikörper innerhalb kurzer Zeit zerstört. Das freie Hb wird z.T. im retikuloendothelialen System geklärt, z.T. erscheint es jedoch nach Überschreitung der Klärungskapazität im Blut und im Urin.

Frage: Was versteht man unter präoperativer Hämodilution?

Antwort: Bei der präoperativen Hämodilution werden dem elektiven chirurgischen Patienten bis zu drei Wochen vor der Operation maximal 4 Einheiten Blut entnommen, die dann zur Eigenretransfusion zur Verfügung stehen. Es kann aber auch unmittelbar vor der Operation – ein ausreichender Hb vorausgesetzt – noch Blut entnommen werden und das Volumen durch kolloidale Lösungen ersetzt werden.

Frage: Wozu soll denn die Hämodilution gut sein?

Antwort: Das Verfahren bietet den Vorteil, daß zum einen Eigenblut zur Verfügung steht, und somit ein Infektionsrisiko für Hepatitis- oder HIV-Viren ausscheidet. Zum anderen blutet der Patient „dünner", d.h. er verliert pro ml Blut weniger Zellen.

Frage: Kennen Sie noch andere Verfahren, die intraoperativ oder auf der Intensivstation in der Behandlung von postoperativen Patienten eingesetzt werden können, um Fremdblutgaben zu vermeiden?

Antwort: Gerade vor planbaren Eingriffen, z.B. in der Orthopädie vor Gelenkersatz, wird heute fast regelhaft bei Beachtung der Kontraindikationen die Eigenblutspende durchgeführt. Die Eigenblutkonserven sind je nach verwendetem Stabilisator 5–7 Wochen lang haltbar. Die Spendeintervalle sollten ca. 7–10 Tage auseinander liegen, in der Zwischenzeit kann man die Erythropoese durch orale Eisengaben stimulieren. Ein weiteres fremdblutsparendes Verfahren ist die Retransfusion von Blut aus dem Operationsfeld oder einer Blutungshöhle.

!? Frage: Damit meinen Sie den sogenannten „Cell-saver"?

Antwort: Ja. Den Cell-saver kann man bei Eingriffen anwenden, bei denen der zu erwartende Blutverlust mehr als einen Liter beträgt. Hierbei wird das Blut aus dem Operationsfeld mit einem sterilen Einmalsystem abgesaugt, anschließend filtriert und gewaschen, um Zellfragmente, Antikoagulantien, Proteinreste, aktivierte Serum- und Zellenzyme, Bakterien usw. zu entfernen. Danach kann das Blut wieder retransfundiert werden.

!? Frage: Welche Kontraindikationen kennen Sie, die den Einsatz des Cell-savers verbieten?

Antwort: In der Tumorchirurgie darf keine Retransfusion von autologen, aus dem Operationsgebiet stammenden Blutkomponenten erfolgen, weil die Gefahr einer Tumorzellverschleppung und damit Metastasenentstehung besteht. Auch bei Patienten, die septisch sind oder bei Operationen an infizierten Körperregionen darf keine Retransfusion erfolgen.

!? Frage: Vorhin haben Sie auch Kontraindikationen für die Eigenblutspende erwähnt?

Antwort: *Absolute* Kontraindikationen für die Eigenblutspende sind
- schwere kardio-pulmonale Erkrankungen, ein Ausgangshämatokritwert von unter 34% (oder Hb-Wert von kleiner als 11 g/dl)
- akute Infektionskrankheiten
- Blutgerinnungsstörungen.

Relative Kontraindikationen, bei denen eine sehr sorgfältige Abwägung des Nutzen-Risikoverhältnisses erfolgen muß, sind
- KHK
- hohes Lebensalter
- kompensierte Herzinsuffizienz
- Schwangerschaft
- leicht- bis mittelgradige respiratorische Störungen.

2.2.5 Blutreinigungsverfahren

Frage: Wie würden Sie das Prinzip der Hämodialyse beschreiben?

Antwort: Bei der Hämodialyse findet aufgrund des Konzentrationsgefälles eine Diffusion im Blut befindlicher Substanzen durch eine semipermeable Membran in eine Dialysatflüssigkeit statt. So werden harnpflichtige Substanzen aus dem Blut eliminiert.

Das Dialysat ist eine modifizierte Ringer-Lactat-Lösung mit veränderbaren Kalium- und Kalziumkonzentrationen, gegen die im Gegenstromprinzip das Blut dialysiert wird.

Frage: Wodurch unterscheidet sich die Hämofiltration von der Hämodialyse?

Antwort: Die Hämofiltrationsverfahren können in „arterio-venöse" und in „veno-venöse" Verfahren unterteilt werden. In der arterio-venösen Hämofiltration wird das arterio-venöse Druckgefälle genutzt, um extrakorporal den Blutfluß über einen Hämofilter zu leiten. Hier wird ein dem Primärharn ähnliches Ultrafiltrat abgeschieden. Rollerpumpen und Dialysatflüssigkeit sind bei diesem einfachen Verfahren also entbehrlich, dafür muß das gewonnene Ultrafiltratvolumen durch kristalline Lösungen ersetzt werden, wenn man eine Hypovolämie vermeiden will. Die Kreislaufbelastung ist geringer als bei der Hämodialyse, allerdings ist auch die Effektivität des Verfahrens kleiner.

Frage: Nun werden die arterio-venösen Hämofiltrationsverfahren ja kaum noch angewandt. Wissen Sie warum?

Antwort: Dafür gibt es mehrere Gründe. Zum einen kommt es durch den arterio-venösen Shunt zu einem erheblichen Blutdruckabfall bei dem behandelten Patienten. Da gerade multimorbide kreislaufinstabile Patienten ein extrakorporales Blutreinigungsverfahren benötigen, würden sie durch das Verfahren zusätzlich gefährdet. Wenn sie sogar schon vor der Behandlung einen niedrigen arteriellen Blutdruck haben, kommt es zu gehäuften „Clottings" im Filter, weil die Blutfließgeschwindigkeit nicht ausreicht. Diese Einschränkungen haben dazu geführt, daß heute fast ausschließlich die kontinuierlichen veno-venösen Hämofiltrationsverfahren eingesetzt werden.

Frage: Welche Vor- und Nachteile bietet die Peritonealdialyse gegenüber der Hämodialyse?

Antwort: Bei der Peritonealdialyse wird das Peritoneum als natürliche Austauschmembran benutzt.
- Vorteil ist die einfache Handhabung bei guter Kreislaufstabilität, ohne daß ein komplikationsreicher Gefäßzugang oder eine Heparinisierung nötig wären.
- Von Nachteil ist die längere Zeitdauer des Verfahrens bei niedrigerer Effektivität, die höheren Eiweißverluste und die Infektionsgefahr.

Frage: Wozu dient die Plasmapherese?

Antwort: Die Plasmapherese dient der Plasmaseparation. Bei diesem Verfahren werden die korpuskulären Bestandteile nach Ersatz des Plasmas durch FFP, Humanalbumin, AT III und evtl. der Immunglobuline refundiert. Die Plasmapherese wird zum einen zur Gewinnung von Spenderplasma (z.B. FFP) oder – nach Fraktionierung einzelner Bestandteile – zur Gewinnung von speziellen Substitutionspräparaten (z.B. PPSB) verwendet.
Zum anderen wird die Plasmapherese als therapeutisches Verfahren zur Entfernung von Immunglobulinen, Antigen-Antikörper-Komplexen oder proteingebundenen toxisch wirksamen Substanzen eingesetzt.

Frage: Welche Indikationen kennen Sie noch für die extrakorporalen Blutreinigungsverfahren?

Antwort: Die Hämodialyse und Hämofiltration werden vor allem in der Nierenersatztherapie eingesetzt. So sind:
- Urämie
- Elektrolystörungen
- Störungen des Wasserhaushaltes
- Störungen des Säure-Basen-Haushaltes
- Indikationen für diese Blutreinigungsverfahren. Eine weitere wichtige Indikation ergibt sich aus Vergiftungen mit dialysablen Giften.

Frage: Ist die Hämoperfusion zur Behandlung einer Überwässerung geeignet?

Antwort: Nein. Im Rahmen der Hämoperfusion wird das Blut extrakorporal über einen Aktivkohle- oder Neutralharzadsorber geleitet, durch den Toxine und andere dialysable Substanzen, nicht aber Wasser und Elektrolyte aus dem Blut entfernt werden. Zum Wasserentzug sind Hämodialyse, Hämodiafiltration und Hämofiltration geeignet.

Frage: Wie lange dauert eine Dialyse oder Hämofiltrationsbehandlung?

Antwort: Das hängt von der Menge der zu entfernenden Stoffe und bei der Hämodialyse vom Konzentrationsgradienten zwischen Blut und Dialysat ab. Man muß bedenken, daß die Kreislaufbelastung umso stärker ist, je schärfer – also schneller – dialysiert wird. Normalerweise reicht eine Dauer von 2–4 Stunden aus. Die Hämofiltration kann intermittierend mit beliebiger Zeitdauer oder auch als kontinuierliches Verfahren durchgeführt werden. Dann muß ebenso kontinuierlich, bilanziert nach Ausfuhr, Flüssigkeit zugeführt werden.

Frage: Warum ist die Heparinzufuhr bei Hämodialyse so wichtig?

Antwort: Der Kontakt des Blutes mit den körperfremden Oberflächen im Schlauchsystems des Dialysegerätes kann zu einer Aktivierung der Gerinnungskaskade mit einem erheblichen Blutverlust führen. Deshalb gibt man meist über einen Perfusor kontinuierlich Heparin zum Blut zu, unmittelbar nachdem dieses den Körper verlassen hat.

2.2.6 Physiotherapie

Frage: Welche Ziele verfolgen Sie mit der Physiotherapie auf der Intensivstation?

Antwort: Die Physiotherapie auf der Intesivstation dient der Prophylaxe postoperativer oder intensivmedizinisch bedingter Komplikationen sowie der Ergänzung medikamentöser, apparativer und sonstiger therapeutischer Ansätze.

⁉ Frage: Mit was für Verfahren kann dieses Ziel erreicht werden?

Antwort: Zu den intensivmedizinisch anwendbaren Verfahren der Physiotherapie gehören:
- spezielle, der Krankheit angemessene Lagerungen
- Massagen
- passive und aktive Bewegungsübungen
- Reizstrombehandlung
- kaltfeuchte Abreibungen
- Wärmeapplikation mit verschiedenen Mitteln.

⁉ Frage: Kennen Sie ein Stufenschema bei der Frühmobilisation von Patienten mit Myokardinfarkt?

Antwort: Nach Ende der komplikationsreichen Akutphase des Herzinfarktes kann – unkomplizierten Verlauf vorausgesetzt – mit den Übungen begonnen werden. Zunächst werden passive Bewegungsübungen zur Muskellockerung und Durchblutungsförderung durchgeführt. Die aktiven Übungen beginnen mit kleinen und steigern sich bis zu den grösseren Muskelgruppen. Es wird jeweils nur eine Extremität zur Zeit aktiv beübt. In der zweiten Stufe werden isometrische Spannungsübungen vor allem der Beine durchgeführt. Bei unkomplizierten kleinen Infarkten, kann die dritte Stufe, das Aufsetzen auf die Bettkante, schon am dritten Tag erreicht sein. Schließlich beginnen mit langsamer Steigerung Gehübungen und gegen Ende der Behandlung, nach 14–21 Tagen, das Treppensteigen.

Eine Frage, die auch ein Internist hätte stellen können. Leider wissen viele Ärzte viel zu wenig über krankengymnastische Verfahren und Behandlungen.

⁉ Frage: Wozu wird eine Reizstrombehandlung durchgeführt?

Antwort: Durch die Reizstromtherapie mit Exponentialströmen können gelähmte Muskeln zur Kontraktion gebracht werden. So wirkt diese Behandlung einer vorzeitigen Muskelatrophie und -vernarbung entgegen. Zur Schmerzlinderung bei benignen Grunderkrankungen und zur Hyperämisierung können auch galvanische Reizströme verwandt werden.

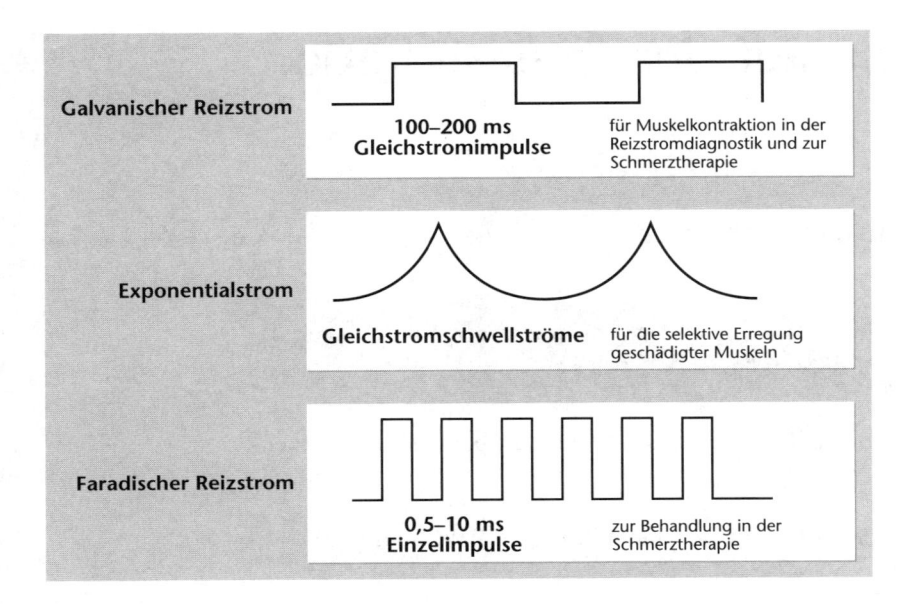

Galvanischer Reizstrom	100–200 ms Gleichstromimpulse	für Muskelkontraktion in der Reizstromdiagnostik und zur Schmerztherapie
Exponentialstrom	Gleichstromschwellströme	für die selektive Erregung geschädigter Muskeln
Faradischer Reizstrom	0,5–10 ms Einzelimpulse	zur Behandlung in der Schmerztherapie

Abb.: 2.2: Stromanwendungen in der Physiotherapie

2.3 Pflege auf der Intensivstation

2.3.1 Dekubitusprophylaxe

Frage: Welche Körperstellen sind bei einseitiger Rückenlagerung besonders durch Dekubitalulzera betroffen?

Antwort: Prädilektionsstellen für Dekubitalulzera sind bei zu langer Rückenlagerung:
- Hinterhaupt
- Haut über den Dornfortsätzen, vor allem 7. HWK, BWS und LWS
- Regio scapularis
- Regio sacralis
- Fersenbereich.

Durch sorgfältige Hautpflege, regelmäßige Umlagerungen nach einem festgelegten Schema, Abpolsterung von Schläuchen und Kabeln, und durch verschiedene technische Hilfsmittel wird das Risiko für das Auftreten von Decubiti minimiert.

Frage: Wie funktioniert ein Clinitronbett?

Antwort: Im Clinitronbett werden kleine Kügelchen durch Druckluft durcheinandergewirbelt, so daß es zu einer gleichmäßigen Druckverteilung auf der gesamten Auflagefläche für den Patienten kommt. So können bereits vorhandene Druckulcera gut zur Abheilung gebracht werden.

2.3.2 Trachealtoilette und Tracheostoma

Frage: Welches Zubehör benötigen Sie für des endotracheale Absaugen eines Patienten?

Antwort: Bei nicht bronchopulmonalinfizierten Patienten sind Mundschutz und Kopfbedeckung meist entbehrlich. Man benötigt aber eine leistungsfähige Absaugvorrichtung, die einen Sog von 100 cm H_2O ausüben kann, sterile und unsterile Handschuhe, ein steriles Silikonspray, verschiedene steril eingeschweißte, flexible Absaugkatheter und einen erreichbaren Abwurfbehälter.

Notfallmedikamente für den Einsatz bei vagalen Reflexen, wie Atropin und Orciprenalin, sollten in erreichbarer Nähe sein.

Frage: Was ist zu tun, wenn das Bronchialsekret so dickflüssig ist, daß es sich nicht absaugen läßt?

Antwort: Man kann versuchen, das Sekret durch eine Bronchiallavage mit 10 ml physiologischer Kochsalzlösung zu verflüssigen und dann abzusaugen. Als Mittel der letzten Wahl wird man versuchen, unter bronchoskopischer Sicht gezielt abzusaugen.

Frage: Wie oft saugen Sie ab?

Antwort: Grundsätzlich gilt, daß so selten wie möglich, aber so oft wie nötig abgesaugt wird. Ein festes Zeitschema ist wegen der jedesmal damit verbundenen Bronchialreizung nicht sinnvoll.

Frage: Wie gehen Sie bei der Reinigung eines Tracheostomas vor?

Antwort: Bei der Tracheostomapflege sind die Prinzipien der aseptischen Wundbehandlung zu beachten. Täglich sollte mindestens einmal ein Verbandswechsel erfolgen. Die Wunde wird z.B. mit Betaisadonna gereinigt und danach wieder trocken verbunden.

2.3.3 Hygiene

Frage: Welches ist die wichtigste Keimeintrittsstelle für eine nosokomial erworbene Sepsis?

Antwort: Die Keime treten meist im Bereich der Punktionsstellen von Venenkathetern und -kanülen, von Blasenkathetersystemen oder im Bereich von Wunden in den Organismus ein.

Frage: Und was ist der häufigste Übertragungsweg von Keimen?

Antwort: Die wichtigsten Überträger für Keime sind die Hände der Ärzte und des Pflegepersonals. Das unterstreicht die Notwendigkeit einer sorgfältigen Händedesinfektion und der Verwendung (steriler) Handschuhe bei invasiven Arbeiten.

Frage: Ist der Transuretrale- oder der Suprapubische Blasenkatheter mit einem größeren Infektionsrisiko behaftet?

Antwort: Das Infektionsrisiko ist bei der suprapubischen Urinableitung wesentlich geringer. So treten sehr selten Urethritiden, Epididymitiden und damit verbundene Frühkomplikationen wie Urosepsis und Spätkomplikationen wie Harnröhrenstrikturen auf.

Frage: Was alles dokumentieren Sie in Kontrollbögen? Antworten Sie bitte kurz!

Antwort: Zur Dokumentation auf der Intensivstation gehören alle diagnostischen, pflegerischen, medikamentösen und nicht medikamentösen therapeutischen Maßnahmen.

Jede Verordnung, Änderung des therapeutischen Managements und am Patienten durchgeführte Handlung ist grundsätzlich zu protokollieren. Nur so ist das Nachvollziehen aller erfolgten und erforderlichen Maßnahmen für die große Anzahl der an der Behandlung des Intensivpatienten beteiligten Personen möglich.

Manchmal merkt der Prüfer selbst, daß eine Frage zu weit gefaßt geraten ist. Für den Hinweis, nur kurz zu antworten, kann man dann dankbar sein.

Fallbeispiel

Sie arbeiten auf einer Intensivstation mit mehreren langzeitbeatmeten Patienten. Bei zwei dieser Patienten wird aus der brochoalveolären Lavage ein multiresistenter Staphylokokkus aureus isoliert. Was versteht man darunter und wie gehen Sie vor?

Antwort: Unter einem multiresistenten Staphylokokkus aureus versteht man einen Stamm, der auf die Penicillinase-resistenten Antibiotika, insbesondere Methicillin, nicht reagiert. Häufig sind diese Stämme nur noch auf Vanciomycin sensibel. Deshalb gilt Vancomycin auch als Reserveantibiotikum, das nur nach sehr strenger Indikationsstellung eingesetzt werden sollte. Allerdings wurden auch schon die ersten Vancomycin-resisten Staphylokokken isoliert. Bisher handelt es sich um einen typischen „Hospitalkeim", es ist aber zu befürchten, daß die Bakterien sich auch außerhalb der Krankenhäuser verbreiten.

Wenn bei zwei langzeitbeatmeten Patienten einer Intensivstation gleichzeitig dieser Keim gefunden wird, ist anzunehmen, daß es sich um eine nosokomiale Infektion handelt und daß der Keim durch das Personal der Intensivstation oder durch nicht ausreichend desinfiziertes Instrumentarium übertragen wurde. Neben einer gezielten Antibiose nach Antibiogramm kommt es nun darauf an, die Keimquelle ausfindig zu machen. Die betroffenen Patienten sollten möglichst isoliert werden.

Frage: Wie könnten Sie die Erregerquelle ausfindig machen?

Antwort: Da der Staphylokokkus aureus oft durch die Hände der auf Station arbeitenden Menschen übertragen wird, sollte man zunächst „Abklatsch-Kulturen" von den Händen des Personals anlegen und Abstriche aus den Rachen- und Nasenräumen gewinnen. Findet man dort den Keim, könnte durch mikrobiologische Subspezifizierung festgestellt werden, ob die betreffende Person tatsächlich die Ansteckungsquelle für die Patienten war.

Frage: Ist diese Person denn auch erkrankt?

Antwort: Nein, meistens sind die Keimträger gesund. Trotzdem müssen sie behandelt werden, um eine weitere Keimstreuung zu verhindern.

Frage: Wollen Sie den armen Menschen jetzt mit Vancomycin vollstopfen?

Antwort: Nein, das wäre in den meisten Fällen auch wenig erfolgversprechend, weil die Staphylokokken als sogenannte Saprophyten auf den Oberflächen der Schleimhäute leben, wo sie durch das Antibiotikum kaum erreicht werden. Personal, das den Keim in der Nasenhöhle trägt, wird z.B. mit Tuxidinnasensalbe behandelt.

2.4 Spezielle Aspekte

2.4.1 Lunge

Frage: Wodurch kann ein akutes Lungenversagen ausgelöst werden?

Antwort: Ursachen eines ARDS können verschiedene schwere pulmonale und nicht pulmonale Schädigungen und Erkrankungen sein.
- Zu den pulmonalen Ursachen sind im weiteren Sinne zu zählen: Inhalationstrauma, Hypoxämie, Aspiration, Fettembolien und Pneumonien.
- Extrapulmonale Ursachen wären schwere Traumen und Verbrennungen; Schock verschiedener Ursache und die daraus resultierenden Folgen wie DIC, schwere Infektionen wie Septitiden; Pankreatitiden, Urämien und verschiedene Intoxikationen.

Frage: Kennen Sie eine Stadieneinteilung des ARDS?

Antwort: Das auslösende Ereignis wird als erstes Stadium bezeichnet, es finden sich noch keine klinischen Symptome.
Im zweiten Stadium, der Frühphase, beginnt sich ein perialveoläres Ödem zu bilden. Dies verursacht eine respiratorische Partialinsuffizienz.
Das dritte Stadium ist durch die Zunahme des interstitiellen Ödems und die Freisetzung von lysosomalen Enzymen aus Granulozyten gekennzeichnet. Die BGA zeigt eine respiratorische Globalinsuffizienz.

Das vierte Stadium ist das Proliferationsstadium oder Stadium des chronisch progressiven Lungenversagens. Es zeichnet sich durch fibrotischen Umbau und Irreversibilität aus.

Die Röntgenbefunde hinken der klinischen und laborchemischen Entwicklung hinterher. Im Stadium 2 ist der Röntgenthorax oft noch unauffällig, im 3. Stadium treten entweder eine typ. Schmetterlingsverschattung oder eine diffuse Transparenzminderung auf. Schließlich bilden sich klein- bis großflächige und konfluierende Infiltrate heraus.

Frage: Worin bestehen die Prinzipien der Behandlung eines ARDS?

Antwort: Neben der Behandlung des Grundleidens geht es bei der Therapie des ARDS darum, den Prozeß zu stoppen, solange er noch reversibel ist, und die Folgen zu begrenzen.
Dazu gehören:
- frühzeitige PEEP-Beatmung, falls nötig mit erhöhtem FiO_2
- Low-dose Heparinisierung
- Glucocorticoide in hohen Dosen
- evtl. Antibiotika bei Superinfektion
- kardialstützende Therapie
- bilanzierte Flüssigkeitszufuhr.

Frage: Welche Befunde sind bei der klinischen Untersuchung eines Pat. mit Pneumothorax typisch?

Antwort: Der Patient klagt über thorakale Schmerzen und Dyspnoe, er atmet schnell, evtl. hustet er auch. Bei einem ausgedehntem Pneumothorax sieht man evtl. eine Halsvenenstauung, der Schockindex ist größer als 1, und die Thoraxbewegungen bei der Atmung sind u.U. asymmetrisch. Man findet einen hypersonoren Klopfschall, ein abgeschwächtes Atemgeräusch und einen abgeschwächten Stimmfremitus.

2.4.2 Schock

⁉ Frage: Alle Schockformen zeichnen sich durch eine hohe Herzfrequenz und einen niedrigen arteriellen Blutdruck aus. Bei welcher aber ist der ZVD erhöht?

Antwort: Beim kardiogenen Schock liegt eine stark verminderte Herzleistung vor; diese äußert sich sowohl in einem Vorwärts- als auch in einem Rückwärtsversagen, so daß der Blutdruck erniedrigt und der ZVD erhöht ist.

Ein Schock ist eine Kreislaufregulationsstörung unterschiedlicher Ätiologie, die aufgrund einer Störung der Mikro- bzw. Makrozirkulation zu einer peripheren Zellhypoxie führt.

⁉ Frage: Welche Schockformen kennen Sie außer dem kardiogenen Schock noch?

Antwort: Man kann im wesentlichen vier Schockformen unterscheiden: den hypovolämischen Schock, den kardiogenen, den septischen und den anaphylaktischen Schock. Es liegen jeweils unterschiedliche Ursachen und zunächst voneinander abweichende Kreislaufparameter vor. Letztlich sind die Folgen für den Gesamtorganismus jedoch die gleichen.

⁉ Frage: Warum wird der septische Schock auch hyperdynamischer Schock genannt?

Antwort: Beim septischen Schock kommt es durch bakterielle Endotoxine zu einer Öffnung von arterio-venösen Shuntverbindungen, so daß der periphere Widerstand abfällt und das Herzzeitvolumen reflektorisch erhöht wird. Der massiv erhöhte Cardiac-output hat dem septischen Schock den Namen hyperdynamer Schock eingebracht. Bei allen anderen Schockformen ist das Herzzeitvolumen nämlich vermindert.

⁉ Frage: Woran liegt es, daß es im Schock relativ häufig zu Gerinnungsstörungen kommt?

Antwort: Zum einen wird durch die Strömungsverlangsamung im Kapillargebiet die Aggregation von Erys und Thrombozyten begünstigt. Letztere setzen dann gerinnungsaktive Substanzen frei.

Weitere gerinnungsaktive Stoffe werden beim Zellzerfall frei, und manche Endotoxine haben selbst eine aktivierende Wirkung auf das Gerinnungssystem. Dazu kommt noch, daß im Schock die Clearence-Funktion des Retikuloendothelialen Systems für gerinnungsaktive Substanzen vermindert ist, und so die Hyperkoagulabilität des Blutes auch sekundär ansteigt.

Frage: Wann ist ein Schock als dekompensiert zu bezeichnen?

Antwort: Zunächst versucht der Organismus, die Zirkulationsstörungen durch eine erhöhte Sympathikusaktivität zu kompensieren. In diesem Stadium kommt es zur Kreislaufzentralisation mit ausreichender Versorgung der akut lebensnotwendigen Organe. Wird die Ursache des Schocks jedoch nicht behoben, oder nimmt die Katecholaminwirkung aufgrund der zunehmenden Azidose ab, so können auch Hirn, Herz und Lunge nicht mehr ausreichend durchblutet werden. Der Schock ist dann dekompensiert.

Frage: Wie können Sie Ihr Ziel in der Schocktherapie, eine adäquate Sauerstoffversorgung des Gewebes wieder herzustellen, beim hypovolämischen Schock erreichen?

Antwort: Zu den wichtigsten Maßnahmen im hypovolämischen Schock gehört die Volumensubstitution über mehrere dicklumige Kanülen. Je nach Ursache müssen kristalline oder kolloidale Lösungen, Plasma oder auch Blut ersetzt werden. Über eine nasale Sauerstoffsonde oder evtl. endotracheale O_2-Beatmung mit PEEP kann zusätzlich das Sauerstoffangebot erhöht werden.

Die Therapie der schockbedingten Nierenfunktionsstörungen, der Azidose und der auftretenden Gerinnungsstörungen erfolgt erst, wenn die primären Maßnahmen eingeleitet sind.

Frage: Geben Sie beim kardiogenen Schock auch Volumen?

Antwort: Beim kardiogenen Schock ist eine massive Volumenzufuhr geradezu kontraindiziert! Es geht darum, durch Verminderung des Pre- und Afterloads das Herz zu entlasten und durch Zufuhr positiv inotroper Substanzen oder gegebenenfalls von Antiarrhythmika eine kardialstützende Therapie durchzuführen. Massive Volumenzufuhr würde dagegen die Symptomatik über eine Preloaderhöhung noch verschlimmern. Man gibt stattdessen – je nach Ursache – Diuretika.

2.4.3 Gerinnungsstörungen

Frage: Welche Ursachen gibt es für eine Verbrauchskoagulopathie?

Antwort: Bei der Entstehung einer Verbrauchskoagulopathie spielen folgende Faktoren eine Rolle:
- Schock
- Sepsis
- zirkulierende Immunkomplexe (z.B. im Rahmen von Fehltransfusionen)
- unphysiologische Freisetzung von thromboplastischem Material.

Letzteres passiert z.B. bei Verbrennungen, Pankreatitiden, nekrotisierenden Tumoren, urologischen OPs oder geburtshilflichen Komplikationen, wie Plazentanekrose oder Fruchtwasserembolie.

Frage: Kennen Sie verschiedene Phasen, in denen eine DIC abläuft?

Antwort: Im Triggerstadium wird das intrinsische und extrinsische Gerinnungssytem aktiviert. Intravasal wird Thrombin gebildet, so daß es zur Beeinträchtigung der Mikrozirkulation kommt. Im Stadium des Verbrauchs nehmen sowohl die Konzentrationen der Gerinnungsfaktoren als auch der Thrombozyten ab. Deshalb können jetzt Blutungen auftreten. Im Stadium der Hyperfibrinolyse wird das körpereigene fibrinolytische System aktiviert. Blutungen in diesem Stadium haben ihre Ursache also in der Auflösung vorhandener Thromben.

Frage: Halten Sie die Gabe von 800 IE Heparin/h in jedem Stadium der Verbrauchskoagulopathie für eine gute Idee?

Antwort: Nein. Im Trigger- und Verbrauchsstadium ist eine Vollheparinisierung sinnvoll, weil dadurch die intravasale Gerinnung gestoppt werden kann. Im Stadium der Hyperfibrinolyse ist die Blutungsursache vor allem in der gesteigerten Aktivität des fibrinolytischen Systems zu suchen. Hier hat sich eine Low-dose-Heparinisierung in Kombination mit dem Ersatz von Gerinnungsfaktoren, AT III und Fibrinogen, sowie die Gabe von Antifibrinolytika bewährt.

Frage: Woran können Sie erkennen, daß sich ein Patient im dritten Stadium der DIC befindet?

Antwort: Im zweiten und dritten Stadium der Verbrauchskoagulopathie sind die Thrombozyten vermindert, PTT, TZ und Quick pathologisch verlängert, Fibrinogen und AT III vermindert. Im dritten Stadium tritt zusätzlich eine deutliche Erhöhung der Fibrinogenspaltprodukte auf.

Frage: Was ist rtPA?

Antwort: rtPA heißt: rekombinanter tissue-type Plasminogen-Aktivator und ist ein gentechnisch hergestellter Fibrinolyseaktivator, der in seiner Struktur einem körpereigenen gewebeständigen Plasminogenaktivator entspricht. rtPA kann zur Thrombolyse bei venösen und arteriellen Gefäßverschlüssen, z.B. bei Lungenembolien und bei Herzinfarkten eingesetzt werden.

Fallbeispiel
Sie bekommen auf die Intensivstation vom Notarzt einen Patienten eingeliefert, der in suizidaler Absicht 10 Tabletten Marcumar genommen haben soll. Er blutet aus jedem Knopfloch. Was können Sie tun?

Antwort: Durch die Cumarinderivate wird die hepatische Bildung der Gerinnungsfaktoren II, VII, IX und X kompetitiv gehemmt, so daß bei einer Intoxikation eine stark verminderte Gerinnungsfähigkeit im extrinsischen System imponiert. Vitamin K-Gabe führt erst nach ca. 3 Tagen zur Normalisierung der abhängigen Gerinnungsfaktoren. Deshalb ist neben der hochdosierten Konakionzufuhr dringend eine Substitutionstherapie mit PPSB, FFPs oder speziellen Gerinnungsfaktorpräparaten notwendig.

2.4.4 Akutes Nierenversagen

Frage: Was stellen Sie sich unter einem akuten Nierenversagen vor?

Antwort: Ein akutes Nierenversagen ist ein plötzlicher exkretorischer Funktionsverlust der Niere, meist aufgrund einer Hypozirkulation oder einer direkten toxischen Schädigung. Das Versagen ist oft reversibel und läuft ungeachtet der Ursache stadienhaft ab.

Frage: Welche Stadien unterscheiden Sie im akuten Nierenversagen?

Antwort:
- Das erste Stadium ist das der Schädigung, sei es eine minderperfusionsbedingte prärenale oder eine toxische intrarenale Schädigung.
- Im zweiten Stadium der Oligo- oder Anurie ist die tägliche Diurese auf unter 500 bzw. 200 ml vermindert. Das Kreatinin, Kalium und die H^+-Ionen-Konzentration steigen an, außerdem besteht die Gefahr einer Überwässerung.
- Im dritten Stadium der Polyurie ist der Patient vor allem durch den Elektrolyt- und Wasserverlust gefährdet. Das Kreatinin normalisiert sich langsam wieder.
- Das vierte Stadium ist das der Restitution und beginnt „normalerweise" ca. 4–6 Wochen nach der Schädigung und kann bis zu einem Jahr andauern.

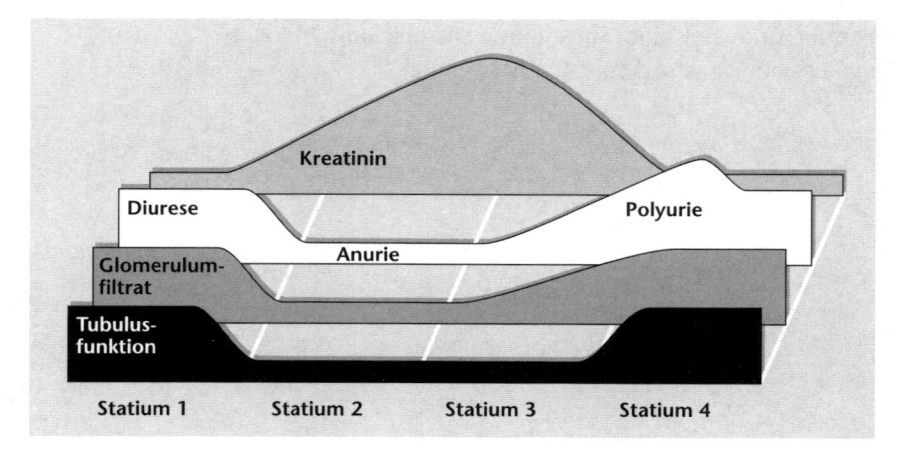

Abb. 2.3: Stadien bei Niereninsuffizienz

Frage: Wodurch kann die Gefahr eines prärenalen akuten Nierenversagens vermindert werden?

Antwort: Ein prärenales ANV wird meist durch hypovolämie oder Blutdruckabfälle aufgrund kardialer Krankheiten ausgelöst. Deshalb sind die adäquate, bilanzierte Flüssigkeitszufuhr, konsequente Therapie von Blutdruckabfällen und Behandlung einer Herzinsuffizienz die wichtigsten prophylaktischen Maßnahmen. Dabei spielt Dopamin eine zentrale Rolle.

Frage: Welche Ursachen für ein renales ANV sind Ihnen bekannt?

Antwort: Zu einem renalen ANV kann es bei entzündlichen Nierenerkrankungen, z.B. rapid progressive Glomerulonephritis oder akute interstitielle Nephritis kommen; bei Zufuhr von Exotoxinen, dazu sind auch zahlreiche Medikamente zu zählen; bei Bildung von Endotoxinen, z.B. bei Sepsis, Verbrennungen, Peritonitis; bei Hypoxien, auch schockbedingt, bei Hämo- oder Myolysen.

2.4.5 Verbrennungen

Frage: Was ist die Neuner-Regel nach Wallace?

Antwort: Die Neuner-Regel von Wallace dient der schnellen Abschätzung der Ausdehnung einer Verbrennung. Nach ihr entsprechen verschiedene Körperregionen jeweile 9 % oder einem Vielfachen davon der Körperoberfläche. So entsprechen Arme und Kopf je 9 %, Rumpfvorderseite, -rückseite und Beine je 2 x 9 % und das Genitale 1 % der Körperoberfläche.

Zur Abschätzung kleinerer Verbrennungsareale kann auch die Größe einer Handfläche, die etwa 1 % der Körperoberfläche repräsentiert, verwandt werden. Einschränkend muß bedacht werden, daß die Neuner-Regel nur für Erwachsene gilt, bei Kindern sind die Körperproportionen ja ganz anders.

Frage: Wozu ist es wichtig, das Verbrennungsausmaß eines Patienten abzuschätzen?

Antwort: Die rasche Einschätzung der Verbrennungsfläche dient zum einen der Entscheidung, ob eine stationäre Behandlung notwendig ist – und wenn, auf was für einer Station. Patienten mit einem Verbrennungsausmaß von mehr als 15 % der Körperoberfläche, bei Kindern sogar schon über 10 %, sind vital gefährdet. Außerdem ist die prozentuale Verbrennungsfläche als Faktor in die Berechnung der erforderlichen Flüssigkeitszufuhr einzubeziehen.

Frage: Wie berechnen Sie die notwendige Flüssigkeitszufuhr beim Schwerbrandverletzten?

Antwort: Nach der von Baxter entwickelten Infusionsformel sollten in den ersten 24 Stunden nach dem Verbrennungstrauma 4 ml/kgKG pro % verbrannter Körperoberfläche kristalliner Lösungen infundiert werden; davon die eine Hälfte in den ersten 8 Stunden, der Rest danach.

Frage: Worin besteht die Gefahr bei Infusion kolloidaler Volumenersatzlösungen?

Antwort: Im Rahmen der Verbrennungskrankheit kommt es zu ausgeprägten Permeabilitätsstörungen der Kapillaren, so daß es zu einer ubiquitären Ödembildung kommt. Bei Infusion kolloidaler Lösungen könnten diese den Intravasalraum verlassen und dann extravasal durch ihre onkotische Potenz zu einer Verstärkung und Verlängerung des Ödems führen.

Frage: Nun führen Sie das Baxter-Infusionschema doch aber nicht über Tage unverändert weiter?

Antwort: Wie gesagt, gilt die Baxterformel für die ersten 24 Stunden. Danach wird nach der Flüssigkeitsbilanz, nach dem onkotischen Druck und dem ZVD infundiert. Wenn kolloidale Lösungen notwendig sind, so sollten Humanalbumin oder andere körpereigene Proteinlösungen bevorzugt werden. Diese haben nicht so eine lange Halbwertszeit wie die künstlichen Kolloide, deshalb wird durch sie kein prolongiertes Ödem forciert.

Frage: Weiter?

Antwort: Evtl. ist jetzt auch die gesonderte Zufuhr von Elektrolyten und Erykonzentraten nötig. Das richtet sich nach den entsprechenden Laborwerten. Kann man nach dem dritten Tag davon ausgehen, daß der Postaggressionsstoffwechsel sich normalisiert hat, so beginnt man mit einer hochkalorischen parenteralen Ernährung.

Frage: Jetzt haben Sie einiges zur Prophylaxe und Behandlung des Volumenmangelschocks gesagt. Wodurch ist der Patient noch vital gefährdet?

Antwort: Durch die Flüssigkeitsverluste kommt es zu einer Hämokonzentration mit peripherer Sludge- und Mikrothrombenbildung, außerdem resultiert daraus eine erhöhte Herzbelastung. Durch Freisetzung gerinnungsaktiver Substanzen kann es zur DIC kommen.

Die intravasale Hämolyse kann eine Crush-Niere mit akutem Nierenversagen hervorrufen. Ebenso der hypovolämische Schock. Der Sauerstoffbedarf ist massiv gesteigert, es kann zu Hypoxämien kommen, evtl. liegt zusätzlich ein Inhalationstrauma vor. Die gesteigerte Kapillarpermeabilität verursacht u.U. ein Hirnödem. Später findet man fast regelmäßig eine Keimbesiedlung der Wunde mit der Gefahr einer septischen Streuung. Der posttraumatische Streß verursacht sehr häufig Streßulcera.

2.4.6 Zerebrale Aspekte

Frage: Wozu dient die Glasgow-Coma-Scale?

Antwort: Die Glasgow-Coma-Scale ist eine Methode zur nachvollziehbaren Beurteilung und zur Verlaufsbeobachtung der Bewußtseinslage. Es werden motorische und verbale Reaktionen und das Öffnen der Augen bewertet.

	Motorische Reaktion	Antworten	Öffnen der Augen
6	auf Aufforderung		
5	gezielte Schmerzabwehr	orientiert	
4	ungezielte Fluchtreaktion	konfus	spontan
3	Beugesynergie	inadäquat	auf Anruf
2	Streckmechanismen	unverständlich	auf Schmerzreiz
1	keine	keine	nicht

⁉ Frage: Was ist ein Durchgangssyndrom, und bei wem tritt es auf?

Antwort: Ein Durchgangssyndrom ist eine reversible körperlich begründbare Störung im Sinne einer unspezifischen Psychose, bei der keine Bewußtseinsstörungen auftreten. Sowohl Antrieb und Affektivität als auch Merkfähigkeit und gnostische Fähigkeiten können gestört sein. Durchgangssyndrome treten meist bei der Rückbildung pathologischer Zustände, z.B. nach Intoxikationen und Traumen, oder auch bei alten Menschen nach Narkosen auf.

⁉ Frage: Sie haben eben gesagt, bei Durchgangssyndromen lägen keine Bewußtseinsstörungen vor, welche Bewußtseinsstörungen kennen Sie denn?

Antwort: Somnolenz, Sopor und Koma. Ein somnolenter Patient schläft, kann aber durch Anruf geweckt werden. Soporöse Patienten sind nur durch Schmerzreize kurzfristig erweckbar. Ein komatöser Patient kann nicht erweckt werden.

Ein klassisches Beispiel dafür, wie ein Prüfer Teile der Antwort aufnimmt, um eine weitere Frage zu stellen.

📖 Fallbeispiel

Sie haben auf der Intensivstation einen 33jährigen Beamten, der nach einem Verkehrsunfall mit operativ versorgten inneren Verletzungen seit 4 Stunden bei Ihnen ist. Nun fällt Ihnen auf, daß der Patient eintrübt und rechts eine weitere Pupille entwickelt als links. Wie werten Sie dies?

Antwort: Eine zunehmende Vigilanzstörung in Kombination mit der einseitigen Mydriasis spricht bei der vorliegenden Anamnese für eine sich rasch entwickelnde intrakranielle Raumforderung bei subduraler oder epiduraler Blutung. Es treten Symptome des Hirndrucks, der homolateralen Abklemmung der parasympathischen Fasern im Nervus oculomotorius und später eine kontralaterale Parese auf. Es muß sofort eine Entlastung durch Trepanation an der betroffenen Schädelseite geschaffen werden, denn sonst droht eine Stammhirnläsion durch Einklemmung ins Foramen magnum mit Ausfall aller vitalen Funktionen.

2.4.7 Lungenembolie

Fallbeispiel
Zu Ihnen auf die Intensivstation wird eine Frau verlegt, die Sie bereits vor 3 Tagen kennenlernten, als bei ihr in der 36. Schwangerschaftswoche eine operative Entbindung durchgeführt wurde. Aus vollem Wohlbefinden sei bei ihr anläßlich des ersten Gangs auf die Toilette vor ca. einer halben Stunde Atemnot aufgetreten. Sie klagt über inspiratorische Thoraxschmerzen und wirkt schwer krank. Woran denken Sie, und welche Untersuchungsbefunde erheben Sie?

Antwort: Aus Anamnese und Klinik ergibt sich der Verdacht auf eine Lungenembolie. Neben Dyspnoe und atemabhängigen Thoraxschmerzen können eine zentrale Zyanose, evtl. Hämoptysen, eine Halsvenenstauung als Ausdruck des erhöhten ZVD und Zeichen eines Schocks auftreten.
Wie ausgeprägt die Symptomatik ist, hängt vom Durchmesser der betroffenen Pulmonalarterienäste ab. Neben der Klinik können dann apparative Verfahren wie EKG, BGA, Röntgen-Thorax, Pulmonalarterien-DSA, Spiegel-CT und Lungenszintigraphie zur Diagnosesicherung herangezogen werden.

Frage: Halten Sie das für einen typischen Fall?

Antwort: Ja. Die Lungenembolie ist von Ausnahmefällen abgesehen immer die Folge einer Venenthrombose – meist im Venensystem der unteren Körperhälfte.
Die Patientin hat nun einige Risikofaktoren für das Auftreten einer Phlebothrombose gehabt:
- Die Patientin ist weiblichen Geschlechts.
- Die Blutströmungsgeschwindigkeit war aufgrund der Schwangerschaft und der nötigen intraoperativen Lagerung sicher verlangsamt.
- Eine Zeitspanne der Immobilisation kam postoperativ dazu.
- Evtl. sind intraoperativ gerinnungsaktive Substanzen, wie Fruchtwasser oder Gewebe, in die Blutbahn gelangt.
- Typisch ist auch das Auftreten der Lungenembolie beim ersten Aufstehen.

⁉ Frage: Welche Therapie halten Sie bei einer Lungenembolie für angezeigt?

Antwort: Die Wahl der Therapie richtet sich nach den aufgetretenen Symptomen bzw. nach dem Schweregrad der Lungenembolie.
- In leichteren Fällen, in denen eine Dyspnoe ohne Schocksymptomatik aufgetreten ist, genügt meist die Verordnung von Bettruhe, Sauerstoff über eine Nasensonde, analgetischer Behandlung, Sedierung und die Vollheparinisierung.
- In schweren Fällen ist eine konsequente Bekämpfung von Schockzuständen und u.U. zusätzlich eine Lyse-Therapie indiziert. Dazu können Nitrate, Dobutamin, evtl. Adrenalin und, bei respiratorischer Insuffizienz, eine kontrollierte Beatmung eingesetzt werden.

2.4.8 Tetanus

⁉ Frage: Warum kommt es beim Wundstarrkrampf zu tonischen oder klonischen Muskelkontraktionen?

Antwort: Bei einer Infektion mit dem anaeroben Clostridium tetani gelangt das von diesem gebildete Toxin sowohl hämatogen und lymphogen als auch entlang der Nerven in das ZNS. Dort wird es fixiert und unterbricht über eine kompetitive Hemmung – oder Hemmung der Transmitterfreisetzung – die hemmenden Einflüsse von Zwischenneuronen auf die motorische Vorderhornzelle. Kommen nun Impulse aus höher gelegenen Zentren an der Vorderhornzelle an, wird sie übererregt, so daß sowohl unspezifische äußere Reize als auch willkürliche Muskelbewegungen zu tetanischen Muskelkontraktionen führen können.

⁉ Frage: Können Sie einmal beschreiben, wie sich der Tetanus klinisch äußert?

Antwort: Das Krankheitsbild beginnt nach einer Inkubationszeit von einigen Tagen bis mehreren Wochen unspezifisch mit Unruhe und einem Spannungsgefühl in Gesicht, Nacken und Rücken. Etwas später treten diffuse Muskelschmerzen dazu.

Die Tetanie erfaßt dann in recht typischer Reihenfolge zunächst die Gesichts-, dann Nacken- und Rücken-, schließlich Bauchdecken-, Zwerchfell- und Extremitätenmuskulatur, so daß zunächst ein Trismus, dann Risus

Die Krampfanfälle können so stark sein, daß es zu multiplen Wirbelfrakturen oder zum Zersplittern von Zähnen kommt.

sardonicus, Opisthotonus und schließlich klassische Krampfanfälle auftreten. Dabei besteht die Gefahr einer Anoxie.

Frage: Ist eine kausale Therapie möglich?

Antwort: Eine kausale Therapie ist insofern möglich, als man durch chirurgische Wundrevision mit offener Behandlung und Antibiotikagabe versucht, eine weiter Toxinbildung zu verhindern. Durch die Gabe von Antitoxin mit gleichzeitiger aktiver Immunisierung kann noch zirkulierendes Tetanusendotoxin gebunden werden. Das bereits zentralnervös gebundene wird dadurch aber nicht erreicht. So ist dann eine symptomorientierte Therapie dringend nötig.

Frage: Wie sieht diese symptomatische Behandlung des Tetanus aus?

Antwort: Ziel der Behandlung ist, die Muskelrigidität zu lösen, Krampfanfälle zu verhindern und Komplikationen zu vermeiden. Wichtig ist zunächst die Abschirmung des Kranken vor starken äußeren Reizen. Zusätzlich wird eine Sedierung, z.B. mit Diazepam, durchgeführt.

Wichtigster Bestandteil der Tetanustherapie ist die Beatmung, da von Seiten der Atmung die gefährlichsten Komplikationen drohen. Die Beatmung erfolgt, wenn möglich, assistierend, nur in schwersten Fällen kontrolliert. Hochkalorische künstliche Ernährung, stützende Kreislauftherapie und sorgfältige Infektionsprophylaxe runden die Therapie ab.

Eine dauernde Muskelrelaxation ist nicht immer nötig, bei Langzeitrelaxierung ist Pancuronium Mittel der Wahl.

2.4.9 Polytrauma

Frage: Sie tun Dienst in einem kleinen Krankenhaus, in dem die Intensiveinheit mit der Notfallaufnahmestation gekoppelt ist. Über Funk wird Ihnen ein „Polytrauma" angekündigt. Was verstehen Sie darunter, und was tun Sie?

Antwort: Unter einem Polytrauma versteht man die Kombination von mehrerer gleichzeitig entstandener Verletzungen verschiedener Organsysteme oder Körperteile. Dabei ist entweder eine Einzelverletzung oder ihre Kombination lebensbedrohlich.
Zu den wichtigsten Aufgaben in der ersten Phase der Versorgung eines polytraumatisierten Patienten zählt die Sicherung der Vitalfunktionen. Hand in Hand damit geht die Diagnostik akut lebensbedrohlicher Verletzungen.

Ich informiere also chirurugische, anästhesistische und radiologische Oberärzte, stelle Volumen und O_2 bereit, überprüfe das Instrumentarium zur Intubation und Beatmung und kontrolliere die Notfallmedikamente auf Vollständigkeit.

> **!? Frage:** Welche Verletzungen würden Sie zu den akut lebensbedrohlichen zählen, welche zu denen mit aufgeschobener Dringlichkeit?

Antwort: Vitalbedrohliche Störungen sind:
- Störungen der Atmung, z.B. verlegte Atemwege, Spannungspneumothorax oder Hämatothorax
- kardiovaskuläre Verletzungen, z.B. mit Hämoperikardtamponade
- Dezelerationstrauma der Aorta
- Volumenverluste bei Verletzungen innerer Organe wie Milz, Leber, Niere
- schwere Schädelhirntraumen.

Zu den Verletzungen mit aufgeschobener Dringlichkeit zählen z.B. Extremitätenfrakturen und Weichteilverletzungen ohne größere Gefäßverletzungen.

> **!? Frage:** Welche weiteren Phasen gibt es in der Versorgung polytraumatisierter Patienten außer der Reanimationsphase noch?

Antwort:
- Die zweite Phase umfaßt die operative Versorgung der vitalbedrohlichen Verletzungen.
- In der dritten Phase soll der Zustand des Patienten soweit stabilisiert werden, daß die Operation weiterer Verletzungen erfolgen kann.
- In der vierten Phase werden die Verletzungen mit aufgeschobener Dringlichkeit operiert, und in der fünften Phase beginnt die Erholung und Rehabilitation.

Notfallmedizin 3

3.1 Akute Störungen der Atmung

⁉ Frage: Sie kommen als Notarzt zu einem Patienten mit ausgeprägter Zyanose und deutlicher Luftnot. Welche häufigen Ursachen müssen Sie differentialdiagnostisch abgrenzen?

Antwort: Für Dyspnoe kann es viele Ursachen geben. Häufig sind kardiale Ursachen in Form eines Lungenödems bei akutem Linksherzversagen. Desweiteren muß man an Asthma bronchiale, Lungenembolie und Pneumothorax denken. Traumata des Thorax oder Inhalation von Reizgasen sind seltenere Ursachen. Obstruktionen der oberen Atemwege durch Fremdkörper, Mediastinaltumoren, Laryngospasmus oder ähnliches machen sich durch einen inspiratorischen Stridor bemerkbar. Die Aspiration von kleineren Fremdkörpern, wie z.B. Erdnüssen, kommt gelegentlich bei Kleinkindern vor.

Bei einer derart offenen Frage könnte man noch einiges mehr aufzählen. Es ist jedoch besser, sich auf Themengebiete zu beschränken, die man gut beherrscht.

⁉ Frage: Welche Symptome und Befunde erwarten sie bei einem schweren Asthmaanfall?

Antwort: Zu erwarten sind ausgeprägte Atemnot mit expiratorischem Stridor und verlängertem Expirium, trockener Husten, hypersonorer Klopfschall bei Zwerchfelltiefstand und trockene Rasselgeräusche bei leisem Atemgeräusch. Häufig liegt eine Tachykardie vor. Man findet die Patienten oft in sitzender Haltung, da so die Atemhilfsmuskulatur besser eingesetzt werden kann.

⁉ Frage: Welche ersten Maßnahmen ergreifen Sie?

Antwort: Die therapeutischen Maßnahmen richten sich nach der Schwere des Asthmaanfalls. In leichteren Fällen verabreicht man zunächst ein bis zwei Hub eines β_2-Sympathomimetikums als Dosieraerosol.
Bei schweren Anfällen verabreicht man 0,24–0,48 g Theophyllin i.v. über 10–20 Minuten. Zusätzlich kann man β_2-Sympathomimetika infundieren und Glukokortikoide i.v. geben. Auf die Steigerung der Herzfrequenz durch Theophyllin und β_2-Mimetika ist dabei zu achten. Zusätzlich kann man Sauerstoff über eine Nasensonde geben, Vorsicht ist hiermit jedoch bei globaler respiratorischer Insuffizienz geboten.

3.1 Akute Störungen der Atmung

Fallbeispiel
Sie werden als diensthabender Arzt von der Nachtschwester zu einem bettlägerigen Patienten mit ausgeprägter Varikosis gerufen, der über plötzlich aufgetretene Luftnot und thorakale Schmerzen klagt. Außerdem fallen Ihnen eine Tachypnoe und eine Tachykardie auf. Wie lautet Ihre Verdachtsdiagnose?

Antwort: Bei dem beschriebenen Fall würde ich zunächst an eine Lungenembolie denken.

Frage: Das ist hier sicherlich am wahrscheinlichsten. Welches sind die wichtigsten Differentialdiagnosen, und wie ist Ihr weiteres Vorgehen?

Antwort: Wichtige Differentialdiagnosen sind der frische Myokardinfarkt und der Pneumothorax. Ein Pneumothorax läßt sich durch Perkussion und Auskultation ausschließen. Nach Hochlagerung des Oberkörpers und Sauerstoffgabe über eine Nasensonde würde ich ein EKG schreiben. Bei einem Herzinfarkt wären die typischen ST-Streckenveränderungen zu erwarten. Die Herzenzyme sollten außerdem bestimmt werden. Typisch für eine Lungenembolie sind Zeichen der Rechtsherzbelastung, ein S_I-Q_{III}-Typ, ein Rechtsschenkelblock und eine Sinustachykardie.

Frage: Welche therapeutischen Maßnahmen ergreifen Sie bei hochgradigem Verdacht einer fulminanten Lungenembolie?

Antwort: Nach Hochlagerung des Oberkörpers und Sauerstoffgabe gibt man zunächst 10 000 Einheiten Heparin i.v. im Bolus. Zur Sedierung und Analgesie sollte z.B. Morphinum intravenös verabreicht werden. I.m.-Injektionen sind wegen einer möglichen späteren Lysetherapie kontraindiziert. Nach diesen Maßnahmen sollten die weitere Diagnostik, beispielsweise eine DSA, sowie die sofortige Verlegung auf die Intensivstation zur Lysetherapie oder eine Embolektomie erfolgen.

Frage: Welche Ursachen für einen Pneumothorax sind Ihnen bekannt?

Antwort: Ein Pneumothorax kann als Spontanpneumothorax symptomatisch im Rahmen von Vorerkrankungen wie Pneumonie, Asthma bronchiale, pleuranahem Karzinom und Tbc oder idiopathisch auftreten. Zum anderen kann ein traumatischer Pneumothorax beispielsweise nach Anlage eines Subklaviakatheters, Pleurapunktion, transbronchialer Biopsie und Überdruckbeatmung vorliegen. Auch unfallbedingt kann es nach offener oder geschlossener Thoraxverletzung und Barotrauma zu einem Pneumothorax kommen.

!? Frage: Welche verschiedenen Formen des Pneumothorax kennen Sie?

Antwort: Neben dem unkomplizierten Pneumothorax, bei dem es nach Pleuraverletzung zu Luftansammlung im Pleuraraum und zum Kollaps der betroffenen Lunge kommt, gibt es den Spannungspneumothorax, bei dem es durch einen Ventilmechanismus zur stetigen Zunahme des intrathorakalen Druckes und Verdrängung des Mediastinums zur Gegenseite kommt. Symptome eines Spannungspneumothorax sind Tachykardie und Einflußstauung mit zunehmendem Kreislaufversagen. Eine Sonderform ist der Mantelpneumothorax, der eine Ausdehnung von weniger als 2 Querfinger hat und der keiner spezifischen Therapie bedarf.

!? Frage: Was tun Sie bei hochgradigem Verdacht auf einen Spannungspneumothorax?

Antwort: Bei einem Spannungspneumothorax ist die Entlastungspunktion mit einer großlumigen Kanüle lebensrettend, da hierdurch der Überdruck aufgehoben und die gesunde Lungenseite entlastet wird. Man sollte eine Sedierung durchführen, Antitussiva geben und die Kreislaufparameter überwachen. Die weitere Behandlung erfolgt wie bei einem unkompliziertem Pneumothorax mittels Bülau-Drainage.

!? Frage: Was versteht man unter einem Hyperventilationssyndrom?

Antwort: Unter einem Hyperventilationssyndrom oder einer Hyperventilationstetanie versteht man tetanische Krämpfe bei einer durch Hyperventilation bedingten Alkalose. Betroffen sind häufig psychisch erregte, jüngere Frauen. Die Therapie besteht in einer kontrollierten Rückatmung von CO_2, z.B. mit Hilfe einer Plastiktüte, häufig ist auch bereits beruhigendes Einreden auf den Patienten ausreichend.

3.2 Akute Herz-Kreislaufstörungen

Frage: Welches sind die häufigsten Ursachen einer akuten Herzinsuffizienz?

Antwort: Häufige Ursachen sind Myokardinfarkt, hypertensive Krise, Herzrhythmusstörung, Lungenembolie und Hyperhydratation. Nützlich für das weitere Vorgehen ist daher die Kenntnis der kardialen, pulmonalen und renalen Vorerkrankungen.

Frage: Wie würden Sie ein kardial bedingtes Lungenödem grundsätzlich behandeln?

Antwort: Zuerst sollte man den Oberkörper des Patienten hochlagern und Sauerstoff über eine Nasensonde geben. Sofern der Blutdruck es zuläßt, gibt man Nitroglyzerin oral oder über einen Perfusor und 20–40 mg Furosemid i.v. Wichtig ist, daß ein zu hoher Blutdruck auf normotone Werte gesenkt wird, häufige Blutdruckkontrollen sind obligat. Die weitere Behandlung richtet sich nach der Grunderkrankung.

Frage: Wie stellt sich ein akuter Myokardinfarkt häufig klinisch dar?

Antwort: Folgende Symptome können auftreten:
- Langanhaltende, pektanginöse, nitrorefraktäre Schmerzen
- Vernichtungsgefühl
- Blutdruckabfall, Tachykardie
- Herzrhythmusstörungen, die als „Synkope" symptomatisch werden können.
- Übelkeit, Kaltschweißigkeit
- Akute Herzinsuffizienz mit Vorwärts- und/oder Rückwärtsversagen (kardiogener Schock, Lungenödem).

Zu beachten ist, daß etwa 15–20 % der Myokardinfarkte schmerzlos als sogenannte stumme Infarkte ablaufen. Eine beginnende Linksherzdekompensation kann das erste Zeichen eines Infarktes sein. Es können auch uncharakteristische abdominelle Beschwerden vorliegen.

Frage: Welches ist die mit Abstand häufigste Todesursache in den ersten Stunden nach einem akutem Herzinfarkt?

Antwort: Die größte Gefahr nach einem frischen Herzinfarkt ist das Auftreten von Kammerflimmern. Dies ist mit etwa 80 % die weitaus häufigste Todesursache nach einem Myokardinfarkt. Weitere Frühkomplikationen sind der kardiogene Schock und die Herzruptur.

Fallbeispiel

Sie kommen als Notarzt zu einem Patienten mit stärkster Angina pectoris und myokardinfarkttypischen EKG-Veränderungen. Wie ist Ihr therapeutisches Vorgehen?

Antwort: Zunächst sollte ein Behandlungsversuch des Infarktschmerzes mit Nitroglycerin, z.B. per os, erfolgen, wenn es der Blutdruck zuläßt. Insbesondere bei einer beginnenden Linksherzinsuffizienz sollte eine Hochlagerung des Oberkörpers und eine Sauerstoffgabe über eine Nasensonde erfolgen. Nach Anlage eines venösen Zugangs gibt man einen Heparinbolus von 5000 IE Heparin. Falls notwendig, kann eine Sedierung z.B. mit Diazepam und eine Analgesie mit einem Morphin erfolgen.

Frage: Erklären Sie bitte kurz das grundlegende Vorgehen bei einer kardiopulmonalen Reanimation.

Antwort: Ziel der kardiopulmonalen Reanimation ist die Wiederherstellung bzw. Aufrechterhaltung der Atem- und Kreislauffunktion. Aufgrund der mangelnden Zeit erfolgen Diagnose und Therapie gleichzeitig. Nach dem Freimachen der Atemwege wird bei anhaltendem Atemstillstand eine Beatmung als Atemspende oder besser mit einem Ambu-Beutel durchgeführt.

Bei Pulslosigkeit der zentralen Arterien führt man eine Herzdruckmassage durch. Je nach vorhandenen Möglichkeiten sind die nächsten Maßnahmen die Intubation, die Anlage eines venösen Zugangs und die EKG-Ableitung. Bei Asystolie verabreicht man Suprarenin, bei Kammerflimmern sind die Defibrillation und die Gabe von z.B. Lidocain indiziert. Lidocain oder Suprarenin können auch endotracheal durch den liegenden Tubus verabreicht werden, falls eine intravenöse Injektion schwierig ist.

3.2 Akute Herz-Kreislaufstörungen

Fallbeispiel

Sie werden zu einem Ihnen nicht bekannten Patienten mit plötzlich aufgetretenem Schwindel bei einer Herzfrequenz zwischen 20 und 30 pro Minute gerufen. Welche Ursachen kommen grundsätzlich in Frage, und welche Behandlungsmöglichkeiten bieten sich an?

Antwort: Grundsätzlich kann es zu einem akut aufgetretenen kompletten AV-Block oder einer Reizbildungsstörung im Sinusknoten, z.B. im Rahmen eines Myokardinfarktes, gekommen sein. Auch Medikamentennebenwirkungen durch β-Blocker, Digitalis oder Antiarrhythmika sind häufig. Bei der weiten Verbreitung von Herzschrittmachern muß man jedoch auch an ein Versagen eines Schrittmacheraggregates oder eine Elektrodendislokation denken. Therapeutisch kann man zunächst versuchen, die Herzfrequenz mit Atropin oder Orciprenalin anzuheben. Eine weitere Möglichkeit wäre die passagere transdermale Elektrostimulation zur Überbrückung der Zeitspanne bis zur Versorgung mit einem endgültigen Schrittmacheraggregat.

Frage: Was ist kennzeichnend für eine hypertensive Krise?

Antwort: Unter einer hypertensiven Krise versteht man einen plötzlichen Anstieg des Blutdrucks in Verbindung mit einer neurologischen oder kardiovaskulären Symptomatik wie Kopfschmerzen, Schwindel, Sehstörungen, Hemiparesen, Angina pectoris, Tachykardien oder einer akuten Herzinsuffizienz. Wichtig ist eine schnellen Senkung des Blutdrucks z.B. mit Nifedipin. Bei nicht ausreichender Wirkung kann man Clonidin, Urapidil oder Dihydralazin intravenös verabreichen.

3.3 Akute Funktionsstörungen des Zentralnervensystems

Fallbeispiel
Sie werden als Notarzt am frühen Morgen zu einem Patienten mit einer plötzlich aufgetretenen Lähmung gerufen. Bei Ihrem Eintreffen finden Sie den Patienten am Boden liegend mit einer schlaffen Parese des rechten Armes vor. Eine Sprachäußerung ist nicht möglich. Was tun Sie?

Antwort: Bei dem geschilderten Fall scheint es sich um einen apoplektischen Insult zu handeln. Die Symptomatik spricht am ehesten für einen ischämisches Geschehen im Bereich der A. cerebri media. Neben der Sicherstellung der Atmung und der Verhinderung einer Aspiration ist die Kreislaufüberwachung vordringlich. Häufig vorliegende hypertone Werte sollten z.B. mit Nifedipin per os auf hochnormale Verhältnisse eingestellt werden, d.h. der Blutdruck sollte zwischen 160 und 180 mmHg systolisch betragen. Bei einem die lokale Hirndurchblutung gefährdenden Blutdruckabfall kann der Blutdruck gegebenenfalls mit Dopamin angehoben werden. Wurde auf dem Weg in die Klinik bereits ein CCT durchgeführt, das eine intracerebrale Blutung ausschließt, so kann unter Berücksichtigung der kardialen Situation und des Blutdrucks mit einer Hämodilutionstherapie (z.B. HAES) begonnen werden. Wenn keine Kontraindikationen vorliegen, wird in einigen Zentren auch eine Lysetherapie des ischämischen Territorialinfarktes durchgeführt.

Frage: Beschreiben Sie bitte das klinische Bild einer Subarachnoidalblutung.

Antwort: Bei einer Subarachnoidalblutung bestehen typischerweise schlagartig einsetzende, heftigste Kopfschmerzen, typischeweise von occipital nach frontal ausstrahlend mit Vernichtungsgefühl und Meningismus. Zusätzlich können Übelkeit, Erbrechen, Ausfälle im Bereich der Hirnnerven und nach einem kurzem Intervall Bewußtseinsstörungen auftreten. Patienten mit Verdacht auf Subarachnoidalblutung sollten nach Stabilisierung der Kreislaufsituation einer geeigneten Klinik mit neurochirurgischer Abteilung zugeführt werden.

3.3 Akute Funktionsstörungen des Zentralnervensystems

⁉ Frage: Was versteht man unter der Glasgow-Coma-Scale?

Antwort: Die Glasgow-Coma-Scale ist eine Einteilung zur standardisierten Einschätzung des Schweregrades einer Bewußtseinsstörung. Bewertet werden dabei die Reaktion auf Aufforderungen bzw. Schmerzreize, die verbalen Äußerungen sowie das Öffnen der Augen.

⁉ Frage: Was versteht man unter einem Status epilepticus?

Antwort: Unter einem Status epilepticus versteht man eine Abfolge von generalisierten oder fokalen Anfällen, wobei die Bewustlosigkeit auch im Intervall bestehen bleibt. Im Gegensatz zu einem unkomplizierten Krampfanfall ist hier ein therapeutisches Eingreifen indiziert. Zur Unterbrechung des Status gibt man z.B. Diazepam intravenös oder als Rektiole. Falls die Wirkung bei einem Grand-mal-Status nicht ausreicht, so kann man zusätzlich Phenytoin i.v. einsetzen.

⁉ Frage: Nennen sie bitte die klassischen Symptome und Befunde einer bakteriellen Meningoenzephalitis.

Antwort: Es können hierbei Kopf- und Nackenschmerzen, Übelkeit, Erbrechen, Vigilanzstörungen und Fieber auftreten, wobei ein akuter Beginn typisch ist. Klassischerweise besteht ein Meningismus, und die übrigen Zeichen einer meningealen Reizung, wie das Lasègue-, Brudzinski- und Kernigzeichen, sind positiv. Es kann jedoch auch ein uncharakteristisches Krankheitsbild ohne Meningismus vorliegen. Im Zweifelsfall sind daher immer eine engmaschige Überwachung des Patienten und eine Liquorpunktion indiziert. Bei einer bakteriellen Meningitis erfolgt eine sofortige hochdosierte antibiotische Behandlung mit einem empirisch gewählten Antibiotikum bis zum Vorliegen eines Antibiogramms.

3.4 Stoffwechselstörungen

Frage: Kennen Sie die Symptome einer Hypoglykämie?

Antwort: Bei einer Hypoglykämie treten typischerweise zunächst vegetative Symptome wie Heißhunger, Tachykardie und Kaltschweißigkeit auf, die jeder Diabetiker kennen sollte, um z.B. durch die Einnahme von Traubenzucker der Blutzuckerentgleisung entgegenzuwirken. Bleibt dies aus, so kann es zum Fortschreiten der Hypoglykämie mit Unruhe, neurologischen Symptomen wie Seh- und Sprachstörungen, Krampfanfällen bis zum Vollbild des hypoglykämischen Komas kommen.

Frage: Wie unterscheiden Sie ein diabetisches Koma von einem hypoglykämischen Koma ohne die Möglichkeit der Blutzuckerbestimmung?

Antwort: Zum Ausschluß einer Hypoglykämie werden 20–40 ml 50%iger Glukose intravenös verabreicht, wonach sich bei Vorliegen einer Hypoglykämie ein bewußtseinsklarer Zustand einstellt. Bei gesichertem diabetischen Koma gibt man 6–10 Einheiten Altinsulin i.v. und beginnt mit einer Flüssigkeitssubstitution mit isotoner Kochsalzlösung. Die weitere Therapie erfolgt auf der Intensivstation.

Frage: Nennen Sie bitte die typischen Symptome des Leberkomas.

Antwort: Auffällig beim Leberkoma ist vor allem der ausgeprägte Foetor hepaticus. Richtungweisend ist weiterhin die Fremdanamnese bezüglich Vorerkrankungen der Leber oder auch hinsichtlich möglicher Intoxikationen. Eventuell sind allgemeine Zeichen der Hepatopathie wie Ikterus, Spider naevi, Lackzunge, Palmarerythem oder Gynäkomastie vorhanden. Dem Koma gehen meist die früheren Anzeichen der hepatischen Enzephalopathie voraus.

3.4 Stoffwechselstörungen

Frage: Kennen Sie die Stadieneinteilung der hepatischen Enzephalopathie?

Antwort: Man kann die hepatische Enzephalopathie in vier Stadien einteilen. In Stadium I bestehen unspezifische Erscheinungen wie verwaschene Sprache, leichtere Ermüdungserscheinungen und Flapping tremor. In Stadium II kommt es zur Zunahme der Müdigkeit und Apathie, Stadium III ist durch einen stuporösen Zustand gekennzeichnet, in Stadium IV liegt ein tiefes Koma vor.

Frage: Wie sieht das klinische Bild der Urämie aus?

Antwort: Kennzeichnend ist der Foetor uraemicus. Die Patienten klagen über Leistungsschwäche, Übelkeit, Erbrechen, Kopfschmerzen, Müdigkeit und Diarrhoe. Dieser Zustand kann sich bis zum urämischen Koma verschlimmern. Eine Hyperhydratation kann bei Anurie oder Oligurie, eine Dehydration bei Polyurie vorliegen. Die Haut hat meist die für eine terminale Niereninsuffizenz typische grau-bräunliche Färbung. Bei einer Überwässerung kann eine hypertone Entgleisung vorliegen, die primär zu behandeln ist. Eine Hämodialyse ist schnellstmöglich durchzuführen.

3.5 Polytrauma

Frage: Was versteht man unter einem Polytrauma?

Antwort: Unter einem Polytrauma versteht man die Verletzung mehrerer Organe oder Körperregionen, wobei durch die Kombination oder die Schwere einer Verletzung Lebensgefahr besteht.

Frage: Was ist bei der primären Versorgung eines Polytraumas zu beachten?

Antwort: Wie bei allen lebensbedrohlichen Notfällen hat zunächst die Aufrechterhaltung der Vitalfunktionen Vorrang. Währenddessen erfolgt eine orientierende Untersuchung mit Blutdruckmessung, Auskultation von Herz und Lunge, Erhebung des neurologischen Status, Feststellung von Frakturen und Untersuchung des Abdomens. Da meist ein erheblicher Blutverlust vorliegt, sind eine ausreichende Volumensubstitution, eventuell über mehrere venöse Zugänge, und eine engmaschige Kreislaufkontrolle wichtig. Die Atmung ist ebenfalls zu kontrollieren, da Verlegungen der Atemwege und Verletzungen des Thorax mit entsprechenden Komplikationen, wie z.B. einem Pneumothorax, vorliegen können. Nach Stabilisierung der Vitalfunktionen ist der schnellstmögliche Transport in die nächstgelegene geeignete Klinik anzustreben.

3.6 Verbrennungen

> **Frage:** Welche verschiedenen Ursachen für Verbrennungen kennen Sie?

Antwort: Bei Verbrennungen handelt es sich um thermische Schädigungen des Gewebes, meist verursacht durch Energieübertragung durch direkte Wärmeleitung. Sie können jedoch auch durch Strahlungsenergie, zum Beispiel nach Radiatio oder zu langem Sonnenbad, bedingt sein oder bei Elektrounfällen auftreten.

Fallbeispiel
Sie werden als Notarzt zu einem bewußtlosen Patienten gerufen, der soeben von der Feuerwehr aus einem brennenden Gebäude geborgen wurde. An den Armen sowie an Kopf und Hals sind Verbrennungen sichtbar. Was tun Sie?

Antwort: Zunächst werden Atmung, Puls und Blutdruck überprüft, desweiteren wird ein venöser Zugang geschaffen und mit einer Flüssigkeitssubstitution begonnen. Nach Sicherung der Vitalfunktionen erfolgt die Kühlung der Verbrennungswunden, am besten mit kaltem Wasser. Vor allem bei einem bewußtlosen Patienten muß in einer solchen Situation an eine Kohlenmonoxydvergiftung gedacht werden. Weitere Symptome hierbei wären Tachykadie, Tachypnoe und Rotfärbung der Haut und Schleimhäute. Bei einem Verdacht auf Kohlenmonoxydvergiftung sollte eine Beatmung mit reinem Sauerstoff erfolgen.

> **Frage:** Wie lassen sich Verbrennungen einteilen?

Antwort: Verbrennungen werden üblicherweise nach der Tiefe eingeteilt.
- Erstgradige Verbrennungen treten durch ein Erythem in Erscheinung, es handelt sich um eine oberflächliche Schädigung der Epidermis.
- Zweitgradige oberflächliche Verbrennungen führen zu Blasenbildungen, die Schädigungen reichen bis zu den Koriumpapillen. Zweitgradig tiefe Verbrennungen bieten einen wächsern-weißen Aspekt, Epidermis und Koriumpapillen sind zerstört, die Hautanhangsgebilde sind jedoch erhalten.
- Bei drittgradigen Verbrennungen handelt es sich vollständige Zerstörung der Dermis einschließlich der Anhangsgebilde.

!? Frage: Wie läßt sich schnell der Anteil der verbrannten Körperoberfläche orientierend ermitteln?

Antwort: Mit der sogenannten Neunerregel läßt sich der prozentuale Anteil der verbrannten Körperoberfäche einfach feststellen. Vollständige Verbrennungen an einem Bein entsprechen dabei 18 %, an einem Arm oder am Kopf 9 %, am Rumpf ventral und dorsal je 18. Der Genitalbereich geht mit 1 % ein. Kleinere Verbrennungen können mit Hilfe der Handflächenregel bestimmt werden. Die Größe der Handflächen des Verbrannten entspricht dabei 1 % der Körperoberfäche.

!? Frage: Gelten diese Regeln bei Kindern gleichermaßen?

Antwort: Bei Kindern muß der größere Anteil des Kopfes an der Körperoberfläche berücksichtigt werden, bei Säuglingen beträgt dieser etwa 20 %.

!? Frage: Welche Bedeutung hat der Anteil der verbrannten Körperoberfläche?

Antwort: Die Ausdehnung und Tiefe der Verbrennung sind neben dem Allgemeinzustand und Alter des Patienten entscheidend für die Prognose des Patienten. Außerdem ist die Kenntnis der verbrannten Körperoberfläche in Prozent nötig zur Berechung der Flüssigkeitsbedarfs von Verbrennungspatienten.

!? Frage: Wie berechnet man den Flüssigkeitsbedarf von Verbrennungspatienten?

Antwort: Patienten mit mittelschweren und schweren Verbrennungen haben vor allem in den ersten ein bis zwei Tagen einen stark erhöhten Flüssigkeitsbedarf. Der Flüssigkeitsbedarf in den ersten 24 Stunden kann zum Bespiel mit dem Baxter-Schema berechnet werden. Hierbei werden am ersten Tag insgesamt 4 ml Elektrolytlösung pro Kilogramm Körpergewicht und Prozent verbrannter Körperoberfläche infundiert. Bei einer 40%igen Verbrennung bei einem normalgroßen Erwachsenen sind dies ca. 11 Liter. Ab dem zweiten Tag richtet sich das Infusionsvolumen nach der Flüssigkeitsbilanz und den Laborparametern sowie nach dem zentralvenösen Druck.

3.6 Verbrennungen

⁉ Frage: Wie erklärt sich ein derart hoher Flüssigkeitsbedarf am ersten Tag?

Antwort: Durch Histaminfreisetzung wird die Kapillarpermeabilität im durch die Verbrennung geschädigten Gewebe und damit der Flüssigkeitsaustritt in das Interstitium gesteigert. Durch Ödem- und Blasenbildung sowie durch Exsudation und Verdunstung über die Wundflächen entsteht so der erhebliche Flüssigkeitsverlust, der bis zum Volumenmangelschock und akuten Nierenversagen führen kann.

⁉ Frage: Sie erwähnten vorhin richtig den Elektrounfall als mögliche Ursache für eine Verbrennung. Was ist in diesem Zusammenhang bei der Erstversorgung besonders zu beachten?

Antwort: Besondere Vorsicht ist bei der Bergung der Opfer nach Elektrounfällen geboten, sie darf erst erfolgen, wenn sichergestellt ist, daß die Stromquelle abgeschaltet ist. Ferner wird durch Elektrounfälle häufig Kammerflimmern ausgelöst, so daß hier andererseits schnellstmöglich eine Therapie erfolgen muß.

3.7 Wichtige Intoxikationen und allergische Reaktionen

Frage: Mit welcher Intoxikation, meinen Sie, wird man als Notarzt am häufigsten konfrontiert?

Antwort: Am häufigsten ist hier sicher die Äthylalkoholintoxikation. Die Symptomatik ist vom Blutalkoholspiegel abhängig und kann von leichter Sedierung bis zum tiefen Koma und Atemlähmung reichen; dementsprechend verschieden ist die notwendige Therapie. Wichtig ist, auch bei nur leicht somnolenten Patienten, auf Begleitverletzungen zu achten, da zusätzlich ein Schädelhirntrauma vorliegen könnte.

Frage: Welches sind die Symptome einer Heroinintoxikation?

Antwort: Zeichen einer Intoxikation mit Opiaten sind
- Miosis
- Somnolenz bis zum Koma nach anfänglicher Euphorie
- Depression des Atemzentrums
- Übelkeit, Erbrechen
- Cerebrale Krampfanfälle
- Dämpfung der Eigenreflexe
- Hautblässe und Hypothermie.

Einstichstellen in typischer Lokalisation untermauern die Verdachtsdiagnose. Die Therapie besteht im wesentlichen in der Intubation und Beatmung, sofern nötig. Bei ausreichender Spontanatmung kann man eine Antagonisierung mit Naloxon durchführen. Zu beachten ist hierbei die kürzere Wirkdauer des Opiatantagonisten mit der Möglichkeit eines Reboundphänomens.

Frage: Was sind die Symptome einer Digitalisintoxikation?

Antwort: Bei einer Digitalisintoxikation kann man neurologische, gastrointestinale sowie kardiale Symptome unterscheiden. Häufig sind Symptome wie Sehstörungen, Halluzinationen, Müdigkeit oder Reizbarkeit, Übelkeit, Erbrechen, Durchfall und alle Formen der Rhythmusstörungen, bevorzugt jedoch Sinusbradykardie, ventrikuläre Extrasystolie und AV-Blockierungen. Bei Verdacht auf eine Digitalisintoxikation sollte stets ein EKG abgeleitet werden.

Fallbeispiel

Sie werden als Notarzt zu einem in einer Garage liegenden, bewußtseinsgetrübten Patienten gerufen, der sich offenbar in suizidaler Absicht eine Substanz aus einer unbeschrifteten Glasflasche beigebracht hat. Er klagt über starke Bauchschmerzen und Übelkeit. Auffällig sind weiterhin eine Hypersalivation, eine Miosis, eine Zyanose sowie ein knoblauchartiger Geruch. Wie lautet ihre Verdachtsdiagnose?

Antwort: Der beschriebene Patient weist die typischen Symptome einer Vergiftung durch Alkylphosphate auf. Diese Substanzen sind als Schädlingsbekämpfungsmittel weit verbreitet und führen zu einer Hemmung der Acetylcholinesterase. Man sollte zunächst einen venösen Zugang schaffen und über diesen Atropin verabreichen. Die Injektionen sind in kurzen Abständen zu wiederholen. Zur Elimination des noch nicht resorbierten Alkylphosphates sollte schnellstmöglich eine Magenspülung durchgeführt werden. Eine Kontamination der Helfer mit dem Magensaft sowie eine direkte Mund-zu-Mund-Beatmung sind jedoch zu vermeiden, da die Substanz transdermal gut resorbiert wird.

Frage: Insektenstiche können bei Allergikern zu lebensbedrohlichen Zuständen führen. Welches sind die klinischen Zeichen, und welches Vorgehen ist angezeigt?

Antwort: Bei Allergikern kann es nach Insektenstichen zu schweren Allgemeinreaktionen bis zum anaphylaktischen Schock kommen. Symptome können Juckreiz und Flush, Atemnot, Heiserkeit, abdominelle Beschwerden, Übelkeit, Erbrechen, Schwindel, Blutdruckabfall und Kreislaufstillstand sein. Grundsätzlich sollte zunächst ein venöser Zugang geschaffen werden. Bei leichteren Fällen verabeicht man ein Antihistaminikum (H_1- alsauch H_2-Blocker) und ein Kortikoid. Im anaphylaktischen Schock ist zunächst die Gabe von Suprarenin und Volumen indiziert, Kortikoide und Antihistaminika werden nachfolgend appliziert.

Frage: Welche Symptome können bei einer Pilzvergiftung auftreten?

Antwort: Die Vergiftungserscheinungen sind je nach Pilzart sehr unterschiedlich. Es gibt das Bild der akuten Gastroenteritis innerhalb der ersten Stunden nach der Pilzmahlzeit, desweiteren kann eine muskarin- oder atropinartige Wirkung bestehen. Die häufigsten tödlichen Pilzvergiftungen entstehen jedoch durch den Verzehr des Knollenblätterpilzes. Typisch hierfür ist der Krankheitsverlauf in zwei Phasen: Nach einer Latenzzeit von etwa 5–10 Stunden kommt es zu Erbrechen, Durchfällen und abdominellen

Beschwerden, daraufhin tritt zunächst eine Besserung ein. Nach 2–3 Tagen kommt es dann plötzlich zur Eintrübung des Bewußtseins und Zeichen der Hepatopathie mit Gerinnungsstörungen.

4 Schmerztherapie

4.1 Physiologie des Schmerzes, Anatomische Grundlagen

⁉ Frage: Wo und wie entsteht Schmerz?

Antwort: Akuter Schmerz ist eine unangenehme sensorische und emotionale Erfahrung, die durch chemische, physikalische und mechanische Reize ausgelöst wird. Die Schmerzrezeptoren, auch Nozizeptoren genannt, sind freie Nervenendigungen in den Geweben. Sie reagieren mit einer gesteigerten Impulsaktivität auf
- mechanische Reize: Quetschung, Schnitt, Druck
- physikalische bzw. thermische Reize
- körpereigene Entzündungsmediatoren.

Die Schmerzimpulse werden in schnell leitenden myelinisierten A-delta-Fasern oder in langsam leitenden nicht myelinisierten C-Fasern dem Rückenmark zugeleitet.

⁉ Frage: Gibt es im ZNS ein Schmerzzentrum?

Antwort: Nein, an der Schmerzwahrnehmung, an den daraus resultierenden vegetativen und somatischen Reflexen und an der Schmerzverarbeitung sind verschiedene Teile des ZNS beteiligt.
- Bereits auf der Rückenmarksebene, in welcher der schmerzleitende Nerv im Hinterhorn in das ZNS eintritt, werden sympathische und motorische Fluchtreflexe ausgelöst.
- Die Schmerzimpulse gelangen dann nach Umschaltung auf das zweite Neuron im kontralateralen Vorderseitenstrang zum Thalamus und in die Formatio reticularis, wo das Atemzentrum, Kreislauf und Wachheitsgrad stimuliert werden.
- Weiter gelangen die Impulse zum somatosensorischen Kortex, wo der Impuls räumlich zugeordnet wird, und zum limbischen System. Außerdem wird auch das endokrine System durch die Schmerzimpulse stimuliert.

⁉ Frage: Kann Schmerz nur an den Schmerzrezeptoren ausgelöst werden?

Antwort: Normalerweise findet die Schmerzauslösung an den Nozizeptoren statt. Wenn aber eine Nervenfaser im ihrem Verlauf geschädigt ist, kann ebenfalls eine Schmerzempfindung ausgelöst werden. Dieser Schmerz wird dann in das Ursprungsgebiet des Nerven projiziert. Man spricht in diesem Fall vom „Neuropathischen Schmerz".

⁉ Frage: Über welche Mechanismen verfügt der Körper, um die Schmerzwahrnehmung zu modulieren?

Antwort: Hierbei spielen segmentale und deszendierende Hemmechanismen sowie die Endorphine eine Rolle.
- Segmentale Hemmechanismen werden unter anderem dadurch aktiviert, daß die Druck und Berührung vermittelnden A-beta-Fasern auf segmentaler Ebene hemmende Interneurone aktivieren, die wiederum die Schmerzweiterleitung „bremsen". Der Neurotransmitter dieser hemmenden Interneurone ist Enkephalin, ein endogenes Opiat.
- Deszendierende Hemmechanismen sind im Rückenmark deszendierende Fasern, die über eine negative Rückkopplung den weiteren „Einstrom" von Schmerzreizen ins Gehirn bremsen.
- Endorphine funktionieren als Neurotransmitter bzw. an den Nervenendigungen selbst als „Neuromodulator". Zusätzlich wirken Endorphine als Hormone.

4.2 Schmerzdiagnostik, Spezielle Schmerzanamnese

Frage: Können Sie mir die Funktion des chronischen Schmerzes erläutern?

Antwort: Im Gegensatz zum akuten Schmerz, der seine Funktion entwicklungsgeschichtlich darin hat, daß er ein Flucht- oder Vermeidungsverhalten auslöst, hat der chronische Schmerz keine echte Funktion. Chronische Schmerzen können sich, obwohl sie anfangs häufig eine Schutz- und Meldefunktion hatten, so verselbständigen, daß sie einen eigenen Krankheitswert bekommen. Sie sind dann nicht mehr nur Symptom einer Störung, sondern führen zu einem komplexen Psychosyndrom, das durch sozialen Rückzug, Einengung der Interessen, Depression und/oder Aggressivität gekennzeichnet ist.

Manche Prüfer lieben Fangfragen, man sollte versuchen, sich dadurch nicht aus der Ruhe bringen zu lassen!

Frage: In Ihre Schmerzambulanz kommt ein Patient, der über stärkste chronische Rückenschmerzen berichtet. Wie gehen Sie der Reihenfolge nach vor?

Antwort: Patienten, die in eine Schmerzambulanz überwiesen werden, haben in den meisten Fällen schon eine lange Leidensgeschichte hinter sich und sind durch die Hände vieler Ärzte gegangen, ohne daß ihnen jemand wirklich helfen konnte. Neben einer genauen Anamnese ist es deshalb wichtig, möglichst viele Vorbefunde zu erhalten. Zum einen können dem Patienten dadurch unnötige Zweituntersuchungen und Zeit erspart werden, zum anderen findet sich dabei gelegentlich doch noch ein potentieller kausaler Ansatz. Für den geschilderten Fall würde ich versuchen, soweit vorhanden, Röntgenbilder, CTs, internistische und orthopädische Vorbefunde zu besorgen. Vielleicht hat der Patient ja einen Bandscheibenvorfall.

⁉ Frage: Naja, meistens müssen an der Schmerzdiagnostik viele verschiedene Fachdisziplinen beteiligt werden. Welche Fragen sind denn für die Schmerzanamnese besonders wichtig?

Antwort: Zunächst versuche ich, die **Schmerzlokalisation** und mögliche Ausstrahlungen genau zu klären. Dazu lasse ich den Patienten auch mit dem Finger auf das schmerzende Areal zeigen.

Dann kläre ich das **Schmerzmuster**. Hierzu gehören:
- Beginn der Schmerzen
- tageszeitliche Schwankungen
- Dauer des Schmerzes
- schmerzfreie Intervalle
- Faktoren wie Kälte oder Wärme, spezielle Tätigkeiten oder Körperhaltungen, die den Schmerz verstärken oder lindern.

Die nächsten Fragen betreffen den **Schmerzcharakter:**
- dumpfer, schlecht lokalisierbarer Schmerz
- heller schneidender bzw. stechender Schmerz
- brennender Schmerz
- Schmerz schon bei leichter Berührung?

Schmerzen sind schwer zu objektivieren. Man kann aber versuchen, z. B. mit einer visuellen Analogskala oder einer Punkteskala, die **Schmerzintensität** festzustellen.

Schließlich sollte der sogenannte **Gesamtschmerz** des Patienten erfaßt werden. Hierbei ist zu klären, wie stark der Patient in seinen psychischen und sozialen Belangen durch den Schmerz beeinträchtigt ist.

4.3 Therapieverfahren

4.3.1 Schmerzmedikamente

⁉ Frage: Können Sie mir eine Einteilung von Analgetika nennen, und warum kann es sinnvoll sein, solche Einteilungen zu kennen?

Antwort: Grundsätzlich unterscheidet man peripher wirkende und zentral wirkende Analgetika.
Die peripher wirkenden Analgetika werden eingeteilt in
- analgetische Säuren, z. B. ASS, Ibuprofen, Diclofenac und Indometacin
- nicht saure periphere Analgetika, z. B. Paracetamol und Novalgin.

Bei den zentral wirkenden Analgetika handelt es sich um schwächere oder stärkere Opioidanalgetika:
- schwächere Opioidanalgetika: Tilidin, Tramadol und Codeinpräparate
- stärkere Opioidanalgetika: Morphin, Pentazocin, Petidin, Buprenorphin.

Mehrere Analgetika einer Gruppe sollten möglichst nicht miteinander kombiniert werden, da sich hierdurch zum einen die analgetische Potenz nicht mehr wesentlich steigern läßt, zum anderen die Nebenwirkungsrate aber zunimmt.

*Doppelfragen, gekoppelte Fragen oder Fragenketten sind oft unangenehm, weil die zweite und weitere Fragen evtl. auf die Grundfrage aufbauen.
Tip: Immer der Reihenfolge nach vorgehen; hat man eine Frage vergessen, kann man noch einmal nachfragen. Häufig hat dann allerdings auch der Prüfer seine Frage schon wieder vergessen und stellt eine andere.*

⁉ Frage: Was sind denn typische Nebenwirkungen der antiphlogistischen, antipyretischen sauren Analgetika?

Antwort: Diese Analgetika hemmen die Cyclooxygenase und die Prostaglandinsynthese. Folgende Nebenwirkungen können auftreten:
- verstärkte Blutungsneigung aufgrund verminderter Thrombozytenaggregationsfähigkeit
- gastrointestinale Blutungen
- akutes Nierenversagen
- interstitielle Nephritis
- Bronchospasmen durch pseudoallergische Reaktion oder echte allergische Reaktionen.

Frage: Was versteht man unter dem Begriff „analgetische Potenz" eines Opioids?

Antwort: Die analgetische Potenz eines Opioids beschreibt nicht die maximale analgetische Wirkung, sondern ist ein Maß für die erforderliche Wirkstoffmenge, die man einem Patienten zuführen muß, um die gleiche analgetische Wirkung zu erreichen. Als Maß gilt das Morphin, welchem die Wirkpotenz 1 zugeordnet ist. Fentanyl hat z. B. eine relative Potenz von 70–100, d.h., man benötigt nur gut ein Hundertstel der Morphindosis, um die gleiche analgetische Wirkung zu erzielen.

Frage: Wo spielt denn diese theoretische Überlegung eine praktische Rolle in der Schmerztherapie?

Antwort: Wenn man aus irgendeinem Grund das Schmerzmittel wechseln will, kann man über den Umrechnungsfaktor die Äquivalenzdosis bestimmen. Ebenso können notwendige Dosissteigerungen über den Umrechnungsfaktor errechnet werden, z. B. wenn man einen Patienten auf transdermal appliziertes Fentanylpflaster einstellen will und zusätzlich als Bedarfsmedikation ein nicht retardiertes Morphinpräparat verordnet. Wenn dieser Patient nun 100 mg Morphin pro Tag zusätzlich zum Pflaster oral benötigt, muß die Fentanyldosis um 1 mg pro Tag gesteigert werden.

Frage: Welche Nebenwirkungen treten bei einer Opioidanalgesie relativ häufig auf?

Antwort: Die gefährlichste Nebenwirkung der Opioide ist die Atemdepression. Bei chronischen Schmerzpatienten spielt sie allerdings eine untergeordnete Rolle, weil sich der Organismus recht schnell an diese Nebenwirkung adaptiert. Werden aber zusätzlich Sedativa oder andere Medikamente verordnet, die selbst ebenfalls atemdepressiv wirken, kann es zum Atemstillstand kommen.

Unangenehm für die Patienten sind oft die gastrointestinalen Nebenwirkungen: Übelkeit, Brechreiz und Obstipation. Häufig ist deshalb eine Begleitmedikation mit Antiemetika und Laxantien, z.B. Laktulose, indiziert.

Frage: Ein oft gehörtes Argument gegen die Opioide ist das Suchtpotential dieser Medikamente. Was meinen Sie dazu?

Antwort: Hier muß man zwischen der physischen und der psychischen Abhängigkeit unterscheiden. Bei Schmerzpatienten, die über einen längeren Zeitraum Opioide erhalten, kann es zwar zu einer physischen Abhängigkeit kommen, so daß bei abruptem Absetzen der Opioide körperliche Entzugssymptome auftreten. Eine psychische Abhängigkeit wird jedoch fast nie beobachtet. Die Schmerzpatienten verlangen ausschließlich wegen der schmerzlindernden Wirkung erneut nach Opioiden, die psychische Wirkungen spielt hier keine Rolle.

4.3.2 Regionalanästhesien

Frage: Welche regionalen Anästhesieverfahren können wir in der Schmerztherapie anwenden?

Antwort: Ein regionales Anästhesieverfahren bietet sich bei Schmerzzuständen an, die durch Medikamente nicht oder nur unter erheblichen Nebenwirkungen beherrscht werden können. Zu den regionalen Anästhesieverfahren in der Schmerztherapie gehören
- Nervenblockaden einzelner Nerven
- Plexusanästhesien
- Peridurale Kathederanästhesien
- Sympathikusblockaden.

Frage: Welche Ziele verfolgen Sie mit einer Nervenblockade?

Antwort: Über eine Nervenblockade kann die Schmerzweiterleitung in einzelnen Nerven oder Plexus vorübergehend unterbrochen werden. Hierzu führt man mit langwirkenden Lokalanästhetika, wie z. B. Bupivacain, Serien mit 6–12 Blockaden durch.

Durch dieses Verfahren können Circuli vitiosi durchbrochen werden, bei denen sich muskuläre Verspannungen und Schmerz gegenseitig bedingen und verstärken.

Darüber hinaus soll es sogenannte „Schmerzgedächtniszellen" geben, die Schmerz einerseits lernen, andererseits bei Blockierung der Schmerzweiterleitung diesen auch wieder „verlernen" können.

Frage: Was ist dann aber eine diagnostische und was eine neurolytische Nervenblockade?

Antwort: Diagnostische Nevenblockaden werden durchgeführt, um denjenigen Nerven ausfindig zu machen, der für die Weiterleitung der Schmerzimpulse verantwortlich ist. Im Gegensatz zu den therapeutischen Blockaden werden hierzu schnell anschlagende und kurzwirksame Lokalanästhetika angewandt.

Über eine neurolytische Blockade, die eine diagnostische Blockade voraussetzt, wird der Nerv dann durch Zellgifte wie Alkohol oder Phenol in seiner Funktion langfristig geschädigt, so daß keine Schmerzimpulse mehr fortgeleitet werden. Hierbei sind eine exakte Kanülenpositionierung und die Beschränkung auf geringe Volumina wichtig, um die umgebenden Gewebe nicht unnötig zu schädigen.

Frage: In welchen Fällen kann eine Sympathikusblockade sinnvoll sein?

Antwort: Grundsätzlich sollte dieses Verfahren immer dann in Erwägung gezogen werden, wenn der Patient über dumpf-bohrende, brennende Schmerzen klagt oder zusätzlich zum Schmerz vasomotorische Störungen vorliegen. Auch bei postzosterischen Neuralgien oder der sympathischen Reflexdystrophie kommen gelegentlich Sympathikusblockaden zur Anwendung.

Sympathikusblockaden erfolgen entweder im Bereich des Grenzstranges oder als Gangion-stellatum-Blockade. Hierzu werden meist Serien mit 6–12 Blockaden in ein- bis zweitägigem Abstand durchgeführt.

4.3.3 Physikalische Therapien

Frage: Skizzieren Sie bitte kurz einige physikalische Therapieansätze, die Sie zur Behandlung chronischer Schmerzen anwenden können!

Antwort: Die physikalischen Therapieverfahren bei der Behandlung chronischer Schmerzen können in drei Gruppen eingeteilt werden:
- **1. Thermische Verfahren:** Wärme oder Kälte wird lokal in Form von Bestrahlungen oder „Packungen" appliziert, um über eine Hyperämisierung, Muskellockerung oder (im Fall einer Kälteapplikation) Entzündungshemmung eine Schmerzlinderung zu erzielen.
- **2. Manuelle Verfahren:** In diese Gruppe gehören z.B. Massagen oder krankengymnastische Übungen.
- **3. Elektrische Reizstromverfahren:** Hierzu gehören Iontophorese, Stangerbäder oder TENS-Geräte.

Frage: Können Sie uns denn das Prinzip der transkutanen elektrischen Nervenstimulation näher erläutern?

Antwort: Das Prinzip des TENS-Verfahrens ist die Auslösung von Parästhesien durch eine elektrische Stimulation in dem schmerzenden Hautareal, im Bereich der versorgenden Nervenäste oder den sogenannten Headschen Zonen. Die Stimulation erfolgt über aufgeklebte Elektroden entweder mit niederfrequentem, meist jedoch mit hochfrequentem (80–100 Hertz) Reizstrom. Die Reizströme bewirken zum einen eine gesteigerte Endorphinausschüttung im betreffenden Areal, zum anderen werden über die A-beta-Fasern segmentale Hemmechanismen aktiviert. Das Verfahren ist sehr nebenwirkungsarm und kann entweder intermittierend oder als Dauerstimulation angewandt werden.

Gut gelaufen! Der Prüfer hat, wie hoffentlich beabsichtigt, das letzte Stichwort der Antwort aufgegriffen. Damit darf man immer rechnen, deshalb nie eine Antwort mit einem Bereich abschliessen, in dem man sich nicht auskennt!

4.3.4 Akupunktur

Frage: Welche Akupunkturverfahren kennen Sie, die zur Behandlung chronischer Schmerzen eingesetzt werden?

Antwort: Neben der aus der klassischen chinesischen Medizin stammenden Akupunktur werden in der Schmerztherapie auch die Ohrakupunktur und die Elektroakupunktur angewandt.

Die klassische chinesische Akupunktur ist ein ursprünglich aus der Erfahrungsmedizin stammendes Verfahren, das auf einem komplizierten theoretischen Krankheitsverständnis fußt. Es gibt 14 Hauptmeridiane mit über 700 Akupunkturpunkten.

Die westliche Form der Akupunktur, z.B. nach der Wiener Schule von Bischko, stellt eine Synthese aus den chinesischen Methoden und den Erfahrungen mit westlichen Patienten dar. Noch etwas leichter zu erlernen und anzuwenden ist die Ohrakupunktur, die auf den französischen Arzt Nogier zurückgeht.

Darüber hinaus kann man an die Akupunkturnadeln Reizströme anlegen (Elektro-stimulations-Akupunktur = ESA) oder neuerdings auch Laserakupunkturen durchführen.

Ein verwandtes Verfahren ist die Akupressur.

Frage: Haben Sie eine Vorstellung davon, wie die Akupunktur wirkt?

Antwort: Es wird angenommen, daß verschiedene Komponenten zum Erfolg einer Akupunkturbehandlung beitragen. Wenn man sich auf das westliche Krankheitsverständnis beschränkt, sind dies:
- Steigerung der endogenen Opioidfreisetzung
- Gegenirritationsverfahren mit Verstärkung der segmentalen Hemmechanismen
- Aktivierung vegetativer Regelkreise
- Suggestion bzw. Plazeboeffekt.

4.3.5 Adjuvante Medikamente

Frage: Welche Medikamente setzen Sie in der Schmerztherapie außer den klassischen Analgetika noch ein?

Antwort: Inzwischen haben auch Neuroleptika, Antidepressiva, Kalzitonin, Kortikoide und einige Antikonvulsiva einen festen Platz in der Schmerztherapie. Um die Nebenwirkungsrate der Analgetika möglichst gering zu halten, werden außerdem häufig Medikamente aus folgenden Gruppen ergänzend verabreicht:
- Antiemetika
- Spasmolytika
- Laxantien
- Antazida.

Frage: Dann wollen wir uns mal auf die Antidepressiva, Neuroleptika und Antikonvulsiva konzentrieren. Bei welchen Schmerzen setzen Sie diese Medikamente ein und wissen Sie auch etwas über die Wirkmechanismen dieser Substanzen?

Antwort: Antidepressiva verstärken die deszendierenden Hemmechanismen, indem sie als „Reuptake-Hemmer" die Konzentration der Neurotransmitter Noradrenalin und Serotonin in den Hemmbahnen erhöhen. Die schmerzstillende Wirkung beginnt dabei schon in Dosen, die unter der antidepressiv wirkenden Medikamentendosis liegen und sie setzt auch früher ein. Haupteinsatzgebiet sind Tumorschmerzen und neuropathische Schmerzen.

Neuroleptika verstärken die Wirksamkeit von Opiaten und erhöhen die Schmerzschwelle, indem sie die zentralen Dopaminrezeptoren blockieren. Erwünschte Nebeneffekte sind außerdem eine Distanzierung vom Schmerz, ein antiemetischer, anxiolytischer und gelegentlich ein sedierender Effekt.

Antikonvulsiva bewirken eine Stabilisierung der Nervenmembranen. Meist wir hierfür Carbamazepin eingesetzt. Die Dosierung beträgt 100 mg/Tag. Indikation für Carbamazepin ist der neuropathische Schmerz, vor allem aber der neuralgieforme einschießende Schmerz, wie z. B. bei der Trigeminusneuralgie.

Die zur Schmerztherapie eingesetzte Dosis für Amitriptylin beginnt z. B. schon bei 10–25 mg täglich und kann bis 150 mg/Tag gesteigert werden.

4.4. Spezielle Schmerztherapie

4.4.1 Tumorschmerz

Frage: Kennen Sie den Stufenplan der WHO zur Behandlung des Tumorschmerzes?

Antwort: Ja. Das Ziel der Tumorschmerztherapie besteht darin, die Lebensqualität des Patienten soweit wie irgend möglich zu verbessern. Hierbei gelten folgende Grundregeln: Die Schmerz- und Begleitmedikamente sollten möglichst oral eingenommen werden und die Schmerzmedikation sollte innerhalb eines Stufenplans nach einem festen Zeitschema erfolgen.
- 1. Stufe: peripher wirkende Nicht-opiod-Analgetika, z B. ASS, Ibuprofen, Diclofenac, PCM oder Novalgin.
- 2. Stufe: peripher wirkendes Analgetikum + schwaches Opioid, z.B. Ibuprofen plus Tramadol oder Novalgin plus Tilidin, evtl. Ergänzungsmedikation mit Amitriptylin.
- 3. Stufe: peripher wirkendes Analgetikum + starkes Opioid, z. B. Novalgin plus MST oder Ibuprofen plus Durogesic-Pflaster. Fortführung der Ergänzungsmedikation mit Amitriptylin, evtl. zusätzlich Laktulose und Antiemetika (wenn erforderlich).
- 4. Stufe: invasive Verfahren wie PDK, Nervenblockaden etc.

Frage: Gibt es eine Indikation für Kortikosteroide in der Behandlung von Tumorschmerzpatienten?

Antwort: Bei Patienten mit einer Hirnfiliarisierung können Kortikoide zur Senkung des Hirndrucks eingesetzt werden. Ein Ödem in unmittelbarer Umgebung eines Tumors kann darüber hinaus zu einer Verstärkung neuropathischer Schmerzen führen, so daß auch in diesen Fällen ein Therapieversuch mit Kortikoiden gerechtfertigt ist.

4.4.2 Kopfschmerz

Frage: Erzählen Sie doch bitte ein wenig zur Differentialdiagnose des Kopfschmerzes!

Antwort: Am Beispiel des Kopfschmerzes läßt sich gut zeigen, wie wichtig eine gute Schmerzanamnese ist. Oft gelingt schon durch die Anamnese allein eine Zuordnung des Symptoms Kopfschmerz zu verschiedenen Krankheitsbildern. Mögliche Ursachen von Kopfschmerzen sind:
- Spannungskopfschmerz
- Migräne
- Cluster-Kopfschmerz
- Trigeminusneuralgie
- Postzosterische Neuralgie
- Zervikogener Kopfschmerz
- Toxischer Kopfschmerz bei Analgetikaabusus
- Medikamenten-induzierter Kopfschmerz im Sinne einer Medikamentennebenwirkung
- Arteriitis temporalis
- Kopfschmerz bei erhöhtem intrakraniellen Druck
- Zahnschmerz
- Sinusitis
- Fehlsichtigkeit oder Glaukom
- Meningitis
- Subarachnoidale Blutung
- Hypertensive Krise.

Fallbeispiel

Sie bekommen einen 34-jährigen männlichen Patienten, der seit zwei Jahren unter heftigsten, plötzlich und ohne Vorboten einschießenden halbseitigen Kopfschmerzen leidet. Er berichtet zusätzlich, daß dann auch immer das Auge auf der schmerzenden Kopfseite gerötet sei und stark träne. Woran denken Sie bei dieser Anamnese und wie könnte eine Akutbehandlung bzw. wie eine Prophylaxe aussehen?

Antwort: Ich würde den Patienten zusätzlich noch nach der Anfallsfrequenz, der Schmerzqualität und nach Auslösern, die zur Triggerung des Schmerzes führen, fragen.

Prüfer: Es handelt sich um einen hellen, stark schneidenden Schmerz. Die Schmerzattacken treten oft nach Alkoholgenuß und gehäuft im Frühjahr und Herbst auf. Die Häufigkeit der Attacken variiert von mehrmals täglich mit einer Anfallsdauer von 15–60 Min. bis wochenlang gar nicht.

Antwort: Die Anamnese ist typisch für einen episodischen Cluster-Kopfschmerz. Ein typisches, richtungsweisendes Begleitsymptom hierbei ist eine ausgeprägte motorische Unruhe im Anfall. Um die Diagnose zu sichern, kann man einen Nitrolingualtest (1 Milligramm sublingual) durchführen. Bei Applikation tritt in der Regel eine Schmerzattacke auf.

Die akute Therapie im Anfall besteht in einer 100%igen Sauerstoffinhalation über eine Maske. Zusätzlich ist eine Kurzinfusion mit 1000 mg Aspisol sinnvoll. Spricht der Schmerz hierauf nicht an, so ist eine Therapie mit Ergotamin als Aerosol oder als parenterale Gabe möglich.

Eine Anfallsprophylaxe kann mit Verapamil, bei Erfolglosigkeit auch mit Lithium oder mit einer Prednisolon-Stoßtherapie erfolgen. Außerdem sollte man dem Patienten für den häuslichen Bereich ein Sauerstoffinhalationsgerät verordnen.

Frage: Was verstehen Sie unter einer Migraine accompagnée?

Antwort: Oft geht einer Migräneattacke eine sogenannte Aura voraus, der ein beschwerdefreies Intervall folgt, bevor die Schmerzattacke auftritt. Die Aura besteht klassischerweise in Sehstörungen im Sinne eines Flimmerskotoms oder in Übelkeit mit Erbrechen. Es sind aber auch homonyme Gesichtsfeldausfälle, einseitige sensible oder motorische Ausfälle möglich. Bei einer prolongierten Aura, die ohne freies Intervall in den Kopfschmerz einmündet und sich in Form einer Halbseitensymptomatik äußert, spricht man von einer Migraine accompagnée.

Frage: Woran müssen Sie bei den von Ihnen eben geschilderten Symptomen differentialdiagnostisch denken?

Antwort: Differentialdiagnostisch kommen TIAs, Insulte, intrakranielle Blutungen oder Hirntumoren in Frage.

Frage: Welche apparativen Untersuchungen würden Sie denn empfehlen, wenn Ihnen die Anamnese allein keinen Aufschluß über die Ursache des Kopfschmerzes gegeben hat?

Antwort: Folgende Untersuchungen sind sinnvoll:
- Nativ-Röntgenaufnahmen von Schädel und HWS: Sinusitis? Fehlstellung? Osteochondrose?
- EEG: Herdhinweise?
- CCT oder kranielles MRT: strukturelle Veränderungen (Tumor, Blutung, Hydrozephalus etc.)
- Angiographien: arterielle oder venöse Thrombosen? Blutaustritte? Tumorzeichen?
- Labordiagnostik: Entzündungsparameter? BSG?

Fallbeispiel

Zu Ihnen kommt eine 70-jährige Patientin. Sie klagt über einseitige, salven- und attackenartige elektrisierende Gesichtsschmerzen in der rechten Wange, die vor allem durch Kälte ausgelöst werden. Diese Attacken träten ca. 10 mal täglich auf. Alle Schmerzmittel, die sie ausprobiert habe, hätten bisher nicht geholfen. Die Schmerzen seien so entsetzlich, daß sie schon daran gedacht habe, sich das Leben zu nehmen. Können Sie der Patientin vielleicht helfen?

Antwort: Die geschilderte Anamnese spricht für eine Trigeminusneuralgie im 2. Ast des Trigeminus rechts. Typisch sind die einseitigen Attacken mit extrem starken, elektrisierenden, brennenden Schmerzen, die durch einen Trigger ausgelöst werden können. Frauen sind etwas häufiger betroffen als Männer, das Erstmanifestationsalter liegt meist zwischen dem 40. und 70. Lebensjahr. Differentialdiagnostisch muß eine durch Tumoren, Herpes zoster, MS oder Hydrozephalus bedingte symptomatische Trigeminusneuralgie ausgeschlossen werden.

Therapie der ersten Wahl ist in diesem Fall Carbamazepin, das einschleichend dosiert werden sollte. Alternativ kommen Baclofen oder Phenytoin in Frage. Erst wenn die medikamentösen Verfahren versagen, sind eine Glyzerinblockade am Ganglion Gasseri oder eine vaskuläre Dekompressionsoperation nach Janetta zu empfehlen.

Frage: Bestimmen Sie auch den Carbamazepin-Serumspiegel während der Therapie?

Antwort: Der Serumspiegel kann zwar bestimmt werden, Carbamazepin wird jedoch in diesem Fall nicht nach dem Serumspiegel des antikonvulsivtherapeutischen Bereichs dosiert, sondern nach der Wirkung. Allerdings müssen mögliche Nebenwirkungen des Carbamazepins bedacht und kontrolliert werden. Hierzu gehören insbesondere Herzrhythmusstörungen, Blutbildveränderungen und Leberwerte, da Carbamazepin potentiell hepatotoxisch ist.

4.4.3 Postzosterische Neuralgie

Frage: Woran erkennen Sie eine postzosterische Neuralgie?

Antwort: Der Verdacht auf eine postzosterische Neuralgie ergibt sich aus der Anamnese. Der Schmerzbeginn hängt zeitlich mit dem Ausklingen der akuten Herpes-zoster-Infektion zusammen. Die Patienten klagen dann über persistierende heftige, brennende Dauerschmerzen im betroffenen Dermatom sowie gelegentlich auch über plötzlich einschießende, stechende neuralgieforme Schmerzen. Die Schmerzlokalisation kann einem Dermatom zugeordnet werden. Manchmal sieht man auch eine Hyperpigmentation in dem betroffenen Hautareal.

Frage: Meistens nehmen die Patienten bereits Schmerzmittel ein, wenn Sie zu Ihnen kommen. Was würden Sie empfehlen?

Antwort: Zunächst kann man versuchen, den Schmerz durch Sympathikusblockaden an den Ganglien oder im Grenzstrang auszuschalten. Alternativ kommt auch ein PDK in Frage.
Bei einem unbefriedigenden Ergebnis kann die Medikation durch Antidepressiva, z.B. Amitriptylin, ergänzt werden. Bei zusätzlicher neuralgieformer Schmerzkomponente sollte Carbamazepin verordnet werden. Wenn auch dies nicht den erwünschten Erfolg zeigt, können peripher wirkende Analgetika gegeben oder ein Test mit Morphinen durchgeführt werden.

4.4.4 Phantomschmerz

⁉ Frage: Wie können Sie die Inzidenz von Phantomschmerzen vermindern, wenn der Patient präoperativ bereits unter starken Schmerzen in der betreffenden Extremität klagt?

Antwort: Ca. 60 % aller Patienten leiden nach einer Amputation unter sogenannten Phantomschmerzen. Dieser Schmerz wird meistens im distalen Bereich der amputierten Extremität empfunden und tritt besonders häufig bei den Patienten auf, die schon vor der Amputation unter Schmerzen in der betreffenden Extremität litten.

Die Inzidenz eines schweren, therapiebedürftigen Phantomschmerzes kann durch eine lückenlose perioperative Leitungsanästhesie vermindert werden. Hierzu sollte dem Patienten ca. 3 Tage präoperativ ein PDK gelegt und über 3 Tage prä-Op und 3 Tage post-Op eine kontinuierliche Schmerzausschaltung durchgeführt werden.

⁉ Frage: Wie erklärt man sich, daß die Inzidenz des Phantomschmerzes bei Anwendung einer perioperativen Schmerzausschaltung geringer ist?

Antwort: Als Ursache für den Phantomschmerz werden drei unterschiedliche Mechanismen angenommen:
- Neurombildung durch ein Aussprossen von Neuronen im Bereich des durchtrennten Nerven.
- Wegfall der inhibitorischen A-beta-Fasern mit der Folge einer neuronalen Übererregbarkeit auf Rückenmarksebene.
- Schmerzengramm im Sinne von „Schmerzgedächtnisspur" bei vorbestehenden chronischen Schmerzen in der betreffenden Extremität.

Durch eine perioperative Leitungsanästhesie soll das Schmerzengramm sozusagen „gelöscht" werden, damit die Schmerzgedächtniszellen den Schmerz „verlernen".

4.4.5 Sympathische Reflexdystrophie (Morbus Sudeck)

Fallbeispiel
Sie werden von den Kollegen der handchirurgischen Abteilung zu einer 48-jährigen Patientin gerufen, bei der vor einer Woche eine Handoperation bei M. Dupuytren durchgeführt wurde. Die Patientin klagt, daß sie nach der Operation starke Schmerzen im Bereich der Operationswunde gehabt habe. Dann sei sie einen Tag lang fast beschwerdefrei gewesen und nun leide sie unter starken brennenden Schmerzen im Bereich der ganzen livide geschwollenen Hand. Die verordnete krankengymnastische Übungsbehandlung könne sie vor Schmerzen gar nicht mehr ertragen. Woran denken Sie?

Antwort: Es handelt sich um eine recht typische Anamnese für eine sympathische Reflexdystrophie: vorangegangenes Trauma an einer Extremität, Symptomwechsel, brennender Schmerz und distal betonte generalisierte Schwellung mit akutem Beginn.
Auch Geschlecht und Alter der Patientin sind relativ typisch: Frauen sind häufiger als Männer betroffen, der Erkrankungsgipfel liegt um das 50. Lebensjahr.

Bei der körperlichen Untersuchung findet man folgende Symptomentrias:
- Vegetativum: distal generalisierte Schwellung, Überwärmung, livide Hautverfärbung, veränderte Schweißsekretion im Vergleich zur Gegenseite.
- Motorik: Beweglichkeit und grobe Kraft sind vermindert, manchmal zeigt sich ein Ruhetremor.
- Sensibilität: diffuse Spontanschmerzen mit Verstärkung bei Bewegung. Die Schmerzen verringern sich bei Hochlagerung der Extremität.

Im Krankheitsverlauf können drei Stadien unterschieden werden:
- 1. Akutstadium mit „Entzündungssymptomen" in den Weichteilen.
- 2. Stadium der Dystrophie mit fleckigen Knochenentkalkungen, beginnender Fibrose der periartikulären Regionen und Bewegungseinschränkungen.
- 3. Atrophiestadium mit generalisierter Atrophie von Haut, Subcutis, Muskeln und des Skeletts. Oft sind die Gelenke versteift.

Frage: Bis zum Atrophiestadium wollen Sie es doch aber bestimmt nicht erst kommen lassen! Wenn sie also den Verdacht auf eine akute SRD haben, wie können Sie die Diagnose sichern?

Antwort: Zur Diagnosestellung reicht in der Regel die typische Anamnese aus. Man kann aber zusätzlich einen Ischämietest und eine diagnostische IVRSB durchführen.

Frage: Was ist denn eine IVRSB?

Antwort: Das ist die Abkürzung für eine **I**ntravenöse **r**egionale **S**ympathikus**b**lockade. Hierzu wird an der entsprechenden Extremität ein venöser Zugang gelegt. Anschließend wird die Extremität mit einer Gummibinde ausgewickelt, mit einer Blutdruckmanschette am Oberarm/Oberschenkel ein suprasystolischen Druck erzeugt und dann Guanethidin injiziert. Nach ca. 20 Min. wird die Kompression schrittweise beendet. Bei Patienten mit einer frischen SRD beobachtet man initial eine Verstärkung der Schmerzen, dann eine langsame Schmerzreduktion bis hin zur Beschwerdefreiheit. Gleichzeitig bilden sich auch die klinischen Symptome zurück.

Frage: Und wie sieht die Therapie des M. Sudeck aus?

Antwort: Das hängt vom Krankheitsstadium ab. In der Akutphase ist eine konsequente Analgesie und Ruhigstellung mit Hochlagerung der Extremität angezeigt. In den anderen Stadien besteht die Therapie in einer Kombination von Physiotherapie plus Schmerztherapie.

Als physiotherapeutische Maßnahmen kommen Krankengymnastik auf neurophysiologischer Basis, Eiswassertherapie, Interferrenzstrom und Lymphdrainage in Betracht. Hierbei muß konsequent darauf geachtet werden, daß die Krankengymnastik immer nur bis zur Schmerzschwelle durchgeführt wird.

Die Schmerztherapie wird in Form von IVRSBs und/oder durch Sympathikusblockaden am Ganglion stellatum oder als Plexusanästhesien durchgeführt. Adjuvant kann eine Kortikoidmedikation und Kalzitonininfusionen sinnvoll sein.

4.4.6 Polyneuropathie

> **Frage:** Die Polyneuropathie ist eine der häufigsten Langzeitkomplikationen beim Diabetes. Für die Patienten bedeuten die Schmerzsensationen oft eine erhebliche Einschränkung der Lebensqualität. Was sind mögliche Symptome der Polyneuropathie und woran denken Sie differentialdiagnostisch, wenn ein Diabetiker über Schmerzen in den Beinen klagt?

Antwort: Die diabetische Polyneuropathie äußert sich durch distal betonte strumpf- oder seltener handschuhförmige Sensibilitätsstörungen. Dabei fallen zuerst die Empfindungen für Vibration und Temperaturempfindung aus. Die Patienten klagen über Kribbelparästhesien, manchmal auch über eine Hyperpathie oder Allodynie. Zusätzlich leiden die Patienten unter brennenden Schmerzen („burning feet"), manchmal auch unter einem unstillbaren Bewegungsdrang der Beine („restless legs").

Differentialdiagnostisch müssen eine Claudicatio bei arteriellen Durchblutungsstörungen, eine chronische Polyarthritis und Polyneuropathien anderer Genese (Alkohol, Urämie, Vitamin B1- und B12-Mangel) in Erwägung gezogen werden.

4.5 Therapiekontrolle

> **Frage:** Nehmen wir einmal an, daß Sie einen Patienten schmerztherapeutisch betreuen. Sie haben eine Therapieplanung gemacht, verordnen nach einem Stufenschema Medikamente und wollen nun einschätzen, wie gut Sie dem Patienten helfen konnten. Welche Verfahren der Therapiekontrolle kennen Sie?

Antwort: Das Ziel einer Therapiekontrolle ist zum einen, die Wirksamkeit der Therapie zu überprüfen, zum anderen mögliche Medikamentennebenwirkungen rechtzeitig zu erfassen, um so die Medikation ergänzen oder umstellen zu können.

Ich fordere den Patienten auf, ein Schmerztagebuch zu führen und mache ihn mit einer visuellen Analogskala vertraut. Anhand dieser Skala kann der Patient dann alle zwei oder drei Stunden seinen Schmerzgrad erfassen und dokumentieren.

Wichtig ist darüber hinaus, den Patienten schon vor dem Therapiebeginn über die häufigsten Nebenwirkungen der Schmerz- und Begleitmedikamente aufzuklären. Der Patient faßt dadurch Vertrauen zu seinem Arzt und kann unerwünschte Symptome besser einordnen. Die Compliance des Patienten wird hierdurch in der Regel verbessert.

> **Frage:** Wie oft wollen Sie den Patienten denn in Ihrer Sprechstunde sehen?

Antwort: Das hängt natürlich vom Krankheitsbild und von den verordneten Medikamenten ab. Grundsätzlich würde ich den Patienten zu Beginn einer Medikamenteneinstellung oder -umstellung täglich oder alle zwei Tage einbestellen. Der Patient sollte dann aber möglichst rasch so weit gebracht werden, daß er durch seinen Hausarzt weiter betreut werden kann. Dann braucht sich der Patient nur noch bei neu auftretenden Problemen oder alle paar Monate in der Schmerzambulanz vorzustellen.

Index

A

Abrasio	97
Abruptio	97
ADH	115
Adrenalin	110, 146
Anaphylaxie	110
Akrinor	147
Akupunktur	209
Akutes Nierenversagen	172
Alkalose	
metabolische	125
respiratorische	125
Alkoholabusus	78
Allen-Test	134
Allergie	
Insektenstich	197
Alterungsprozesse	80
Altinsulin	75
Aminosäuren	149
Analgesie	
postoperativ	129
Analgetika	
periphere	129, 204
zentrale	204
Analgetische Potenz	205
Anamnese	
anästhesiologische	2
Anaphylaxie	109
Anästhesie	
Abdominalchirurgie	90
Adipositas	77
balancierte	17
endokrinologische Störungen	73
Gynäkologie und Geburtshilfe	93
Herz- und Gefäßchirurgie	87
HNO und Kieferchirurgie	85
im Alter	79
kardiovaskuläre Vorerkrankungen	62
Kindesalter	98
Lebererkrankungen	70
Neuro-muskuläres System	75
Neurochirurgie	81
Nierenerkrankungen	72
Ophthalmologie	83
pulmonale Vorerkrankungen	68
Schock und Verbrennungen	78
Thoraxchirurgie	88
Urologie	92
Antagonisierung	28
Muskelrelaxantien	28
Opiate	35
Antidepressiva	210
Antihistaminika	147
Aortenaneurysma	88
Aortenstenose	63
APGAR	94
Apnoische Oxygenierung	90
Arachnoidea	53
Arcus palmaris	134
ARDS	166
ASA-Risikogruppen	3
ASB	141
Aspiration	106
Asthma bronchiale	69
Asthmaanfall	182
Atacurium	26
Atemkalkabsorber	11
Äther	18
Atmungsüberwachung	137
Atropin	
präoperativ	7
Aufklärung	
Narkoserisiken	4
Rechtslage	4
Aufwachraum	127
Aura	213
Axon	40
Azidose	
metabolische	125
respiratorische	125

B

balanced anaesthesia	38
Barbiturate	
Narkoseeinleitung	21
Baxter-Infusionsformel	174
Baxter-Schema	194
Beatmung	141
assistiert	14
Beatmungsgerät	
kontrolliert	14
volumengesteuert	14
Beatmungsparameter	
intraoperativ	13
Bed-Side-Test	153
Benzodiazepine	
Narkoseeinleitung	23
Prämedikation	7
Wirkpofil	8
BGA	67
Biguanide	75
Bikarbonat	126
Blasenkatheter	164
Block, 3 in 1	50
Blut/Gas-Koeffizient	29
Blutdruck	
Medikamente	5
Blutgasanalyse	125
Blutkomponententherapie	152
Blutzuckerkontrollen	75
Bronchiallavage	108
Bronchopleurale Fistel	90
Bronchospasmus	69, 105

C

Carbamazepin	214
Carotisstenose	88
Cava-Kompressions-syndrom	94f
Cell-saver	156
Check-up	37
Cholinesterasehemmer	28, 77
Myasthenie	77
Cis-atracurium	27
Clostridium tetani	178
Cluster-Kopfschmerz	213
Compliance	
Lunge	143
Compound A	32
Cor pulmonale	108
CPAP	15
Crush-Einleitung	107
Crush-Niere	175
Cyclooxygenase	204

D

Dantrolen	103
Dehydratationen	122
hypertone	122
hypotone	122
isotone	122
Dehydrobenzperidol	36
Dekubitusprophylaxe	162
Delirium tremens	78
Depolarisation	41
Dermatom	54
Desfluran	31
Dextran	120
DHB	36
Diabetes mellitus	74
Dialysat	157

DIC	170	**G**		Hyperventilationssyndrom	184
Differenzialblock	42	Geburtsschmerzen	95	Hypoglykämie	74, 190
Diffusionshypoxie	39	Gegenstromprinzip	157	Hypothyreose	73
Diffusionsstörung	139	Gerinnungsstörungen	65	Hypoxämie	112
Digitalisintoxikation	146	Gesamtkörperwasser	114		
Dihydralazin	146	Gesamtschmerz	203	**I**	
Disoprivan	23	Glasgow-Coma-Scale	175	Ileus-Einleitung	107
Dobutamin	145	Glomeruläre Filtrationsrate	72	Infusionslösungen	118
Dopamin	145	Glukose	149	kolloidale	119
Doppellumentubus	89	Grundumsatz	147	kristalloide	119
down-burst-EEG	139	Guedel-Narkosestadien	18	Infusionstherapie	114
Dreikompartimentmodell	21			Injektion	
Dualblock	25	**H**		intraarterielle	110
Duodenalsonde	150	H$_2$-Blocker	107	Insulinresistenz	148
Dura mater	53	HAES	120	Insult	188
Duraperforation	58	Halothan	30	Intensivüberwachung	131
Durchgangssyndrom	176	Leberschäden	30	Intoxikation	
Dyspnoe	182	Hämatokrit	5	Acetylcholin-	
		Hämodialyse	157	esterasehemmer	197
E		Hämodilution	155	Alkohol	196
EEG		Hämofiltration	157	Digoxin	196
down-burst-	140	Hämoglobin	5	Lokalanästhetika	45
Eigenblutspende	155	Hämophilie A	65	Pilze	197
Elektroenzephalogramm	139	Hängender Tropfen	58	Intrakranieller Druck	81
Elementardiät	150	Heparine		Intravenöse regionale	
Endorphine	201	niedermolekulare	60	Sympathikusblockade	218
Energiebedarf	147	unfraktionierte	60	Intubation	
Enfluran	30	Heparinisierung	60	Indikation	17
Enzephalopathie	191	Hepatische		Kinder	100
Epidurale Blutung	176	Enzephalopathie	149	Intubationsnarkose	
Ernährung		Hepatitis	70	technische Voraus-	
parenterale	148	Heroin		setzungen	10
Erythrozytenkonzentrate	151	Intoxikation	196	IPPV	14
Etomidate	22	Herpes-zoster-Infektion	215	Isofluran	31
Exzitationsstadien	18	Herz-Kreislauf-		Kindernarkose	101
		Monitoring	134f	IVRA	46
		Herzinfarkt	183		
F		Herzinsuffizienz	185	**K**	
Faszikel	40	Herzzeitvolumen	137	Kalium	116
Faszikulationen		Hirndruck	81	Kaliumsubstitution	124
Succinylbischolin	26	Hirndruckmessung	139	Kalzium	117
Fentanyl	33	Hirntod	140	Kapnometer	138
Fette	149	Histaminliberation	110	Katheterembolie	135
FFP	66	Hoffmannsche Elimination	26	Ketamin	
Fieber	121	Humanalbuminlösung	151	Kontraindikation	22
floppy child	94	Hygiene	164	Ketoazidose	126
flow by	144	Hyperfibrinolyse	170	KHK	62
Flüssigkeitsbedarf	114	Hyperglykämien	74	Kindernarkose	
Fortral	131	Hyperkaliämie	124	Einleitung	101
Frischblut	151	Hyperkapnie	103	Koma	176
Frühmobilisation	160	Hyperthyreose	73	Komplikationen	
		Hypertonie	63	postoperativ	128

Konjunktivitis	109	Marcumar	171	Neuroleptanästhesie	19
Kontraindikationen		Maskennarkose	16	Neuroleptika	210
Spinalanästhesie	53	Mastzellen	109	Wirkprofil	8
Kopfschmerz	212	Mendelsson-Syndrom	106	Neuromonitoring	139
Koronarperfusionsdruck	63	Meningoenzephalitis	189	Neuropathischer Schmerz	201
Kortikoide	211	Mesenterium	91	Nierenversagen	172
Hirndruck	82	Metabolisierungsfunktion	71	Stadien	172
Krampfanfälle	75	Migraine accompagnée	213	Nifedipin	146
Kürettage	97	MMV	141	Nitroprussid-Natrium	146
		Monitorüberwachung	134	NLA	82
L		Mononarkose	18	Hirndruck	82
Labor		Monroe-Kellie-Doktrin	81	Nozizeptoren	41, 200
präoperativ	5	Morbus Sudeck	217	Nüchternheit	
Lachgas	29	MRSA	165	Kinder	7
Lactatazidose	126	Muskelrelaxantien	26	Nahrungskarenz	4
Laryngospasmus	19, 104	nicht-depolarisierende	26		
Larynxmaske	16	Myasthenia gravis	76	**O**	
Aspirationsgefahr	17	Myokardinfarkt	62, 185	Obstruktive Lungen-	
Lasègue	189	Myopathie	76	erkrankung	69
Leber				Ohrakupunktur	209
Metabolisierungsfunktion	71	**N**		Okulo-kardialer Reflex	83
Leberkoma	190	N. cutaneus femoris		Öl/Gas-Koeffizient	29
Ligamentum flavum	53	lateralis	51	Opiatrezeptoren	32
Ligamentum supraspinale	53	N. femoralis	51	Opioide	32
Liquor	54	N. obturatorius	51	Opisthotonus	179
Liquorverlustsyndrom	58	Nachbeatmung	132		
Lokalanästhesie		Naloxon	35	**P**	
Dosierung bei PDA	59	Narkoseausleitung	39	Parenterale Ernährung	
intravenöse	46	Narkoseeinleitung	37	Aminosäuren	149
Kontraindikationen	9	Narkosegerät		Fette	149
Lokalanästhetika	42	Ausfall	13	Glukose	149
Amidtyp	42	präoperative Überprüfung	12	Parese	188
Auswahl	43	Narkosekomplikationen	102	Parkinsonoid	36
Blutspiegel	47	Narkosesysteme		PCWP	136
Dosierung	43	halbgeschlossene	11	PDA	
Estertyp	42	offene	10	Schwangerschaft	95
Intoxikation	44	Narkoseverfahren		PEEP	15, 142
Loss of resistance-Methode	57	Auswahl	8	Periduralanästhesie	57
Low-pressure-Tuben	86	Natriumbicarbonat	125	Periduralraum	57
Luftembolie	108	Nebenwirkung		Peritonealdialyse	158
Lungenembolie	177	Opioide	205	Peritonitis	91
Lungenfunktions-		Neck-dissection	86	pH-Wert	117
überprüfung	67	Nerven		Phantomschmerz	216
Lungenödem	182, 185	Blockade	47	Phäochromozytom	74
		periphere	40, 47	Physiotherapie	160
M		Nervenblockaden		Plasmapherese	158
M. Parkinson	76	diagnostisch	207	Plasmaseparation	158
M. Sudeck	218	neurolytische	207	Plazenta	93
MAC-Wert	28	Nervenleitung		Plexus brachialis	48
Maligne Hyperthermie	27, 102	Grundlagen	40	Plexusanästhesien	48
Succinylcholin	27	Neuner-Regel nach		Plexusblockade	
Mantelpneumothorax	184	Wallace	173	Komplikationen	50

Pneumothorax	167, 183
Polyneuropathie	78, 219
Polytrauma	179, 192
Porphyrie	64
Postaggressionssyndrom	148
Postspinaler Kopfschmerz	57
Postzosterische Neuralgie	215
PPSB	66
Prämedikation	
Medikamente	6
Prämedikationsvisite	2
Präoxygenierung	38
Prostata	93
Pseudocholinesterase-mangel	25
Psychomotorische Entkopplung	36
Puffersysteme	117
Pulsoximetrie	137

R

Rauchen	67, 105
Rechts-links-Shunts	88
Regionalanästhesie	40
Schmerztherapie	206
Reizstromtherapie	160
Remifentanil	34
Remorphinisierung	20
Renin-Angiotensin-Aldosteron-System	115
Respiratorentwöhnung	143
Retrobulbärblock	84
Risus sardonicus	179
Rocuronium	27

S

Säugling	99
Säure-Basen-Haushalt	125
Schmerz	41, 200
Schmerzambulanz	202
Schmerzanamnese	203
Schmerzcharakter	203
Schmerzimpulse	200
Schmerzintensität	203
Schmerzlokalisation	203
Schmerzmuster	203
Schmerzrezeptoren	200
Schmerzzentrum	200
Schock	78, 168
anaphylaktischer	168
hypovolämischer	168
kardiogener	168

septischer	168
Schwangerschaft	93
Schwann'sche Zellen	41
Sectio caesarea	96
Sellick-Handgriff	107
Serumosmolarität	115
Sevofluran	31
Shivering	129
Shuntvolumen	112
Sigmaresektion	91
silent death	33
SIMV	15, 141
Somnolenz	176
Sondenernährung	150
Sopor	176
Spannungspneumothorax	184
Spinalanästhesie	52
Komplikationen	56
totale	111
Spirometer	12
SRD	218
-Stadien	217
Stand-by	84
Status epilepticus	189
Stillen	97
Subarachnoidalblutung.	188
Subarachnoidalraum	52
Succinylbischolin	25
Sufentanil	34
Sulfonylharnstoffe	75
Swan-Ganz-Katheter	136
Sympathikusblockade	207
Sympathische Reflexdystrophie	217
Sympathomimetika	145

T

Tachykardien	63
Temperaturanstieg	102
TENS-Verfahren	208
Tetanus	178
Tetanusendotoxin	179
Therapiekontrolle	
Schmerztherapie	220
Thiopental	22
Thoraxrigidität	34
Thrombozytenfunktion	65
Thrombozytenkonzentrat	66
Thrombozytopenie	66
Thyreotoxische Krise	73
TIVA	20
Tonsillektomie	85

Tracheostoma	163
Tracheotomie	86
Trainingsphase	144
Transfusionsmedizin	151
Transfusionsreaktion	153
hämolytische	155
Trigeminusneuralgie	214
Triggersubstanzen	103
Trismus	178
Tubusgröße	
Kinder	100
Tumorschmerz	211

U

Überwachung	
postoperativ	127
Untersuchung	
körperliche	3
präoperative	6
Urämie	191
Urtikaria	109
Uterus	93

V

Vancomycin	165
Vegetative Reaktionen	39
Vena jugularis interna	135
Vena subclavia	135
Ventilations-Perfusions-Verhältnis	88
Verbrauchskoagulopathie	170
Verbrennungen	173, 193
Narkose	79
Verbrennungskrankheit	174
Verbrennungsstadien	193
Volatile Anästhetika	
Kontraindikationen	16
Metabolisierung	29
Verdampfer	12
Vollblutkonserve	151

W

Wasserhaushalt	115
Wasserprobe	90
Wedge-Druck	136
WHO-Stufenplan	211

Z

Zentralanticholinerges Syndrom	113
ZVK	134

In Frage und Antwort
– die Reihe für's Mündliche

Keine Angst mehr vor mündlichen Prüfungen!

Mit den Bänden der bewährten Reihe „In Frage und Antwort" übt Ihr nicht nur das freie Formulieren von Antworten, sondern könnt durch die GK-orientierte Gliederung Eure Wissenslücken erkennen und beseitigen.
Zum Simulieren der mündlichen Prüfung sind in diesen Büchern Originalfragen aus bisherigen Examina zusammengetragen.
Tips zur Beantwortung der Fragen und zum korrekten Verhalten in der Prüfung werden in einer Randspalte geliefert.
Besonders zum Lernen in der Gruppe geeignet.

„In Frage und Antwort" sind erschienen:

Th. Klotz, A. M. Zafari, **Innere Medizin**
4. erw. Aufl. 1997, 329 S., 30 Abb., kt. DM 42,–
ISBN 3-437-41500-X

A. Sengersdorf, **Chirurgie**
2. überarb. Aufl. 1997, 193 S., 14 Abb., kt. DM 29,80
ISBN 3-437-51270-6

C. Blindauer, **Psychiatrie**
4. überarb. Aufl. 1998, 140 S., DM 29,80
ISBN 3-437-51201-3

R. Kurowski, V. Deseniß, **Anästhesie**
3. erw. Aufl. 1998, 220 S., DM 38,–
ISBN 3-437-41236-1

A. Aicher, W. Brenner, **Pharmakologie**
1994, 133 S., zahlr. Abb., DM 29,80
ISBN 3-8243-1295-6

M. Stange, F. Borrosch, **Pädiatrie**
2., völlig überarb. Aufl. 1998, 240 S., DM 38,–
ISBN 3-437-41216-7

K. Erpenbach, **Urologie**
1993, 93 S., mit Rö.-Abb., DM 26,80
ISBN 3-8243-1270-0

D. Peus, **Dermatologie**
1993, 132 S., 18. Abb., kt., DM 29,80
ISBN 3-8243-1304-9

J. Grifka, **Orthopädie**
1994, 148 S., 130 Abb. u. Tab., DM 29,80
ISBN 3-8243-1271-9

B. Neumeister et al., **Mikrobiologie und Hygiene**
1994, 208 S., zahlr. Abb. u. Tab., DM 29,80
ISBN 3-8243-1296-4

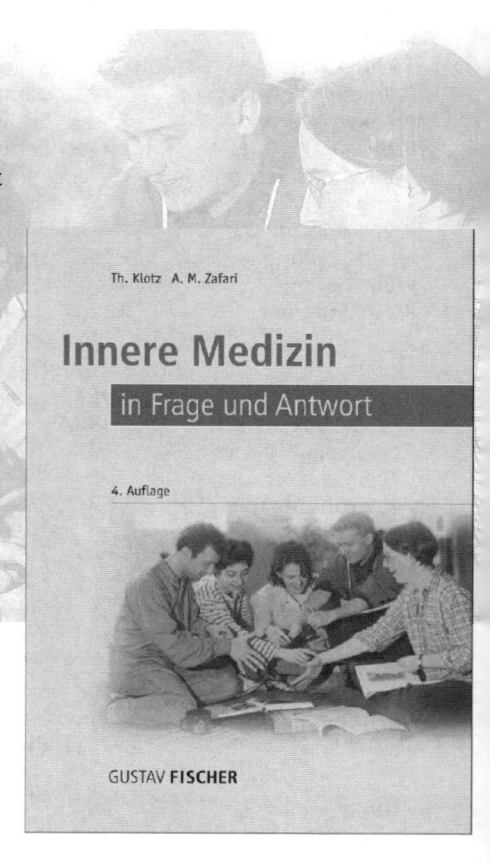

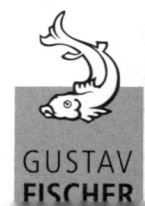

GUSTAV FISCHER